紧密型县域医疗卫生共同体实践案例

（2023）

中国医院协会医共体分会　编著

人民卫生出版社
·北京·

图书在版编目（CIP）数据

紧密型县域医疗卫生共同体实践案例. 2023 / 中国医院协会医共体分会编著. -- 北京 ： 人民卫生出版社，2024. 12. -- ISBN 978-7-117-37490-3

I. R199.2

中国国家版本馆 CIP 数据核字第 2024ML0544 号

人卫智网	www.ipmph.com	医学教育、学术、考试、健康，购书智慧智能综合服务平台
人卫官网	www.pmph.com	人卫官方资讯发布平台

紧密型县域医疗卫生共同体实践案例(2023)

Jinmixing Xianyu Yiliao Weisheng Gongtongti Shijian Anli
(2023)

编　　著：中国医院协会医共体分会
出版发行：人民卫生出版社（中继线 010-59780011）
地　　址：北京市朝阳区潘家园南里 19 号
邮　　编：100021
E - mail：pmph @ pmph.com
购书热线：010-59787592　　010-59787584　　010-65264830
印　　刷：北京盛通印刷股份有限公司
经　　销：新华书店
开　　本：710×1000　1/16　　印张：16
字　　数：270 千字
版　　次：2024 年 12 月第 1 版
印　　次：2025 年 1 月第 1 次印刷
标准书号：ISBN 978-7-117-37490-3
定　　价：59.00 元

打击盗版举报电话：**010-59787491**　**E-mail：WQ @ pmph.com**
质量问题联系电话：**010-59787234**　**E-mail：zhiliang @ pmph.com**
数字融合服务电话：**4001118166**　　**E-mail：zengzhi @ pmph.com**

《紧密型县域医疗卫生共同体实践案例（2023）》

编写委员会

序

2023年12月30日，国家卫生健康委等10个部门联合印发《关于全面推进紧密型县域医疗卫生共同体建设的指导意见》（以下简称《指导意见》），为稳健、规范推进紧密型县域医共体建设提供遵循和指南。

近年来，紧密型县域医共体建设试点成效明显。国家层面不断加强顶层设计，政策措施逐步完善，相关部门改革共识逐步凝聚。省级层面加快铺开，18个省份印发了全面推进紧密型县域医共体建设的政策文件。各试点县积极探索，涌现出一批典型案例，为全面推进紧密型县域医共体建设奠定了坚实的实践和经验基础。

2005年，国家人口健康科学数据中心开设农村三级医疗卫生服务网，在安徽、贵州、湖南、广西、河南等省（自治区）开展了医共体调研和大数据服务。2020年，中国医院协会医共体分会正式成立，组织专家深入全国数十个医共体试点县调研学习，持续发起案例征集活动。从2023年收集到的80余个案例中，精选出云南、重庆、河北、陕西、江苏、四川、河南、广东、甘肃、内蒙古、新疆、山东等17个省（自治区、直辖市）40个具有一定代表性的全国医共体建设试点县案例，邀请国家卫生健康委紧密型县域医共体专家组成员对每个案例进行点评，精编成《紧密型县域医疗卫生共同体实践案例（2023）》。

本书设置医共体与公立医院高质量融合发展、医共体与千县工程协同发展、基层卫生健康治理、医保医药医疗医防"四医"协同联动、石河子专题和安宁专题共六篇。通过对照国家紧密型县域医共体建设评判标准和监测指标体系，以真实性、创新性为基础，注重结果导向，突出医共体建设的重点、关键点和难点，凝聚了全国县域医共体建设者的智慧与经验，弥足珍贵。

《指导意见》要求，2024年6月底前，以省为单位全面推开紧密型县域医共体建设，到 2027 年底基本实现全覆盖。可以预见，全面推进紧密型县域医共体建设将成为 2024 年国家卫生健康委的重点工作，按照《国家卫生健康委基层司关于做好 2024 年紧密型县域医疗卫生共同体建设重点工作的通知》要求，全力以赴落实好年度重点工作任务，也必将成为全国各个县市的重要工作。值此重要的时期，希望全国医共体建设能够凝心聚力，一如既往地勇于改革，敢于创新，开拓前行，为全面、深入、高质量推进医共体建设贡献力量。愿《紧密型县域医疗卫生共同体实践案例（2023）》能带给大家启发与借鉴。

刘德培

2024 年 5 月

前言

　　紧密型县域医疗卫生共同体（以下简称"县域医共体"）是推进分级诊疗和健康中国建设的有力抓手之一，是乡村振兴的重要支撑。2023 年 12 月 30 日，经国务院同意，国家卫生健康委等 10 个部门联合印发《关于全面推进紧密型县域医疗卫生共同体建设的指导意见》（以下简称《指导意见》），标志着紧密型县域医共体建设正式由试点阶段迈入全面推广阶段。

　　自 2019 年国家卫生健康委启动县域医共体建设试点以来，各地积极探索、勇于创新，积累了不少经验，为全面推进紧密型县域医共体建设奠定了坚实基础。这反映在我们 2023 年收集的案例中，越来越多的县把医共体建设作为一把手工程，各部门协同力度加大，制度更加完善、科学、系统，措施更加全面、具体，且与国家公立医院高质量发展、千县工程、"四医"协同发展、基层卫生健康治理等卫生健康以及医改年度重点工作紧密结合，路径更加清晰、务实、有效，效果也更加具体、明显。编委会从收集的案例中精挑细选，提炼萃取，最终纳入 40 个案例，精编成《紧密型县域医疗卫生共同体实践案例（2023）》。

　　与《紧密型县域医疗卫生共同体实践案例（2020）》《紧密型县域医疗卫生共同体实践案例（2021）》《紧密型县域医疗卫生共同体实践案例（2022）》相比，《紧密型县域医疗卫生共同体实践案例（2023）》将给读者带来更多"惊喜"。读者在书中可以看到：更多全新的"面孔"，更多与公立医院高质量发展、千县工程、"四医"协同发展、基层卫生健康治理等重点、热点工作结合起来的做法、经验、建议与思考，从中学习、借鉴到更务实、可操作的方法。

　　《紧密型县域医疗卫生共同体实践案例（2023）》继续邀请 7 位院士担任顾问，邀请 10 位紧密型县域医共体建设专家对案例进行指导，以期抛砖引玉。对照国家紧密型县域医共体建设评判标准和监测指标体系，注重真实性、创新性，以结果为导向，用数据说话，由医共体实操者撰写，凸显专家的指导性，依然是本书的主要特色。这也是吸取了《紧密型县域医疗卫生共同体实践案例（2020）》《紧密型县域医疗卫生共同体实践案例（2021）》《紧密型县域医疗卫生共同体实践案例（2022）》广受欢迎的宝贵经验后所为。

实践是检验真理的唯一标准。期待这本从实践中来、凝练了更多更好医共体建设经验、汇聚了更多改革者智慧的案例集，能成为广大县域医共体建设者实践中更好的实用工具和助手。

全国县域医共体建设正日渐深入，日新月异。由于案例渠道来源有限，一些好案例、新经验被遗漏在所难免。同时，编者水平有限，多有不足，恳请读者提出宝贵意见。中国医院协会医共体分会将继续征集案例，并精编出版，欢迎投稿。投稿邮箱：jkxy2018@126.com。

最后，由衷感谢4年来始终如一支持"寻找县域医共体实践价值案例"征集活动的各地卫生行政部门、县域医共体，是你们热情投送的400多篇稿件，让图书有了源源不断的"活水"，为我们注入持续出版书籍的动力；感谢专家们的智慧点评，给案例画龙点睛；感谢刘德培院士心系县域基层，悉心指导、用心作序；感谢中国医院协会领导的大力支持，让本书得以高效出版。

编委会

2024年5月

目录

第一篇

医共体与公立医院
高质量融合发展

【实践案例·**姚安县**】

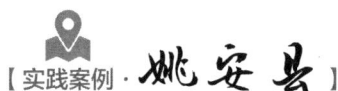

"五个一"铸就医共体建设"五新"成效

□姚安县卫生健康局

云南省姚安县位于楚雄彝族自治州西北部，总面积 1 803 平方千米，下设 6 镇 3 乡 77 个村（居）委会，总人口 21 万人。共有医疗卫生机构 99 家，卫生专业技术人员 1 225 人；拥有编制床位 1 029 张，实际开放 1 467 张，每千人拥有床位 6.99 张，乡村医生 155 人。2019 年，姚安县被确定为紧密型县域医共体建设试点县，姚安县委、县人民政府高位谋划，多部门联动，成立由县委副书记、县长任组长的紧密型医共体建设领导小组，组建由县人民医院牵头，县中医医院、县妇幼保健院、县疾控中心协同，10 家乡镇卫生院为枢纽，77 个村卫生室为支撑的紧密型县域医共体组织构架，建立"定位清晰、结构合理、分工明确、运转高效、互联互通、资源共享"的管理体系，为缓解群众"看病贵、看病难"发挥了积极作用，破解了姚安县群众就医难、人才招引难、资源流动难的"三难"问题。

数据显示，2021 年至 2023 年 11 月县级医院下转率、基层就诊率、基层床位使用率逐年上升，其中县级医院下转率 2023 年 11 月同比增长 50.20%（图 1-1）。2022 年至 2023 年 11 月医保住院人均费用同比减少 451.47 元

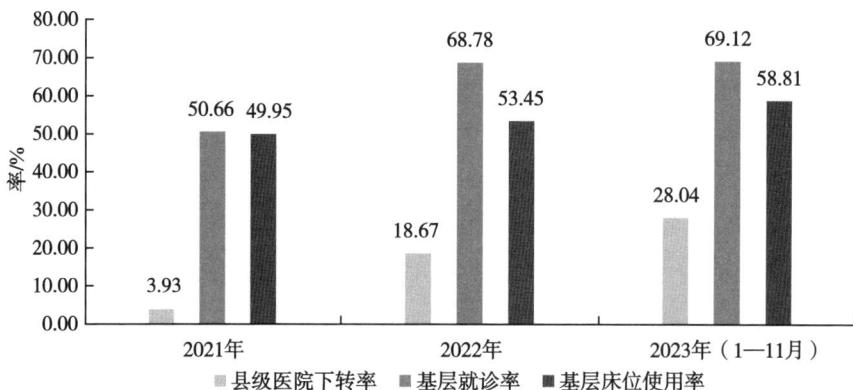

图 1-1　2021 年至 2023 年 11 月县级医院下转率、基层就诊率、基层床位使用率对比

（图 1-2）；基层手术人次增加、医保基金使用减少 715.70 万元；卫生院医护人员人均收入逐年提高、基层门诊人次增加；次均费用逐年下降。

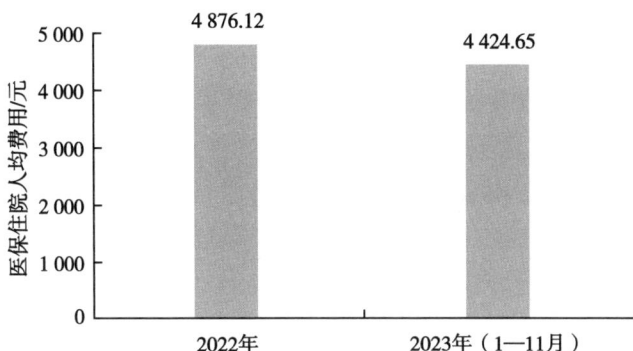

图 1-2　2022 年至 2023 年 11 月医保住院人均费用对比

党建引领，高位推动，完善体系"一盘棋"

成立医共体党委，全面落实党委领导下的院长负责制，构建"县＋乡＋村"县域医疗党建新格局，以党建引领、支部共建、共谋发展为主旨，推动医共体管理民主化、科学化、规范化，县乡村三级医疗服务能力明显增强。

信息赋能，专注服务，守护健康"一张网"

建设覆盖全县的医疗健康高速网络，打通 91 家医疗机构信息"壁垒"，实现县乡村数据信息互联互通互认、多种远程协同会诊、多学科专家团队在线服务，让群众在家门口就能享受县级医院的技术服务。畅通绿色转诊通道，实现有序上下转诊。双向转诊大大方便了百姓看病，县域内就诊率达到 90% 以上。携手家庭医生签约服务，开展健康促进，推行医防融合，构建中彝医康养模式，送医送药上门，实现防治管结合、一体化运行、连续性服务，重点人群签约率达到 97.04%。

人才统筹，筑牢网底，培养管理"一条链"

构建县乡村三级联动、全县 1 366 名医务人员统一管理机制，实行"三培养"机制，实行县级医院下派"帮带"诊疗服务、乡镇卫生院选派进修学习的双向流动机制，以人才强带动专科强、专科强带动总院强、总院强带动全县医疗服务水平强。将乡村医生统一纳入乡镇卫生院聘用人员管理，签订劳动合同，统一缴纳保险，整合上级补助资金，按照地域分山区、坝区不同档次发放，确保乡村医生每月收入不低于 3 000 元，兜牢边远山区乡村医生保障"网底"。

优化改革，资源下沉，物资调配"一体化"

高效有力改革药品耗材采购机制。实行县乡村统一采购、配送，规范化管理，总院牵头进行药品耗材竞争性磋商谈判，以医共体高质量管理"五大中心"和临床服务"五大中心"建设为抓手，优化县域内医疗资源配置，提升大型医疗设备互惠共享服务的效率，2022 年全县药品耗材成本下降近30%。推进医保资金下沉，实行打包付费。建立医保资金结余县、乡、村6∶3∶1 分配机制，将医保资金使用情况纳入全县医共体综合考核重要指标，激发控费内生动力，促使医保结余资金便民利民最大化，让群众看病省心更省钱。立足中医药发展道路，充分发挥中医医院特色专长，开展多项中医特色诊疗服务，全县三级医疗机构中医药服务全覆盖，基层中医诊疗量占比达到 60% 以上。

目标导向，机制激励，绩效考核"一把尺"

全县医疗机构统一医疗业务及质量考核标准。以岗位为基础，以绩效为重点，健全优绩优酬的内部激励机制，切实激发全县医务人员推动医疗事业发展的积极性。落实"两个允许"，探索基层医疗机构收支结余分配新模式，乡镇卫生院收支结余的 79% 及村卫生室收支结余的 100% 用于绩效分配，激发乡村医生干事创业激情，增强基层医疗卫生机构发展动力。

服务提升，患者满意，交出医改"新答卷"

创新运营新路径。建设以县人民医院为龙头的紧密型县域医共体，打造县中医医院、前场镇中心卫生院、太平镇卫生院医养疗护圈，县妇幼保健院妇幼辐射点、龙岗卫生院重性精神疾病网的整合型医疗卫生服务体系。高度整合县人民医院儿科和县妇幼保健院妇科业务，提升妇科、产科、儿科医疗服务能力。健全基层医务人员保障激励机制，卫生院医护人均月收入增长35%，村医人均收入 5 281 元，确保边远山区乡村医生每月收入不低于 3 000 元。

探索医养新模式。推进医养结合创新实践，高效使用 3 440 万元民政项目资金，打造县乡 3 家医养示范医院，设置床位 300 张，养老机构与医疗机构签约合作率达 100%，基层中医药服务人次增长 20%。

促进能力新提升。龙头带动效应更加明显，县人民医院达到三级医院服务能力，县中医医院在全省二级中医院中排名靠前，2 家乡镇卫生院通过国家推荐标准，投入 2 200 余万元实施基层医疗卫生机构设备标准化建设，补齐基础设施短板，改善群众就医环境，提升基层服务能力。

构建医保新格局。实施医共体医保基金总额包干支付，调动各医疗机构控费积极性。县域内城乡居民使用医保基金同比减少 715.70 万元，医保住院人均费用同比减少 451.47 元；医保患者门诊人次增加 11 717 人次，人均费用同比减少 2.54 元，更好地满足了人民群众对健康保障的需求。

改善就医新体验。通过医疗中心下移、医疗资源下沉、医疗人才下派，基层诊疗量增长 50%，县级医院下转率同比增长 50.20%，患者满意度达到 95%，县域内就诊率达到 90% 以上，群众就医获得感明显增强，真正实现了医院温馨、医生安心、政府放心、群众暖心的目标。

【实践案例·荣昌区】

信息化搭建服务双向转诊患者的"连心桥"

□重庆市荣昌区人民医院

重庆市荣昌区人民医院为区域医共体总院，辖区域内 13 家基层医院为医共体分院。为实现医共体内医疗卫生服务上下贯通，医疗和预防有效融合，提高区域医疗卫生资源配置和使用效能，总院通过深化医共体内涵建设，促进医共体内人才、技术、管理等优质资源下沉，提升分院综合救治能力。通过搭建"双向转诊"信息化平台，促进"基层首诊、双向转诊、急慢分治、上下联动"的分级诊疗模式，使区域医疗卫生服务能力进一步提高，基本实现"大病不出区、小病不出镇"，本地居民区内就诊率超过 93%。2023 年医共体分院上转患者 922 人次，比 2020 年增长 52 人次，同比增长 5.90%；2023 年总院下转患者 657 人次，比 2020 年增长 203 人次，同比增长 35.70%（图 1-3）；双向转诊患者专项满意率调查结果为 99%。

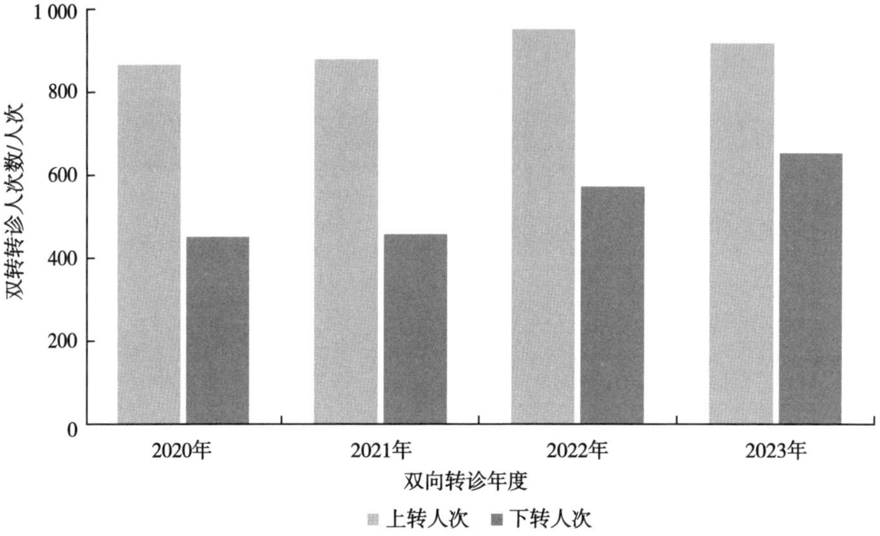

图 1-3　2020—2023 年医共体内双向转诊患者人数对比

创新方法，构建双向转诊信息化平台

总院结合分级分诊与区域医共体建设相关要求，认为在医共体内实现以总院为核心的双向转诊信息化和规范化建设具有紧迫性、必要性。

总院根据双向转诊基本流程，秉承"一切围绕患者转"理念，开发设计了双向转诊信息系统，包括"上转门诊预约、上转住院预约、急诊转诊、远程会诊、远程咨询、康复下转"等功能与模块。信息系统中要求上转患者时填写患者详细基本信息、诊疗、检查及用药情况等内容，下转患者时填写患者的治疗情况及下一步治疗或康复计划等内容，双向转诊相关项目及内容得到进一步完善。

为提高双向转诊信息系统使用的便捷性，总院医院信息系统（hospital information system，HIS）与 APP 数据对接，同步开发在电脑终端、手机终端使用的 APP，让医共体内相关医务人员都成为双向转诊的参与者、执行者。

问题导向，以是否利于患者转诊为着力点

1. 针对"患者转诊不便捷，手续烦琐"，总院规范了双向转诊标准及原则。

按照"患者自愿、分级管理、合理诊疗、连续服务、科学引导、共享分

担"原则，从维护患者利益出发，充分尊重患者及家属的选择权，真正使患者享受到双向转诊的方便、快捷、经济、有效的医疗服务。同时推进医共体内互认临床检验报告，为群众提供优质的医疗服务，在医共体内科学合理引导患者转诊。

2. 针对"上转、下转流程不科学，转诊流程不通畅"，总院重建了双向转诊服务基本流程（图1-4、图1-5、图1-6）。

3. 针对"总院无预留住院床位，无预留门诊号源"，总院探索推行"全院一张床"，预留门诊号源与住院床位。

总院授权门诊与住院转诊服务岗人员可以实时、动态查看门诊号源与各科室住院床位使用情况，并有权分配与调整门诊号源。其中，总院为分院上转患者预留门诊专家号源，不少于当日号源的20%；预留住院病床，每个科室预留1~2张，优先为分院上转老年人、妇女、儿童、急诊患者病床，建立绿色通道。同时在住院部各病区护士站开通入院办理业务，双向转诊预约入院患者按转诊提示信息可以直接到住院部各病区护士站实现"拎包入住"。

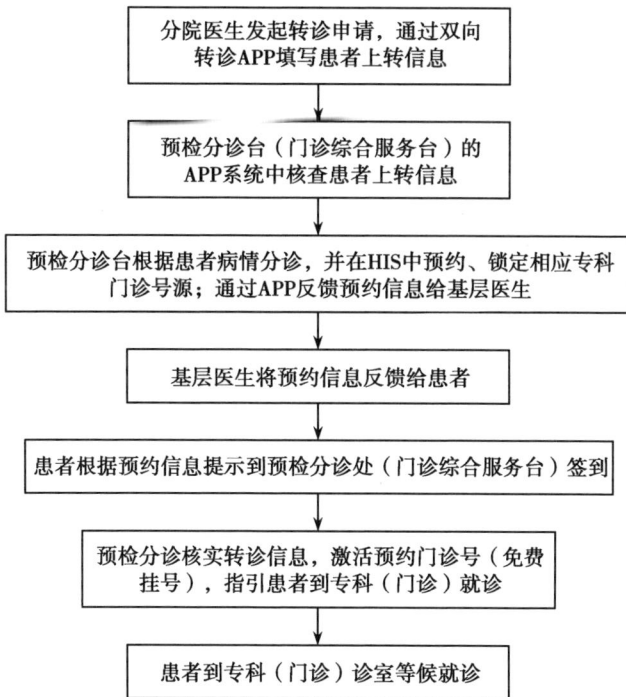

图 1-4　医共体双向转诊上转门诊预约流程图

分院医生发起转诊申请，通过双向转诊APP填写患者上转信息

↓

总院住院专科（住院总）评估患者情况

↓

预留病床

↓

总院专科住院总在HIS云健康系统中开入院证

↓

住院总在双向转诊APP中确认收治患者信息，
反馈住院预约信息给分院医生

↓

分院医生将住院预约信息告知患者

↓

患者根据预约住院信息提示直接在住院病区护士站
或入院处办理住院手续，住院治疗

↓

康复后出院，下转

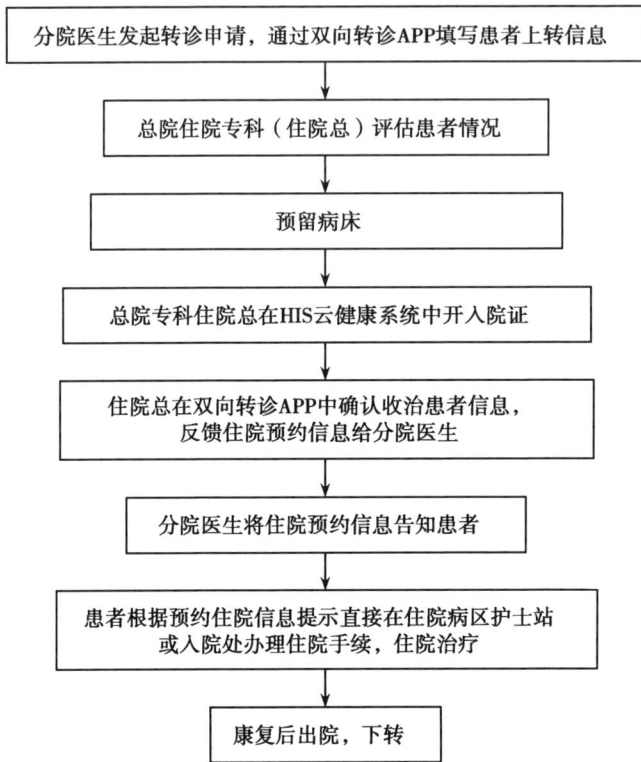

图 1-5   医共体双向转诊上转住院预约流程图

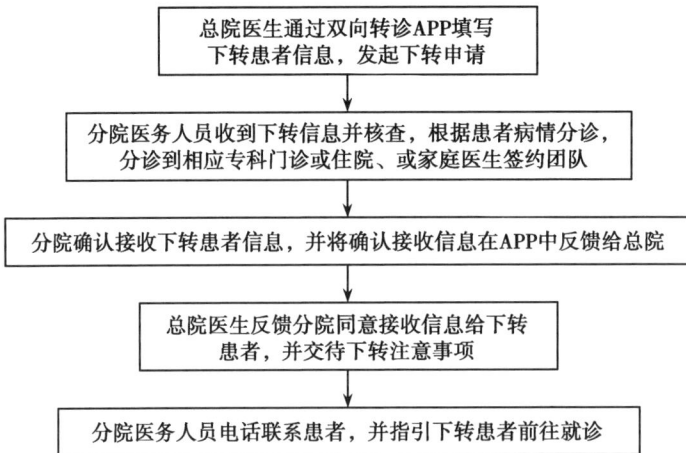

总院医生通过双向转诊APP填写
下转患者信息，发起下转申请

↓

分院医务人员收到下转信息并核查，根据患者病情分诊，
分诊到相应专科门诊或住院、或家庭医生签约团队

↓

分院确认接收下转患者信息，并将确认接收信息在APP中反馈给总院

↓

总院医生反馈分院同意接收信息给下转
患者，并交待下转注意事项

↓

分院医务人员电话联系患者，并指引下转患者前往就诊

图 1-6   医共体双向转诊下转流程图

4. 针对"未体现分院转诊患者的优先或绿色通道",总院设置双向转诊服务岗,明确岗位职责。

总院根据上转来院患者情况及分类,通过信息技术支撑,分流到急诊转诊服务岗、住院转诊服务岗、门诊转诊服务岗、检查转诊服务岗等。明确各岗位专人负责日常双向转诊服务工作,职责包括:为双向转诊人员提供咨询服务;负责分院上转患者的接诊、分诊,信息汇总登记;为分院上转患者直接开具免费挂号单、预约门诊诊疗、预约检查等;负责分院上转住院患者的床位预约或协调;负责总院下转患者信息汇总登记、下转服务等;协调解决双向转诊中出现的其他问题。

总院设置的双向转诊服务岗,要求接诊人员实行首接负责制,热情服务,简化流程,规范诊疗行为,畅通绿色通道。要求在收到分院转诊信息时及时回复、确认,并由分院医生及时将预约转诊信息告知患者。特殊患者转诊时,双方可通过电话、视频等方式沟通相关信息。

5. 针对"分院医生上转患者不规范、不积极,总院下转患者少",总院加强对分院双向转诊的考核与指导。

总院将双向转诊工作纳入医共体建设考核,要求分院在绩效考核与工资分配时,确立双向转诊工作考核管理及激励方案;总院对各临床科室下达下转任务指标,加强对总院转诊服务岗位的管理,加强对转诊患者的回访等。总院派人到分院开展双向转诊信息系统的应用指导,转诊及分诊标准的培训,对分级诊疗服务质量进行评估等。

信息为媒,搭建医患连心桥

双向转诊信息系统的运用,建立起科学、合理、有效、便捷、畅通的上下级转诊治疗渠道,为患者提供整体性、连续性的医疗服务。

实现医共体内上下级医院的转诊信息协作。通过实施医共体内双向转诊信息化平台建设,总院与各分院可以更加便利地进行转诊信息共享和分工协作,共同建立医共体双向转诊信息化服务模式。实现"让信息多跑路、先跑路,患者少跑路、不跑路"。最终目标是以总院为核心,利用医共体服务覆盖本区域及周边毗邻地区人员。

提高基层医疗机构的服务质量和转诊规范。双向转诊信息化建设,也促进了基层医疗卫生机构双向转诊标准规范,实现了上下级医疗机构业务流程信息化、医疗机构转诊管理信息化、患者服务信息化,并满足各级医院的发展需求。

有效缓解患者看病难的问题。患者在分院即可享受到总院专家的远程咨询与会诊、门诊预约、住院预约、检查预约等服务。将原有基层患者手执纸质转诊单上转模式，改进为基层医务人员"一键转诊"，实现上转患者到总院后不排队、不等候，只需按预约时间直接到专科诊室就诊。2023 年门诊转诊患者由原来平均等候就诊时间 78 分钟，缩短到 30 分钟以内。

提升患者对医院、医生的满意度。双向转诊信息平台的建设，更加方便群众看病，改善了医患关系，提高了基层医疗机构信息化水平及基层医疗服务质量与效率。特别是分院医生开展家庭医生签约面访工作时，发现患者有转诊需要，可以第一时间通过双向转诊 APP 实现患者转诊到医共体总院的就医需求。方便快捷的服务，提升了患者对基层家庭医生的信任度、忠诚度、依赖性，有效促进医防融合工作。

提升医共体内各级医院竞争力。通过区域双向转诊信息化建设，打破了传统的条块分割，为医疗资源共享开辟一条新路径。经过授权的各分院、基层医院及村卫生室等可以从统一的平台提取、更新、保存双向转诊信息与数据。同时，依托分院、村卫生室为基础，形成以医共体总院为金字塔塔尖的三级医防融合组织结构，促进区域内医疗卫生资源进一步整合共享，提升了覆盖全区域群众的健康服务能力。

新增患者急诊急救补充通道

双向转诊信息系统具有急诊转诊模块及功能，与院前急诊信息平台融合，成为区域"120"调度平台的有力补充。分院或医生通过双向转诊信息平台可实现分院急诊患者"点对点"转诊到总院急诊科的功能。让转诊信息先于患者传送到总院急诊科，急诊科可以提前做好相应急救准备，为急诊患者争取相对充足的救治时间。

通过搭建双向转诊信息化平台，充分体现了"以患者为中心"的服务理念，保证了双向转诊患者医疗服务的连续性、便捷性。总院同时推行人员"区聘镇用""专家教学""临床科室与分院结对帮扶"等措施，参与分院门诊坐诊、教学查房、业务培训、质量管理等工作，多渠道提升分院技术水平、管理能力等。逐步实现医共体内同质化优质服务，引导和规范本地区紧密型医共体一体化救治体系建设和发展，共建以医共体总院为核心的优质高效的整合型医疗卫生服务体系和分级诊疗模式。

【实践案例·永年区】

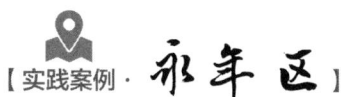

"三共"探索扎实推进紧密型医共体高质量发展

□邯郸市永年区卫生健康局

河北省邯郸市永年区委、区政府对深化医改工作高度重视，全面整合县域医疗卫生资源，推进紧密型医共体建设，组建永年区医疗集团，按照错位发展的总体规划，积极落实分级诊疗制度，促进工作重心下移、优质医疗资源下沉。

经过近一年的不懈努力，在解决群众"看病难、看病贵、看病远"的问题上迈出了坚实步伐，初步达到区、乡两级互促共赢的预期效果。

一是医保基金使用效能得以提高。2023 年 1—10 月，永年区医保基金县域内支出率 56.20%，比 2022 年同期（53.25%）增长 2.95 个百分点；基层医疗卫生机构医保基金占比 16.50%，比 2022 年同期（12.89%）增长 3.61 个百分点。

二是基层医疗卫生服务能力明显提升。2023 年 1—10 月，永年区基层医疗卫生机构床位使用率 56.48%，比 2022 年同期（33.89%）增长 22.59 个百分点（图 1-7）。门诊、住院人次和门诊、住院收入均大幅提升，创近年历史同期最高水平。

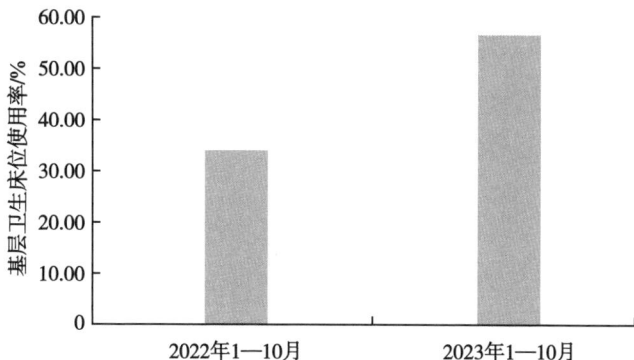

图 1-7　永年区基层医疗卫生机构床位使用率

三是分级诊疗格局初步形成。2023 年 1—10 月，永年区县域就诊率 97.00%，比 2022 年同期（90.75%）增长 6.25 个百分点；基层医疗卫生机构门急诊人次占比 75.80%，比 2022 年同期（46.70%）增长 29.10 个百分点。

四是群众健康服务获得感显著增强。2023 年 1—10 月，青少年脊柱侧弯筛查、14 岁女孩接种第 1 剂国产 2 价 HPV 疫苗、"两癌"筛查、孕前优生检查均超额完成全年任务；永年区县域门诊次均费用 233.44 元、参保人员住院次均费用 6 925.01 元，分别比 2022 年同期下降 3.89 元和 519.08 元。

以联合门诊为纽带，畅通共建渠道

打通对上协作环节，提升牵头医院救治能力。永年区认真分析历年来本地医保基金转诊数据，针对"县域外就医"主要病种和流向医院，精准打造永年区第一医院（以下简称"区一院"）重点学科，聘请区外就诊较多的邯郸市中心医院、市第一医院专家定期到区一院坐诊，与省人民医院建立对口支援关系，与省儿童医院建立长期合作关系，与北京佑安医院、天津市北辰医院等知名医院建立医疗联盟，与解放军 301 医院和省二院建立远程会诊渠道，填补全区诊疗空白，切实提高牵头医院重症诊疗能力和"县域内就诊"吸附能力。截至 2023 年 10 月底，牵头医院三、四级手术占比达到 49.04%，较往年同期增长 11.80%。

贯通对下共建渠道，促进优质资源下沉。从区一院、区中医院、区二院、区妇幼保健院等 4 个二级医院，抽调经验丰富、能够"传帮带"、中级职称以上技术骨干，进驻 17 个乡镇卫生院，建立联合门诊、联合病房，快速提升乡镇卫生院服务水平。在区融媒体开办"下派医生风采录"栏目，对下派医生及下派医生所在科室和派驻卫生院进行全方位跟踪报道。对下派医生实行"4+X"薪酬制，即在享受原单位工资、平均绩效、交通补助和所援乡镇绩效分配的同时，还享受医疗集团奖励性下乡津贴，激励骨干人才主动下沉基层。

建立内部绩效机制，推动区乡有序诊疗。制定各成员单位双向转诊工作流程，细化认定考核办法，明确绩效分配制度，定期进行通报调度，促进区、乡两级有序诊疗、高效运转。2023 年 4—12 月，累计上转住院患者 531 人次，下转患者 326 人次，基层推广新技术、新项目 15 项，帮助卫生院创建社区医院两家、胸痛单元两家。

以功能定位为引领，搭建共享平台

统筹发展规划"图"。根据医共体整体规划，综合多方情况，按照功能发展需要，新建的区中医院与区一院整体互迁，医疗设备全区统筹使用，避免盲目投入、恶性竞争，减少拆装搬运中的损坏和浪费。

织密急救服务"网"。在区一院、二院、中医院原有急救分站的基础上，以邯郸市120指挥中心为依托，以区一院120急救站点为核心，以辛庄堡、曲陌、永合会3个乡镇卫生院为网点，开通三级急救网络信息化平台站点，打造全区15分钟黄金急救圈，开创邯郸市急救网点进乡村的先河。2023年6月28日启动以来，3个急救网点累计抢救患者141人。

建设影像共享"云"。抽调全区影像专家，依托影像云系统，组建会诊中心，建立覆盖17个乡镇卫生院的信息共享中心，实现"基层拍片、专家诊断、立等可取、手机查询"等功能，有效解决了基层影像诊断医师短缺的问题。2023年6月影像云系统启动以来，完成远程阅片972人次。

打好培训组合"拳"。集团以区一院为培训基地，将每周三定为基层培训日，采取邀请上级专家授课、内部专题讲座、远程视频培训等形式，实行依课定人、订单授课、双向选择，同步组织护理团队、急救团队、中医团队开展走基层巡回现场培训指导活动。自2023年3月以来，累计开展线上、线下业务培训20多期，培训乡村医务人员达3 100余人次。

以强化监管为抓手，构建共赢格局

严格绩效考核，压实责任共同体。在医疗集团对成员单位进行内部绩效考核的同时，区医管委围绕"医保基金结余、基本公卫服务质量、分级诊疗落实、群众满意度"等核心内容，对医疗集团整体运行成效开展绩效评价，将评价结果与财政投入、公卫服务经费划拨、医保基金支付、绩效工资总量核定等相关联，与集团领导班子任免、薪酬、奖惩等挂钩。

细化经费使用，建设利益共同体。研究制定医保基金打包支付的具体规定，充分发挥医保基金杠杆作用，让每个成员单位共享结余"红利"。对财政性经费，特别是基本公卫服务项目资金，制定《基本公共卫生服务项目资金管理具体规定》，实现按劳拨付、合理使用。

明确工作规范，构建服务共同体。编制《永年医疗集团诊疗技术规范汇编》，统一医疗集团内医疗卫生服务规章制度、技术规范、人员培训、质量控制等标准，强化牵头医院对医疗集团内部的医疗质量安全管理，完善教学查房、病案管理、处方点评等工作流程，加强检查检验、疾病诊断质量监测评价，切实提升各成员单位医疗服务同质化水平。

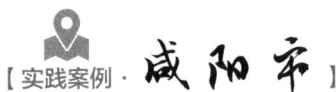

【实践案例·咸阳市】

西咸一体协同发展
铸就"真抓实干"咸阳模式

□咸阳市卫生健康委员会

近年来，陕西省咸阳市委、市政府深入贯彻习近平总书记关于健康中国建设和历次来陕考察重要讲话、重要指示精神，围绕习近平总书记赋予西安–咸阳一体化的新定位、新使命要求，始终把西安–咸阳一体化作为高质量发展的总抓手、总牵引，坚持把深化医改作为西安–咸阳一体化公共服务均衡普惠发展的关键举措，坚持高点定位、高位推进，聚焦医疗卫生服务体系、政策机制、支撑保障创新，在"优""强""补""联""保"上精耕耘、想实招、出硬招，持续打通综合医改向纵深推进的重点、难点、堵点，着力打造西部示范省的关中样板市。2022 年和 2023 年，咸阳市被省政府评为全省深化医改真抓实干成效明显地市。

通过积极推动医疗服务的发展，专科建设不断加强，国家重点专科数量逐年增加，医疗服务的水平和质量明显提升，为患者提供更加专业化和精细化的医疗服务。数据显示，国家重点专科数量从 2020 年的 10 个上升到 2023 年 10 月的 12 个，省级重点专科数量从 2020 年的 25 个，上升到 2023 年 10 月的 42 个（图 1-8）。同时，通过不断完善医疗保障体系，城镇职工和城乡居民医保患者的住院实际报销比例不断提升，分别由 2020 年的 79.30% 和 63.90% 上升到 2022 年的 82.20% 和 70.16%（图 1-9），进一步减轻了群众就医的负担。

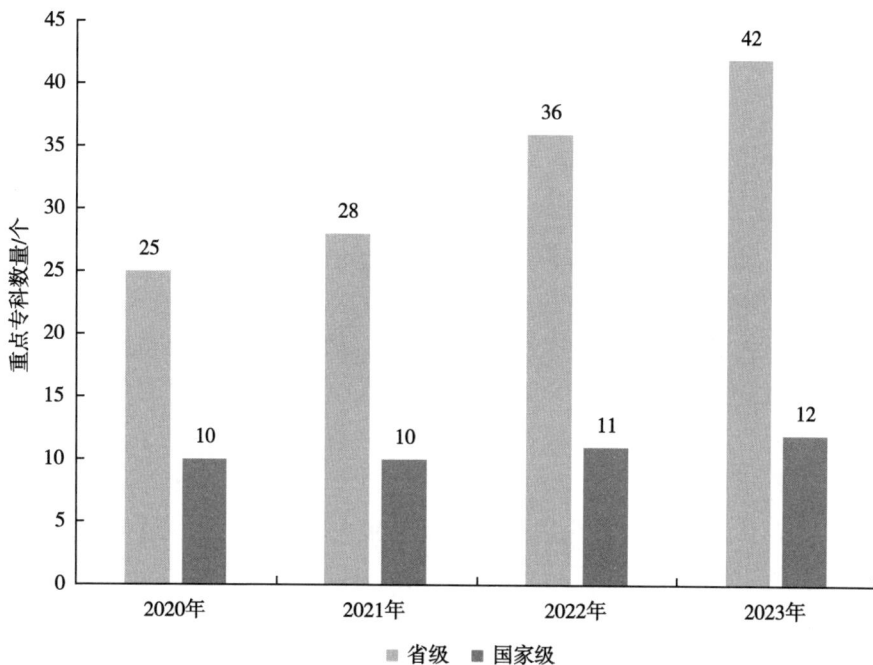

图 1-8　2020—2023 年咸阳市临床重点专科建设情况

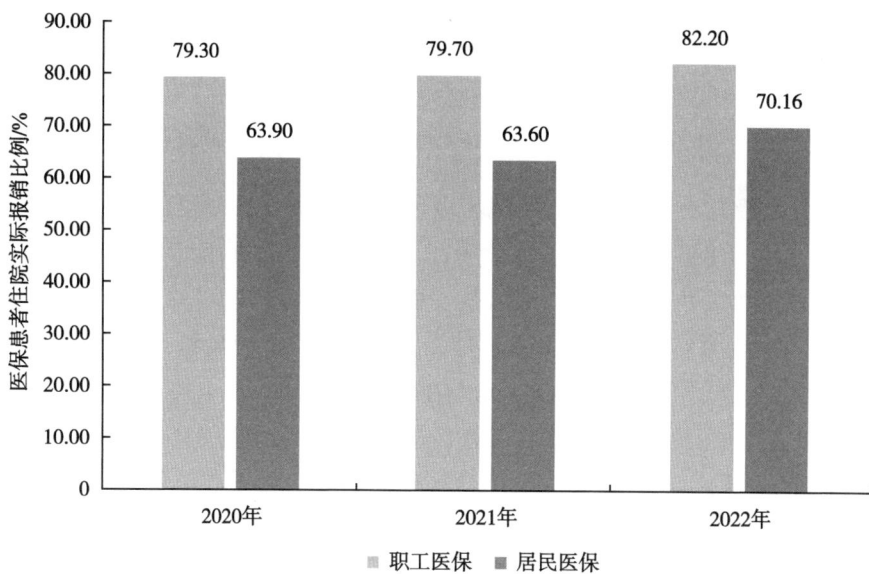

图 1-9　2020—2022 年咸阳市医保政策范围内住院报销比例

突出"优"，推进西咸"一体化"跨区域协作

推进西安优质资源向咸阳延伸。坚持整合利用、辐射带动、"小综合、大专科"错位发展，支持西咸合作办院、设立分院，创建国家重点专科建设项目12个、省级重点专科建设项目42个，积极参与西安专科联盟等医联体，稳步推进数据联通、专家库共享、检查结果互认共享，市域重大疾病的救治能力稳步提升。

做大做强做优主城区医疗资源。近三年，拨付咸阳市中心医院和咸阳市第一人民医院财政资金1.8亿元，用于两家医院自主招聘人员参加机关事业单位养老保险和职业年金，有效维护了两家医院高技能人才队伍的稳定，支持两家公立医院人才队伍建设；财政投资2.7亿元，改造提升市级政府办公立医院的门诊和住院综合楼，推进咸阳彩虹医院、西藏民族大学附属医院创建三级医院。支持陕西中医药大学第二附属医院做好中西医协同"旗舰"医院试点项目建设，支持市中心医院争创省区域呼吸疾病临床研究及转化中心和省级呼吸疾病重点实验室，支持市第一人民医院争创省区域眼科医疗中心。在咸阳市高新区、经开区布局建设三级综合医院。

推进联防联控。西安－咸阳联合构建公共卫生应急防控体系和重大传染病防控救治体系，健全完善重大公共卫生事件响应机制，建立完善突发公共卫生事件信息通报制度，逐步形成跨区域公共卫生监测预警、医防融合一体化机制。

突出"强"，打造整合型县域医疗卫生服务体系

强化县级龙头带动作用。实施县级公立综合医院三年达标行动，完善县域急救体系，建强"五大急诊急救中心"，启动建设"临床服务五大中心"，提升急危重症患者的急救水平和大病、重病的诊治能力。7个县市纳入"千县工程"，4个县市启动三级医院创建，在彬州市打造市域医疗卫生副中心，在每个县市区打造1~2个县域内医疗副中心。

因地制宜全面推进紧密型县域医共体。坚持市级统筹、县级主导、梯次推进，全市11个县市15个医共体全部启动建设。围绕责任、管理、服务、利益"四个共同体"，组建医共体管理委员会，制定章程，明确议事规则，健全完善相关制度，逐步实现"八统一"管理。彬州市"1院4区"发展格局初步形成，"一科包一院"促进基层医疗服务能力提升。

突出"补"，增强基层医疗卫生服务能力

大力实施基层医疗服务补短工程。扎实推进标准化社区卫生服务中心、乡镇卫生院、村卫生室建设，深入推进"优质服务基层行活动"，全市116个乡镇卫生院达到"基本标准"、11个乡镇卫生院达到"推荐标准"。鼓励支持达到"推荐标准"基层医疗机构进一步提升服务内涵、扩展服务项目、加强重点科室建设，达到县级医院水平。

促进医防协同、医防融合。2 116个社区（村）设置公共卫生委员会，设置率达99.48%；二级及以上医疗机构全部设立公共卫生科，建立首席专家制度，医防协同组织体系全面建立。加快推进"互联网+家庭医生签约服务"系统建设，建立以全科医生为主体、全科专科有效联动、医防有机融合的家庭医生签约服务模式，突出老年人、孕产妇等6类特殊人群以及高血压、糖尿病等慢性病患者作为签约服务重点人群，优先签约、主动上门服务，重点人群签约率达80.47%。

筑牢村级网底。稳妥推进543个私有产权村卫生室公有化转化，落实医学专业高校毕业生免试申请乡村医生执业注册，引导符合条件的乡村医生参加执业（助理）医师资格考试，推动乡村医生向执业医师转化。

突出"联"，巩固以公益性为导向的运行新机制

深入学习推广三明医改经验，坚持医保、医药、医疗协同发力、联动改革，深化医保支付方式改革。系统分析近3年全市二级及以上定点医疗机构出院病历数据，形成符合咸阳实际的诊断相关病种分组（diagnosis related groups，DRG）。2023年3月1日对首批选取的定点医疗机构开始实际付费。率先开展紧密型县域医共体"总额预算、结余留用、合理超支分担"改革市级试点。全面提高重特大疾病患者和困难群众医疗救助报销比例和年度最高救助限额，救助水平提高两倍，实施重点人群二次救助，年度救助额度达到10万元。建立健全基本医保门诊共济保障机制，全面开通定点机构门诊统筹结算端，推行零售药店实时结算，方便群众就医购药。

健全药品耗材供应保障制度。常态化开展药品集采中选成果497个，常态化开展医用耗材集中带量采购中选成果18类。持续开展国家集采药品、医用耗材结余留用工作，七批次累计节约医保资金约9 014万元，2022—2023年度向全市医疗机构拨付4 416万余元，实现患者减负、医院获利、基

金节约三方共赢。健全短缺药品监测预警和分级应对机制，在县域医共体内试点探索药品目录统一机制。

推进医疗服务价格改革。按照省医疗服务价格动态调整评估要求，确定市级 3 家医院为评估单位，并按要求上报评估资料。对市级 5 家医疗机构进行服务价格、成本、费用、收入分配及改革运行情况监测，组织全市各医疗机构新增项目及时汇总并上报。深入开展口腔种植医疗服务收费专项治理工作，正式落地实施医疗服务价格、种植体集中采购、牙冠竞价挂网"三项综合治理"，种植体系统平均降幅 55%，牙冠挂网价格平均降至 300 余元。

进一步规范诊疗行为。对公立医院药品、高值医用耗材、大型医用设备检查等情况实施跟踪监测，定期公布辖区内各级医院医疗服务效率、次均医疗费用等指标监测结果。

"两个允许"加快落实。印发《咸阳市卫生健康系统全面落实"两个允许"实施方案》，健全完善市级公立医院绩效工资总量核定办法，规范核定和审批流程，在基层医疗卫生机构探索推行"一类保障、二类激励"机制，合理核定基层医疗卫生机构绩效工资总量，统筹平衡与县级公立医院绩效工资水平的关系。

突出"保"，强化综合医改保障支撑

组织保障坚强有力。坚持"一把手"抓医改、一抓到底，13 个县（市、区）建立医改领导小组"双组长"制度和由一位政府领导分管"三医"的工作机制，"三级包抓"县市区医改、"三条线"督导考核制度持续巩固。持续推进深化医改考核激励机制，对真抓实干县（市、区）给予奖励。

财政投入持续加大。公立医院长期投入和量化考核机制加快健全，纳入县（市、区）目标责任考核。全额补助市级三家公立医院正式编制和自主招聘人员养老保险和职业年金，将市县两级妇幼保健院在编在岗职工纳入全额事业单位绩效奖励。

人才支撑更加稳固。实施市级公立医院自主招聘和编制备案，拓宽基层人才招聘条件，北部县市基层医疗卫生机构放宽至大专，近 5 年为市级招聘 1 558 人，县级以下招聘 1 901 人，有力解决人员不足问题。

【实践案例·罗平县】

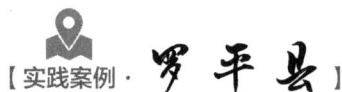

医改惠民"四步走"绘就锦绣罗平

□罗平县人民医院

　　云南省曲靖市罗平县人民医院医共体总医院于 2020 年 6 月 5 日挂牌成立，明确以"三个紧密、六个共享、八个中心"为主线推进紧密型县域医共体建设。医共体自组建以来，始终坚持以人民为中心，围绕"一家人、一盘棋、一张网、一体化"建设，着力解决"看病难、看病贵"问题。经过 3 年的建设，罗平县域医疗资源得到持续优化，基本形成目标明确、责权清晰、分工协作、科学有序的县域分级诊疗。

　　数据显示，2021 年基层医疗卫生服务机构开展新技术 46 例，与 2020 年同期相比增长 411.11%（图 1-10）；完成一、二级手术 539 例，与 2020 年同期相比增长 257.62%；完成三、四级手术 25 例，与 2020 年同期相比增长 316.67%。（图 1-11）。

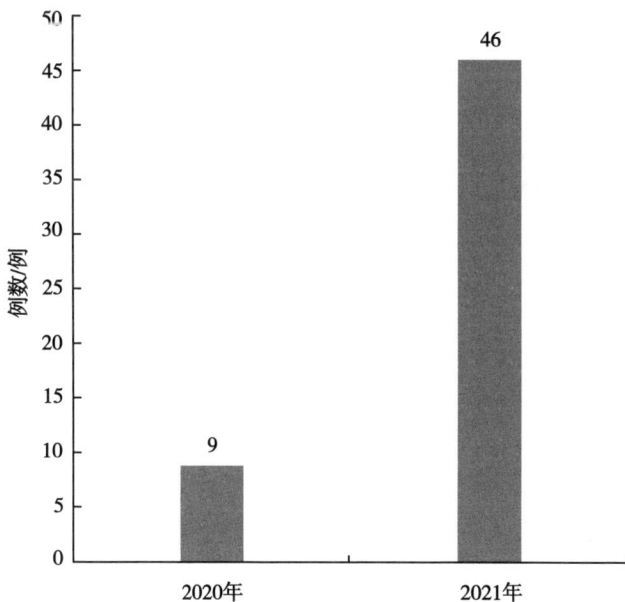

图 1-10　罗平县基层医疗卫生服务机构开展新技术情况

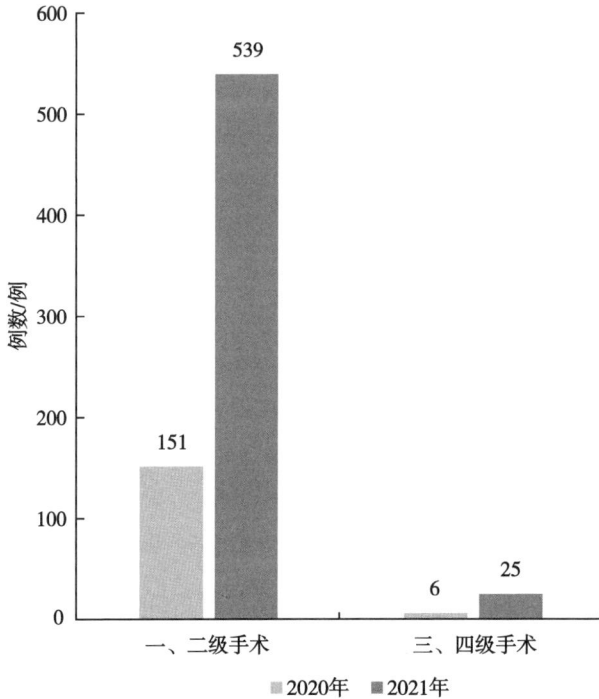

图 1-11　罗平县基层医疗卫生服务机构手术开展情况

加大资金投入，医共体建设有保障

罗平县人民医院医共体总医院以罗平县人民医院为牵头医院，覆盖 8 家一级医疗机构成员单位。加大投入力度，向医共体成员单位投放了 206 台智慧智能紧密型医共体健康一体机，共计 409.49 万元，数据集成平台 100 万余元，数据中心平台 100 万余元，医共体业务平台 147.7 万元，仅信息化建设共计投入 754.19 万元，设备投入及捐赠 90 余万元，包括鲁布革卫生院生化机、DR 机各一台，钟山卫生院生化机一台。

落实一体化管理，医共体运营趋规范

总医院制定了医共体章程，规范内部治理结构和权力运行规则，成立 8 个一体化管理中心，逐步将管理职能延伸至所有成员单位，实现总医院内部统一管理，切实提升成员单位管理能力和服务水平，提高服务效率，降低运行成本。

依托县医院现有资源，按"八个管理中心"需求，目前医学影像中心推进较好，其他中心的建设正在稳步推进，统一调配资源，为医共体内各医疗机构提供一体化服务，实现区域资源共享，提高现有资源的使用效率，逐步实现统一财务管理。在统一质控标准、确保医疗安全前提下，推进医共体内检查检验结果互认，减少重复检查检验，降低患者转诊后的检查费用；建立医共体统一信息中心，在适合的乡镇卫生院建立分中心，充分利用信息和智慧智能手段提高医共体管理水平和效率。

统一药品管理。稳步推进统一的药品管理平台，加强用药指导。统一用药目录、统一带量采购、统一议价、统一集中配送和统一药款支付还有待完善推进。

强化公共卫生服务职能。全面提升居民健康水平，加强对成员单位特别是乡（镇）卫生院、街道社区卫生服务中心及村卫生室（社区卫生服务站）公共卫生工作的管理督导，目前居民健康档案还是"死"档案，更新不及时，不能共享，公共卫生服务项目中"六个健康"的管理部门分散不易统一，正在逐步落实各项公共卫生服务措施，进一步完善预防保健、医疗急救、中医中药、慢性病管理等服务功能，积极开展疾病预防、妇幼保健、基本医疗、健康教育等综合服务，稳步提高高血压、糖尿病、重性精神疾病管理质量；加强孕产妇、儿童健康管理力度，严格落实高危孕产妇和高危儿童的追踪管理，降低死亡率。

统一信息管理。利用医院现有的信息系统，搭建医共体管理平台、公共卫生管理平台和居民健康档案管理平台，达到医共体内部信息互联互通，统一数据结构、统一接口、统一上报，建成医共体内部和全县的人民健康管理平台，利用"健康罗平"APP、医护端 APP、门户网站、健康体检一体机等智慧智能设备，真正实现智慧智能医共体建设的目标。按医共体内实行统一业务管理的要求，对财务管理中心、后勤服务中心、医疗质量管理中心目前只实现部分业务沟通，尚无实质进展；除板桥分院未使用总医院信息系统，需要进一步完善数据接口外，医学影像中心、医学检验中心的报告、影像传输已经可以实现共享，总医院消毒供应中心设备管理可以满足医共体内业务需求，目前同长底分院和未进入医共体管理的县妇幼保健院有业务合作。

改革医保支付，资金使用有效率

在罗平县医保局实施医共体医保基金按人头打包预付费后，总院召开医共体理事会扩大会、推进会，确定医保基金使用管理的基本考核原则：总额管理、调节使用、每月拨付、加强监管、年终清算。医共体内部医保基金总额可以调节使用，在年度结算时，对于年度总额没有使用完的部分，根据各成员医疗机构实际使用数额，按比例进行调节使用和结算。根据县医保局总额控费实施方案，在医共体内部根据各卫生院的总额实行动态调整，统一管理；希望从县级制定统一的医疗保险基金管理制度和内部监管机制，保证医共体内部医保基金使用有效、可控。

优化人事、薪酬制度，医共体建设增动力

根据各乡镇卫生院和村卫生室的具体情况，按科室和专业分别对乡村医疗机构在业务技术、人才培养等方面进行对口支援和帮扶，把帮扶、支援对口单位的实际效果全面纳入绩效量化管理；实行岗位工作量量化综合绩效考核与工资待遇全额挂钩，体现"多劳多得、少劳少得、不劳不得、优绩优酬"的分配原则。

通过政府的大力投入，加强基层医疗机构的基础设施设备配备，居民的就医环境和就医体验得到很大改善。

通过牵头医院全力促进优质医疗资源下沉，居民在家门口就能享受到三甲医院的服务，服务获得感显著增加。

患者切实感受到基层医疗机构的服务能力提升了，满意度不断提高，成员单位住院患者综合满意度达 93%，收到感谢信、锦旗 30 余次。

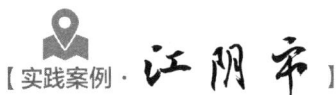

【实践案例·江阴市】

构建中医医共体诊疗新格局
提升中医医院高质量发展新效能

□江阴市中医院医疗集团

2018 年以来，湖南省江阴市以县域集成改革为契机，在推动市镇村纵向一体化医联体建设的基础上，率先成立独立法人事业性质的县域医共体。市级"三甲"中医院——江阴市中医院牵头 21 家成员单位组建江阴市中医

院医疗集团，着力构建事业同频、发展同步、管理同质、资源同享、文化同源的县域中医医共体，推动中医药服务体系的传承和发展，初步形成了以"三级中医医院为龙头、二级医院和社区卫生服务中心为枢纽、社区卫生服务站和家庭医生团队为网底"的服务格局，整体服务半径覆盖"大半个江阴"，为县级中医医院高质量发展提供了强大动能（图 1-12）。

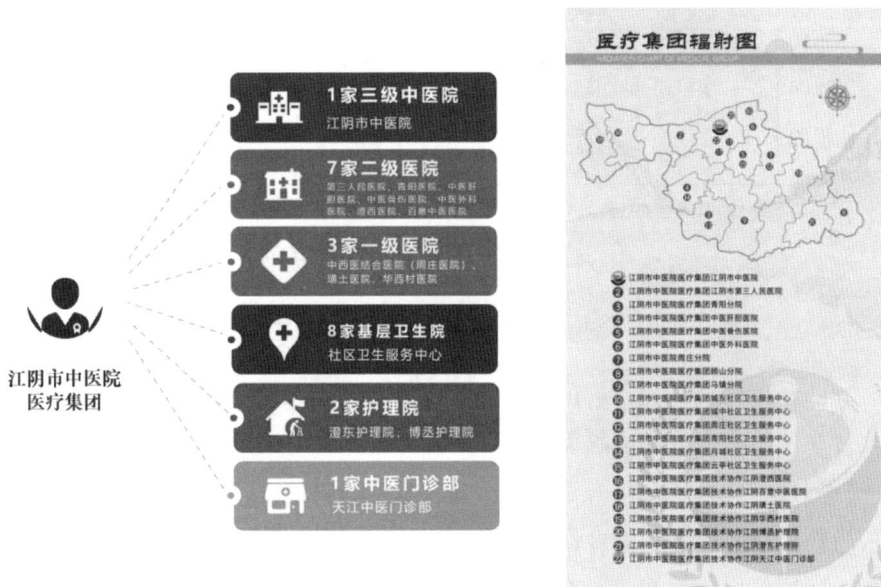

图 1-12 江阴市中医院医疗集团建设架构

数据显示，2023 年前三季度，江阴市中医院医疗集团基层成员单位门急诊总量达 2 239 291 人次，基层就诊率为 76.44%，较 2021 年同期增长 5.87%；基层成员单位出院量为 49 443 人次，占医疗集团总出院量的 61.74%，较 2021 年同期增长 1.92 个百分点（图 1-13）。

体制创新，多层次探索合作保障新机制

强化执行集团理事会领导下的总院长负责制。设立理事会作为最高决策机构，切实发挥理事会"把方向"的关键作用；下设"三办（党群办、集团办、督导办）两中心（信息中心、基层中医指导中心）"，成立党建、医疗、护理、财务等 16 个管理委员会，充分扮演好"保落实"的重要角色；制定并出台医疗集团采购、财务、内控等 59 项管理制度，开展四大类共 20 个医

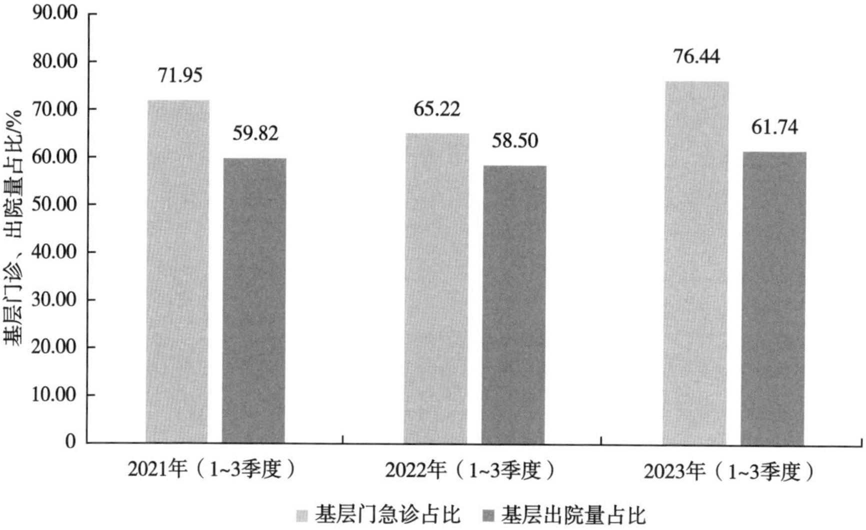

图 1-13　江阴市中医院医疗集团基层诊疗数据

疗集团建设项目；制定推进方案和任务清单，确保项目扎实落地落细，夯实医疗集团"促发展"的强大根基。

因地制宜合理制定合作框架。从"紧"到"松"分别采取"全托管、院府合作、技术协作"的合作模式，全面托管周庄医院并成立周庄分院，先后与 5 家成员单位属地政府签订"院府合作"协议，保障双方可持续合作，与部分民营医疗机构开展技术协作，提高社会办医疗机构服务质量和水平。

品牌聚力，全方位构建中医服务新矩阵

以党建品牌建设为着力点，构建医共体"党建 + 业务"新矩阵。以中药蒲公英"聚似一把火，散如满天星"的主要特征凝练出医疗集团"蒲公英 +"党建品牌，逐步培育了集团内专科支部共建下的 8 个子品牌，形成"围绕中心、保障临床、多点开花"的党建大格局，依托支部结对共建，形成专科联盟，进一步提高双向转诊效率及服务水平、带动双方学科专科能力提升。

以中医品牌建设为支撑点，构建"中医 + 服务"新矩阵。江阴市中医院作为区域中医"龙头"，凭借"中医之乡"的浓厚底蕴，充分发挥"龙砂医学"和"澄江针灸"两大流派发源地优势，培育创建了中医皮肤、中医妇科等 6 个国家级、省级中医重点专科；通过建立优势专科联合病房、名中医工作室、中医专科护士工作室等措施，盘活成员单位中医"老底子"，挖掘

优势专科"新潜力"，以成员单位"朱氏针灸、任氏疬科、谢氏骨伤、邹氏肝胆中医外治"等一大批优秀省市级非遗传承项目和中医流派传承人的"看家本领"为重要抓手，培育塑造中医专科医院特色品牌，辅导 3 家区域中心医院创成二级中医专科医院，建成 9 个中医馆，其中 5 个省级五级中医馆，中医阁覆盖率超过 50%，形成以三级中医医院为龙头，二级中医专科医院为枢纽，社区中医馆、中医阁为网底的特色鲜明的县域内中医专科医院矩阵。

资源整合，立体式塑造服务供给新格局

纵向搭建中医药服务共享平台。成立基层中医指导中心，对基层中医药工作开展驻点指导，结合冬病夏治、膏方节，持续推进龙砂三伏贴、澄江膏方、黄帝内针专项培训，扎实推进中医药适宜技术进基层，提高其中医服务能力和水平；组建共享中药房，实现市级中医院的同品质中药服务延伸到 102 家社区卫生服务站，进一步提高成员单位中药服务供给能力，截至 2023 年 10 月，累计完成中药处方 28 689 张。

横向拓宽疾病协同救治体系。围绕"一急一慢"专科服务体系建设布局，完善县域内多中心疾病协同救治体系，搭建影像、心电、检验检测、病理会诊中心等业务协同平台。截至 2023 年 10 月，医疗集团影像会诊中心会诊量 76 439 人次、心电会诊中心会诊量 9 916 人次、检验检测中心完成标本检测 54 430 份、病理会诊中心完成标本 828 份，业务协同平台为落实上下统一的疾病救治机制和流程打下了坚实基础，大幅度提升医共体内患者诊疗和救治效率（图 1-14）。以胸痛中心为例，目前患者 10 分钟心电图率达 100%，平均入门到导丝通过（DtoW）时间 72 分钟，2022 年上转急诊 PCI 患者未出现一例死亡病例，急性心肌梗死患者救治能力明显提升，高效打造了"60 分钟胸痛救治圈"。以慢性病管理为切入点，组建慢性病管理中心和联合门诊"两支机构"，搭建慢性病管理系统和云药房"两个平台"，铺开家庭医生"一支团队"，形成"2+2+1"的医共体慢性病管理模式，构建群众就医"小病在村镇，大病到县里"的就医格局。

成效分析，全方位造福于民，群众更满意

多年来，江阴市中医院医疗集团坚持"强龙头、带基层"的发展步调，从实际出发，"因地制宜、科学规划、因势利导、分类指导"推进医共体可持续发展，县域医共体建设迸发出了新的活力。

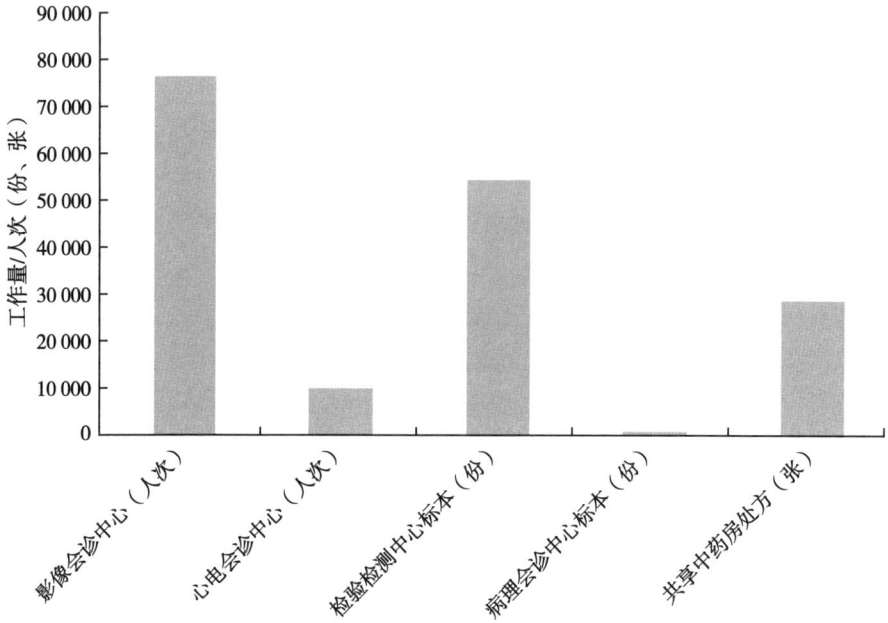

图 1-14　2019 年 6 月至 2023 年 10 月业务协同共享平台工作量统计

　　从能力评价来看，实现了"双提升"。以县级中医院为龙头的县域中医专科医院矩阵初步成型且内涵逐渐加深。江阴市中医院在 2023 年 1 月顺利创成"三级甲等中医医院"并入围江苏省高质量发展试点单位；2019—2021 年，医院实现"国考"成绩 C 到 B+ 的大踏步提升，目前位列全省三级中医医院第 10 名，县级医院第 2 名；成员单位中医肝胆医院在牵头医院的帮扶下，成功进入二级医院绩效考核 A 级序列并顺利通过二甲医院复审；此外，成员单位中医骨伤医院、中医外科医院顺利创成二级专科医院。随着医共体各成员单位综合服务能力的不断提高，各单位业务量也逐步提升，真正意义上实现了服务能力"上下双提升"。

　　从经验推广看，实现了"可复制"。多年来，医疗集团在探索中前进，在前进中总结经验和方法，医疗集团改善医疗服务行动案例荣获全国金奖，慢性病管理中心建设经验荣获千县医院管理与学科能力持续改进铜奖；双向转诊系统、云药房管理系统获得软件著作权；同时还发表了《江阴市中医医联体对提升基层医疗服务的实践与探索》《县域医共体党建服务品牌建设的探索与实践》《新模式提高县域医疗集团肠镜预约诊疗效率的效果分析》等多篇论文；《基于中医"治未病"理念的医联体慢病管理模式的构建及应用》

荣获江苏中医药科学技术奖三等奖；医疗集团还参与了无锡市共享中药房建设地方标准制定工作。

从群众口碑看，实现了"更满意"。基层群众在家门口就能享受到三甲中医医院的同质化医疗服务，医共体整体服务能力、服务水平持续提升，群众就医获得感、满意度逐年上升。无锡市公布的 2022 年公立医院第三方满意度调查结果显示，参评的集团二级以上医疗机构患者满意度均在 92 分以上，名次均靠前。

【实践案例·贡井区】

"三个三"工作模式打造科学有序就医诊疗新格局

□自贡市贡井区卫生健康局

四川省自贡市贡井区自医共体试点建设以来，以自贡市公立医院改革与高质量发展示范为契机，将推动"八统一"和"六共同"作为扩容下沉优质医疗资源的重要路径和抓手，通过建优三大推进体系、完善三大运行机制、创新三大诊疗模式，率先突破层级壁垒，夯实基层卫生网底，形成功能互补、双向转诊、特色发展、量质齐增的"一盘棋、一家人、一本账、一条心"医疗服务新体系，有效推动卫生健康事业高质量发展。优质资源下沉乡镇相关做法于 2023 年 7 月 16 日获央视《朝闻天下》报道推广。

截至 2023 年 10 月，牵头医院医疗服务收入占医疗收入的比例同比增长 4.38%，三、四级手术占比达到 80.56%，较 2022 年同期增加了 5.63 个百分点；县域内基层医疗卫生机构中医药门急诊占比同比增长 16.44 个百分点（图 1-15）。牵头医院立项建设"川渝共建"临床重点专科 1 个，市级临床重点专科 5 个，市级医学重点专科 10 个；成员单位建成县域医疗次中心 1 个，医养结合服务示范机构 2 个，达到"基层优质服务行"国家推荐标准 2 家；贡井区成功创建全国儿童青少年近视防控适宜技术试点区、第三轮全国艾滋病综合防治示范区、全国基层中医药工作先进单位、四川省敬老模范县、四川省健康促进区。

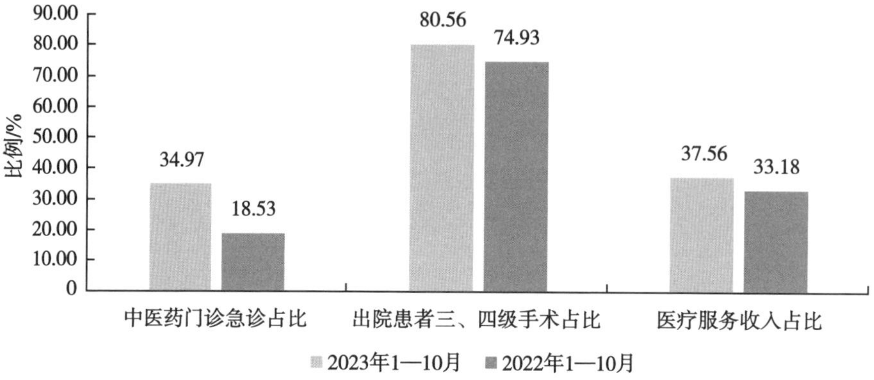

图 1-15　自贡区紧密型医共体建设相关数据

建优三大推进体系，保障建设扎实推进

搭建"紧密有力"的领导体系。一是强化组织保障。区委、区政府党政一把手亲自挂帅督办，成立紧密型城市医疗集团管理委员会、理事会以及功能性党委，建成实体化、合法化领导组织，实行党委领导下的理事长负责制。二是突破层级壁垒。医疗集团有序整合医疗资源，由自贡市第三人民医院牵头，13 家区属医疗卫生机构、144 家村卫生室共同组建紧密型医共体，为网格内居民提供一体化连续性医疗卫生服务。

建立"规范有序"的运行体系。一是理清权责清单。印发政府办医责任、内部运行、外部监管 3 张责任清单，明确医共体管委会、理事会、监事会、党委职责，制定人员编制、财务资产管理、药械统一配送等 15 项管理制度。二是健全议事机制。定期召开医共体理事会会议，研究讨论业务与运营工作。涉及医共体发展的重大问题决策、重要干部任免、重大项目投资决策、大额资金使用等事项，由医管委研究决定。

构建"融合有效"的管理体系。一是完善管理模式。推行管理与业务双线管理、全面融合，建立"5+5"一体化管理和业务中心，各成员单位共建管理团队、集中办公，统筹负责医共体运行管理。二是统一运行管理。实施财力、物力的统一调配，分别调配纤维鼻咽喉镜、眼科手术显微镜至龙潭、五宝中心卫生院，开展检查手术 1 000 余次；公开遴选确定 6 家药械集中配送企业，推行药品耗材"一规范、两统一"，进一步健全药品耗材供应保障体系，实现采购成本降低 164.24 万元。

完善三大运行机制，加强医共体自身建设

立党建品牌。一是注重红色赋能。充分发挥功能性党委作用，打造"医心向党、医共为民"党建服务品牌，聚焦健康宣教、基本公共卫生服务等领域深耕细作，推动形成"1个中心 +10 个专家组 +N 个家庭医生小组"的家庭医生团队。二是强化融合协同。牵头医院党组织联合专家团队下社区、下基层成立名医工作室，分区建立业务交流平台，建立"123+N"医防融合服务体系，实施"预防、筛查、治疗、康复、管理"闭环管理。

优管人模式。一是建好人才队伍。统筹医共体内人员使用，共建 100 个编制"周转池"，池内已用编 13 个。2023 年招聘、引进编内人才 35 人，其中：牵头医院 10 人、成员单位 25 人。下派管理及业务骨干人才 100 余名，创新"上级管、下级用"用人模式，建立"工资跟着编制走、绩效跟着岗位走"的薪酬制度。二是提升人员能力。共同举办管理人员、医护人员胜任力培训 9 次，培养基层成员单位医疗业务骨干 55 名，促进人才资源共育、共享、同频共振。2023 年开展学术讲座 16 次，业务培训 26 次，有效提升医疗队伍服务水平。

定考核标准。一是激发改革动力。探索制定医共体内绩效考核评判标准，实行"一类保障、二类管理"考核模式，将考核结果与医疗机构发展规划、财政投入、绩效工资总量等挂钩，保障试点建设有序推进。二是开展医疗质控。建立"牵头医院 + 成员单位"两级质控体系，制定医疗服务、质量安全、合理用药等维度评价标准，每季度开展 1 次质量督导，实现医疗服务同质化、规范化以及质量管理控制全覆盖。2022 年慢性阻塞性肺疾病、2 型糖尿病等 30 余个主要病种住院医药费用呈负增长或极低水平增长。

创新三大服务模式，释放医共体惠民效应

划定权限强分治。一是推动功能互补。出台《贡井区紧密型医疗联合体分级诊疗考核方案（试行）》，明确各成员单位病种诊疗目录，牵头医院专攻"高精尖"，成员单位主攻"全普平"。2023 年 1—10 月，基层医疗机构医疗收入 6 296 万元，同比增长 11.38%。二是建立专科联盟。组建心血管内科、神经内科、胸外科、呼吸与危重症等 8 个专科联盟，成功开展呼吸内镜介入技术。柔性引进享受国务院特殊津贴专家、知名教授担任神经内科、心血管内科名誉主任，促进学科高效发展。其中神经内科专科联盟，制定专病诊疗

规范，推动胸痛、卒中"一张网"建设，以"千县万镇卒中分级诊疗行动"为载体，构建"3+1+1"卒中防治网，提升区域内专病救治能力，打通基层急诊急救"最后一公里"。牵头医院急性脑卒中"链式双绕"救治模式在四川省医院协会医务管理分会案例比赛中荣获三等奖，该模式获省卫生健康委发文在全省推广。

下沉资源惠群众。一是加强资源统筹。通过下沉 1/3 的门诊号源和住院床位至家庭医生签约团队和基层医疗卫生机构，建立转诊患者绿色通道，创新设置"基层药柜"等系列举措，推动优质资源向基层延伸，解决群众"看病难、看病贵、购药难"等问题。二是推进远程医疗。开展"互联网＋医疗健康服务"，依托影像、检验等 4 个远程中心，年均完成基层上送 DR 报告 7 500 余份、CT 报告 1 200 余份，心电报告 1 万余份，医共体内检查检验结果互认率达 100%，惠利基层群众 300 余万元。

创新服务促提升。一是推动服务下沉。组建巡回医疗队，以多学科组团帮扶、单学科定点帮扶、骨干医师对口帮扶等形式开展帮扶协作，医共体组建以来，牵头医院共派出医务人员坐诊 3 300 余人次，参与诊治患者 1 万余人次。二是建强基层学科。派驻 5 名医疗骨干担任成员单位院领导及科主任，帮扶基层新设专科 8 个，建成特色科室 3 个，率先在龙潭中心卫生院建成市内首家"神内"专科联合病房，切实让基层群众在家门口就能享受到三甲医院诊疗服务。

医共体与公立医院高质量融合发展

贡井区医共体建设突出，群众有获得感，改革发展成果"更有温度"，逐渐形成"双向成就、量质齐增"的良性循环。

分级诊疗有效落实。自 2019 年建设以来，牵头医院累计向基层下转住院患者 1.2 万余人次，基层上转住院患者 1 万余人次，实现"错位特色"就医。

就医难度切实降低。2023 年 1—10 月，基层医疗机构住院量达 14 501人次，同比增长 20.03%；县域内住院人次占比 69.78%，同比增长 1.81%，实现"大病不出县"。

疑难诊疗逐步增强。牵头医院积极"控量提质"，病例组合指数（case mix index，CMI）、住院患者中危重占比分别为 0.91%、27.72%，分别上升0.05%、3.85%，实现"高精尖优"发展。

公立医院得到发展。基层医疗卫生机构服务能力不断提升，牵头医院成功申报"国家标准化癌症筛查推广与管理（3A）中心"，顺利通过全国心脏康复中心认证，"互联网医院""红十字应急救护基地"通过验收授牌，成为"四川省急性脑梗死再灌注治疗医疗质量控制联盟单位""全国甲状腺疾病联盟单位"，国家"高级卒中中心""综合卒中中心"，"中国千县万镇卒中识别与分级诊疗行动"自贡地区试点负责单位，先后获得"急诊取栓流程管理示范单位""急性缺血性卒中血管内治疗高效中心"等国家级称号，是西南介入取栓技术培训中心、自贡市神经区域医疗中心、自贡市急性脑梗死再灌注治疗医疗质控中心挂靠单位。

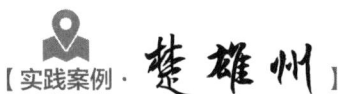

[实践案例·楚雄州]

促进优质医疗资源下沉　让基层群众更有"医"靠

□楚雄州卫生健康委员会

云南省楚雄州地处滇中腹地，位于云南省的地理中心，是滇中城市群的重要成员，也是习近平总书记考察云南时提出的"努力成为我国民族团结进步示范区、生态文明建设排头兵、面向南亚东南亚辐射中心"的核心区，具有区位、资源、生态、产业、民族文化五大发展优势，是重要的交通、水利、能源、大数据、物流五大枢纽，拥有"世界恐龙之乡、东方人类故乡、世界野生菌王国、中国绿孔雀之乡"四张世界级名片。全州面积 2.84 万平方千米，辖 8 个县、2 个市、103 个乡镇和 1 105 个村民（社区）委员会，2022 年末全州常住人口 237.20 万人。楚雄州于 2021 年在楚雄市、禄丰市和姚安县开展国家试点的基础上，以"大病不出县、一般疾病在基层解决"目标，围绕"发展、服务、责任、利益、管理、防疫"六个共同体，按"八统一、八不变"的路径，全州 10 个县市全面启动了紧密型县域医共体建设。

数据显示，2020—2022 年县域内就诊率、医保基金县域内支出率（不含药店）、县域内基层医疗卫生机构医保基金占比、县域内基层医疗机构门急诊占比逐年上升，其中县域内就诊率由 2020 年的 90.22% 增长至 2022 年的92.44%，增长2.22个百分点；医保基金县域内支出率（不含药店）由2020年的49.65%增长至2022年的55.79%，增长6.14个百分点；县域内基层医疗卫生机构医保基金占比由2020年的9.80%增长至2022年的15.70%，增长5.90个百分点；县域内基层医疗机构门急诊占比由2020年的51.28%增长至2022年的64.86%，增长13.58个百分点（图1-16）。

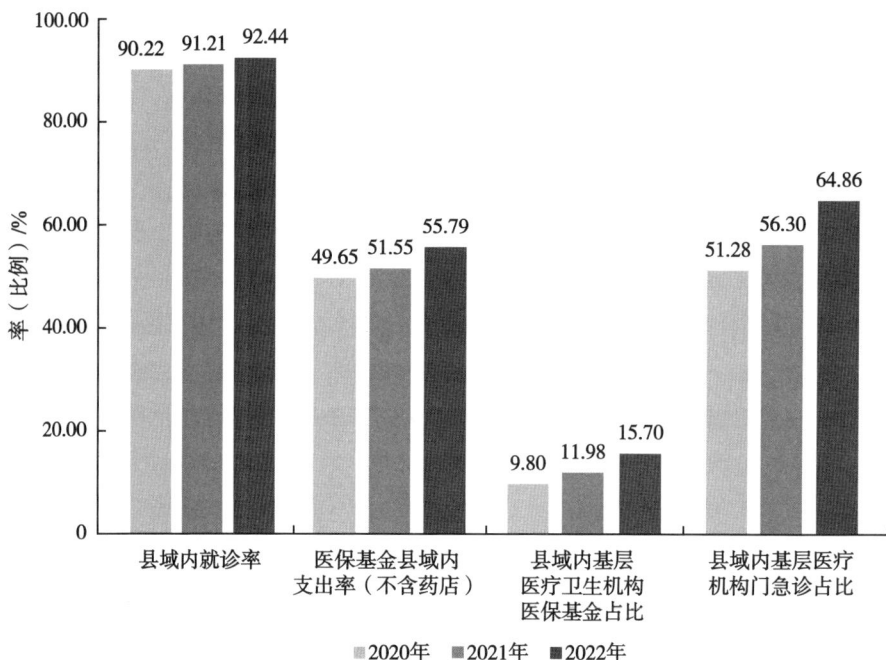

图1-16 2020—2022年楚雄州县域医共体建设数据

高位统筹，确保紧密型县域医共体建设全域推进

制定工作方案。州卫生健康委牵头，州委编办等5个部门共同研究，于2021年7月在全省率先出台《楚雄州全面推进紧密型县域医疗卫生共同体建设指导意见》，意见明确了整合县域资源构建医疗卫生服务新体系、深化体制改革创新管理模式、完善运行机制健全保障体系、提升服务能力促进资源共享、促进医防整体融合和建立利益调控机制6个方面19项具体工作任务。同时厘清了部门权责和内部管理清单，进一步优化和规范了紧密型县域医共体建设外部环境及内部运行关系。明确了医共体建设政府办医的16项责任清单和行政职能部门的27项综合监管清单，以及按照"八统一"（医共

体内行政、人员、财务、绩效、医保、药械、业务、信息的八统一）建设路径，明确了 14 项医共体建设内部运行管理清单。

开展督查指导。成立楚雄州紧密型医共体建设工作专班，对各县市推进紧密型县域医共体建设工作情况，进行一季度一调度一通报。

形成培训制度。自 2021 年以来，每年坚持开展一次大规模培训班，邀请省内外医共体建设和医院管理专家给予指导授课，提高医共体建设管理能力。

建立评价机制。州卫生健康委会同州医疗保障局出台《楚雄州紧密型县域医疗卫生共同体建设评价工作方案》，每年对各县市医共体建设情况进行绩效评价，并将结果与医共体总医院绩效工资总量核定挂钩。

借鉴先进经验，打造本地紧密型县域医共体建设典型。"请进来、走出去"相结合，学习省内外先进经验，在制定《楚雄州全面推进紧密型县域医疗卫生共同体建设指导意见》时学习借鉴了安徽和浙江经验，医保基金打包结余和超支建议按"6：3：1"（县级医疗机构 60%、乡镇卫生院 30%、村卫生室 10%）进行分配和分担。同时明确了"法定代表人原则上由牵头医院法定代表人担（兼）任"；在推进过程中从州级层面邀请省内外医共体建设专家为楚雄州开展培训。各县市又走出去到各地进行现场考察学习，涌现出州内典型——永仁县医共体实行党委领导下的唯一法定代表人制度、姚安县的乡村一体化管理稳定乡村医生队伍以及禄丰市的医保资金打包付费改革经验等。

成效初显，开创医疗服务"四个一"新局面

近年来，楚雄州以紧密型县域医共体为抓手，积极探索构建优质高效整合型县域医疗卫生服务体系，不断提升县域医疗服务能力，取得了"一提升、一融合、一激活、一增强"的四个一成效，初步实现了"百姓得实惠、医院得发展、医改可持续、政府得民心"目标。

一提升：基层机构服务能力持续提升。县市医共体牵头医院肩负起"强基提能"职责，基层医疗卫生机构标准化建设提质增速。全州 111 个乡镇卫生院（社区卫生服务中心）服务能力达到国家标准，占比达 91.70%。其中21 个达到国家推荐标准，建成社区医院 15 个。

一融合：县域医共体内发展更融合。在县域医共体建设治理方面支持各县市结合实际，因地制宜开展"统一法定代表人"和"理事会"等治理模式，解决了在医共体建设过程中各医疗机构貌合神离、无序转诊、内耗式竞

争（装备竞赛）、服务内卷（低端技术科室争着开展，如康复科；高端技术科室没有机构开展，如肿瘤科）、医保粗放监管和检验结果互不相认等棘手问题。

一激活：广大医务人员积极性得到激活。通过医共体牵头医院的同质化管理，提升基层医疗机构服务能力的同时，提高了运营管理效率，2023年有68.75%的乡镇卫生院有收支结余，医务人员月人均绩效达1 000元，全面落实"两个允许"。

一增强：人民群众看病就医获得感不断增强。紧密型县域医共体建设以来，各县市医共体总医院采取派出技术帮扶团队和管理团队以及专家义诊等方式，下沉优质医疗资源，"患者不动专家动"，在乡镇卫生院为老百姓就地就近开展外科手术，让群众在家门口就享受县级专家诊疗待遇，为群众就医提供便利，群众就医获得感和满意度稳步提升。

下一步楚雄州将以新时代深化医改先行区为契机，以紧密型县域医共体和城市医疗集团建设为抓手，促进优质医疗资源下沉，巩固和完善分级诊疗制度，有效解决基层群众"看病难、看病贵、看病烦"的问题，促进全州卫生健康工作高质量发展。

【实践案例·滨海县】

"四个三"打造"四升一降"医共体"滨海样板"

□滨海县卫生健康委员会

江苏省盐城市滨海县自2019年8月被确定为紧密型县域医共体建设国家级试点县以来，紧扣"医保打包、利益关联、奖罚兑现"三个关键环节，充分发扬钉钉子精神、愚公移山精神，以"四个三"全面推进紧密型县域医共体建设，推动基层卫生健康治理能力和治理体系现代化。初步实现基层服务能力、县域服务一体化水平、群众健康获得感、医务人员收入和群众就医负担"四升一降"。

数据显示，截至2023年10月底，医共体牵头医院开展三、四级手术总

量为 11 068 例，较 2022 年同期增长 870 例（图 1-17）；成员医院分院门诊
人次同比增长 121.37%（图 1-18），住院人次同比增长 48.14%，手术患者同
比增长 63.93%，通过医共体分级诊疗平台接受专家会诊 1 863 次，上转患
者 4 998 人次，接收下转患者 3 771 人次。全县 65 岁以上老年人、孕产妇、
慢性病患者等重点人群家庭医生签约率达 100%，基本实现"大病不出县、
小病不出镇、未病有人防"，群众就诊获得感持续攀升。

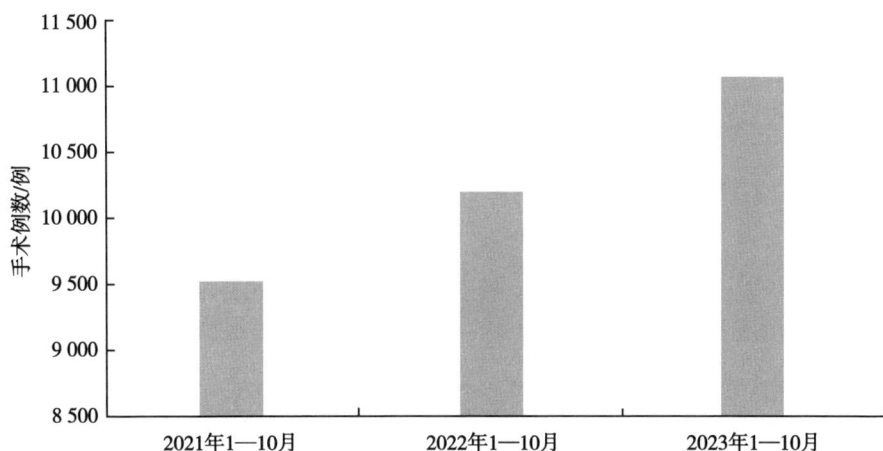

图 1-17　医共体牵头医院开展三、四级手术情况

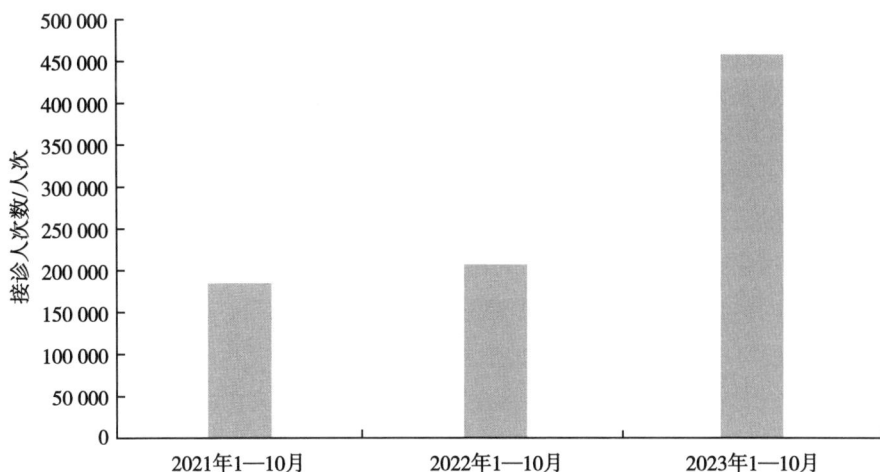

图 1-18　医共体成员单位门诊接诊情况

紧扣"三个关键"　夯实医共体工作基础

高位组织推动。县委、县政府高度重视医共体建设工作，将其纳入全县"十四五"规划、列入乡村振兴考核体系，县委常委会、政府常务会多次听取工作情况报告、研究推进举措，制定出台机构设置、财务管理、利益分配等配套政策，县人大、政协专题调研医共体运行工作。县卫健委建立党委会定期研究、工作例会交流汇报、月度考核上门通报、定向述职点答评议等高效推进机制，县相关部门强化联动、协同配合，形成了齐抓共管的工作合力。

稳步改革扩面。按照"定位明确、权责清晰、分工协作"总目标，2023年县人民医院在原蔡桥分院基础上，增加坎北、天场2家卫生院组建"第一医共体"；县中医院与八巨镇卫生院组建"第二医共体"；县二院、五汛两个省级农村区域卫生服务中心分别牵头滨淮、滨海港卫生院组建"第三、第四医共体"。

强化要素保障。县投入近40亿元迁建、改扩建县级医院、镇区卫生院11家，增添大型设备300多台（套），基层实现CT机全覆盖。县财政设立医共体运行专项补助资金，保障医共体专家下沉、基层特色科室建设、人才培养和基础建设等投入；县投入近9 000万元，系统重构县域卫生信息化"一张网"，建成远程会诊、远程影像、远程心电等数字化医共体驾驶中心，推动基层检查、上级诊断和区域检查结果互认。

推动"三个变革"　创新医共体运营模式

推动外部治理模式变革。成立县医共体建设管理委员会，统筹负责医共体建设发展等重大事项，制定双向权责清单、运行管理清单、考核评估清单，明确医管委对医共体的规划、发展、投入、考核等权责内容，落实党委、政府办医责任，构建党委统揽、政府主导、多方参与、定期协商、权责清晰的外部治理体系。

推动内部管理模式变革。运行机制上，在明确举办主体、公益性质、机构职能、产权关系、人员身份保持"五不变"基础上，实行行政、人员、业务、财务、质量、药械、信息、绩效"八统一"管理。除蔡桥分院院长由牵头医院主要负责人兼任外，其他分院院长身份、法人保持不变，同时对各成员单位负责人实行"年薪制"，加强两种法人模式绩效评估，推动效能竞赛；医保支付方面，将不低于90%的医保资金打包给医共体，结余资金按照县、镇、村成员单位5∶3∶2比例分配，建立"总额包干、结余留用、合理超支分担"激励约束机制，引导医疗机构规范诊疗、控制成本、做好疾病预防，蔡桥分院 2022 年节约医保基金近 300 万元，住院次均费用下降 3.53 个百分点，住院费用人均自付比例为 13.70%，同比下降 3.90%；补助经费方面，医共体成员单位基药补助 90% 由县卫生经费结算中心统筹管理，保留 10% 由医管办根据考核监管情况发放；人事薪酬方面，全面落实医共体在人员招聘、收入分配等方面的运营管理自主权，建立"县管镇用、镇聘村用"和双向流动等人才使用管理机制，合理拉开不同人员之间的收入差距，2022 年基层医疗机构人均收入与牵头医院人均收入的比值较上年上升 9%；医防融合方面，通过建强牵头医院公共卫生科、县疾控和妇幼保健院等公共卫生机构向医共体派驻业务骨干和建立公共卫生机构对医共体公共卫生服务开展巡查点答等机制，推动公共卫生与医疗服务高效协同、无缝衔接。

推动监督监管模式变革。医共体成立理事会、监事会。理事会作为医共体的决策机构，由牵头医院主要负责人任理事长。监事会履行监管职责，由牵头医院分管纪检监察负责人任监事长，吸纳医管委代表、牵头医院和分院中层干部代表及职工代表作为监事，对医共体运营管理和"三重一大"等事项进行监督，形成决策、执行、监督相互协调制约的医共体治理结构和管理机制。

措实"三个举措" 加强医共体内涵建设

提升牵头能力。聚焦公立医院绩效考核指标，聚焦转县外就医人数较多病种对应专科能力建设，坚持问题导向、效果导向，加强统筹谋划、系统推进，实行"一指标一专班""一室（名医工作室）一方案""一专科一方案"，持续拓展对外合作的广度和深度，实施县级医院能力提升月度正负清单制、述职点评制，每月研究并评比提升最快、最慢指标，每季评比一次帮扶成效优秀名医工作室，每半年评比一次能力提升最快专科，县级医院发展质效不断提升。县人民医院三级公立医院"国考"由 2021 年的 C++ 上升为 2022 年的 B 等级，上升了 35 个位次，在全市县级医院中上升幅度最大；县中医院连续两年在全省二级中医医院绩效考核获 B 等次、积分均居全市第一；县二院先后创成国家级基层版房颤中心、国家标准化胸痛中心建设单位，为苏北乡镇卫生院中唯一，2023 年先后承办苏北七市络病理论学术研讨会、全市基层卫生暨乡镇卫生院建设管理工作现场会。

夯实分院基础。结合基层特色专科人才建设规划，根据分院辖区人员健康状况、疾病谱，牵头医院分类遴选 46 名副高以上骨干医师在分院设立专家工作室，同时按照"一师一徒"模式，各分院安排基层医师全程跟班学习。2023 年以来，医共体累计培训基层骨干 2 521 人次、开展远程医疗服务 1.5 万余例；基层医疗机构建设 100% 达标。

推动医防融合。围绕实现患者健康管理覆盖率 100%、闭环服务 100% 两个目标，自主开发医共体医防融合患者管理平台，将除慢性病之外符合住院指征的患者信息第一时间录入平台管理，建立"分病种统计分析、按病情急慢分治、点对点预约选择、分层级健康管理"工作流程，形成"县级诊治大病重病、基层定向预约下沉专家、回转康复分级跟踪随访、健康管理中心精准健康科普"闭环健康服务模式。为切实做好大病重病患者转外就医服务，在沪宁等地设立大病重病患者转诊服务站，为医共体内确需外转患者提供绿色转诊通道服务，目前已上转 153 人次，下转平稳患者 69 人次，减轻群众负担 140 余万元。

突出"三个强化" 激发医共体活力动力

强化目标引领。坚持效果导向，确保医共体运行成效。明确前两年分院每年规范诊疗患者人次分别同比增加 30%、40% 以上，如未实现目标，分院当年收支差额缺口由牵头医院视情承担 30%～40%；对分院连续两年存在缺口的，该医共体进行重组。医共体建设达到国家评判标准和监测指标且实现年度诊疗相关目标或医共体建设在全省、全国推广的，对牵头医院、分院主要负责人年薪总额另行核增。

强化监测评比。注重过程管理，县每周监测牵头医院下沉专家诊疗情况、上转下转情况、远程医疗情况、健康团队运行情况，每周授予红黄旗，每月评比优秀基层名医工作室，每季、每年评比最佳牵头医院、发展成效最佳分院。

强化绩效激励。加强结果运用，将年度综合考核结果与绩效工资总量、干部选拔任用、评优评先、院长年薪紧密挂钩，形成重实绩实效、奖惩分明的激励约束机制。

【实践案例 · 彬州市】

"333"工作模式推进紧密型县域医共体建设走深走实

□彬州市卫生健康局

陕西省咸阳市彬州市自 2019 年 8 月被确定为国家级紧密型县域医共体改革试点县以来，抢抓政策机遇，锐意探索创新，2020 年 11 月挂牌成立市人民医疗健康总院，通过聚焦"3 个关键"、深化"3 项改革"、实施"3 项举措"，紧密型县域医共体建设取得实效。

数据表明，彬州市县域就诊率 2023 年 6 月达 96.80%。其中，乡镇卫生院就诊人次占医共体就诊总人次的比例从 2021 年的 26.80% 快速提升到 2022 年的 66.10%（图 1-19）。医共体分院（21 家）医务人员 2021 年发放绩效 643.52 万元，2022 年发放 954.45 万元，同比增长 48.32%；2023 年 1—6 月发放 587.70 万元，比 2022 年同期增长 22.95%。2022 年县级公立医院门诊患者和住院患者均次费用较 2021 年分别下降 5.43% 和 1.06%（图 1-20）。2022 年总院三、四级手术占比提升至 37.90%，较 2019 年提升 8.40%；县域内住院费用实际报销比例提升至 80%，较 2019 年提升 2%；2022 年住院患者满意度达 96.41%。

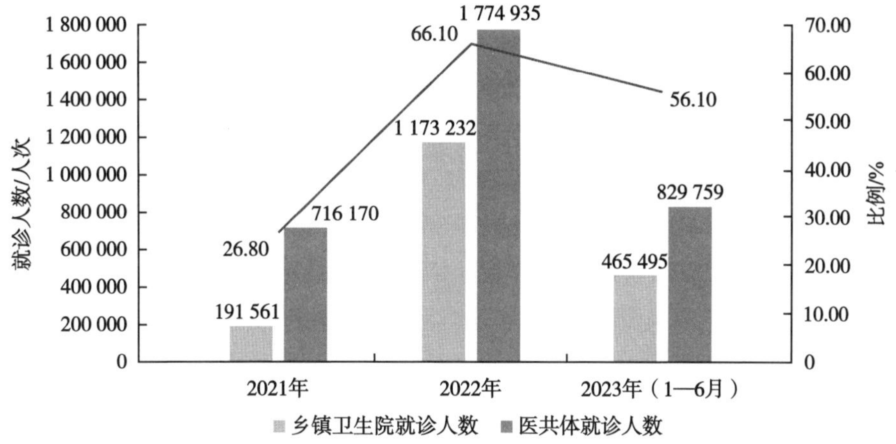

图 1-19　乡镇卫生院就诊人次占比对比数据

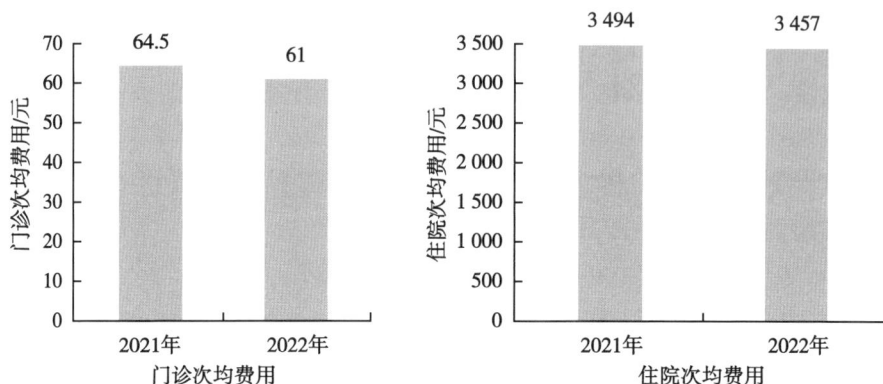

图 1-20　门诊、住院次均费用数据对比

聚焦"3 个关键"，建立市域医疗卫生服务新体系

聚焦医疗资源统筹布局。学习借鉴福建三明市、安徽天长市等地先进做法，结合实际确定"1358"医共体建设模式，按照"一院四区，同步前进；分级分类，全面提升"的发展思路，整合县级公立医疗机构医疗资源，投资 3 亿元，建成投用市医疗健康总院住院楼、医养康养院区和妇幼保健院新院区，以重点专科建设为主的综合院区、以中医传承创新发展为主的中医院区、以妇幼健康服务为主的妇幼院区和以康复养老为主的医养康养院区的"1 院 4 区"发展格局形成。赋予市人民医疗健康总院自主管理权，实行总药师制度，成立药品耗材部，负责医共体药械采购配送，落实总会计师制度，实行财务统一管理、单独核算、支出分级授权、总院监管模式。

聚焦基层分院赋能提升。对医务人员作用发挥不充分、服务能力较弱的 8 家基层分院实行一对一托管，有效盘活基层分院医疗资源，解决一镇多院问题。结合市（县）域人口、地理等因素，致力于将新民分院、北极分院打造成市（县）域医疗副中心。投资 2 800 万元，优先配备了 CT 机、B 超机、DR 机、移动方舱实验室等医疗设备；投资 500 万元，实行基层服务能力提升项目，为基层分院、村卫生室更新各类设备 212 台（件），全面提升重点镇服务能力。

聚焦医共体信息互联互通。投资 1 800 万元实施医共体信息化项目，12 家医疗机构 HIS 等监管系统全面上线，医共体总院对各成员单位诊疗数据进行"日采集、日汇总、日分析"，及时掌握各单位诊疗业务开展情况，为科学决策提供依据。建成市医疗健康总院影像中心，对各分院影像数据进行统一阅片、统一诊断，进一步提高影像数据的同质化水平，为检查结果互认提供基础。通过上下联动、业务互联，各分院业务能力得到明显提升。

深化"3项改革"，完善市域医疗卫生运行新机制

深化医保支付方式改革。制定印发《彬州市紧密型市域医共体医保基金总额预算付费管理实施细则》，将医保基金扣除10%的风险金和市域内定点民营医疗机构医保基金等费用后，统一打包拨付给医疗健康总院，按月预付、季度评估、年终清算，促进医疗机构由被动监管向主动控费转变，真正形成"利益共同体"。

深化人事薪酬制度改革。将医共体人事编制、财务管理和薪酬定级整体移交总院管理，统筹调配120多名医务人员到县级医院、镇中心卫生院工作，人力资源进一步盘活。聘请第三方专业公司，对医共体各成员单位绩效发放进行统一管理，实行管理岗位"年薪制"、全员"工分制"绩效管理模式，提高绩效发放科学性，充分体现多劳多得、优绩优酬，发挥绩效激励引导作用。

深化药品采购机制改革。积极推进医用耗材联动综合改革，在全市医疗机构实行药品耗材"四统一"管理，药品耗材采购成本综合降价比例达到22%，2022年县级公立医院门诊患者和住院患者次均费用较上年分别下降5.43%和1.05%。

实施"3项举措"，促进市域医疗卫生能力新提升

强化龙头建设。在市医疗健康总院增设胸外肿瘤科、介入手术中心、中西医结合科、手足外科等多个医技科室，建成"五大中心"，使急诊急救患者就医更加快捷、高效，全方位提升全市急危重症救治能力和水平；在市中医医院成立疼痛专家工作室，定期邀请国内知名专家坐诊；市妇计中心与陕西中医药大学第二附属医院开展专科联盟。采取对口帮扶、聘任等形式引进省市级三甲医院高技术医疗人才26人到医共体总院及分院坐诊、带教帮扶。2022年，总院三、四级手术占比提升至37.90%，较2019年提升8.40%；县域内住院费用实际报销比例提升至80%，较2019年提升2%；2022年住院患者满意度达96.41%。

实行"一科包院"。坚持"一院一策"，由总院对基层分院业务发展需求和服务能力短板分析研判，精准制定科室包院计划，选派总院区、中医院

区、妇幼院区、康养院区 11 个科室对口帮扶 11 家镇卫生院，科室责任人任帮扶分院业务副院长，参与分院日常管理，科室医生定期到基层卫生院坐诊、带教查房，实行双重管理，兑现绩效考核。截至 2023 年 11 月，累计开展培训带教 30 余次，培养基层卫生人才 20 余人。

推进分级诊疗。制定县级医院和镇卫生院分级诊疗目录，利用医共体信息化、120 急救和家庭呼叫系统平台，准确掌握患者病情，及时推送患者信息，第一时间调度安排急救车辆，畅通"绿色通道"。同时，将病情稳定、转入康复治疗的患者下转至镇卫生院，避免医疗资源浪费。2023 年 1—11 月，县级医院便捷接诊患者 8 000 多人次，下转患者 1 687 人次。

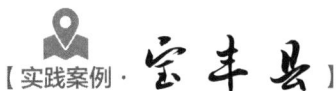

【实践案例·宝丰县】

提升县级医院综合能力　完善城乡医疗服务网络

□宝丰县医疗健康集团

河南省平顶山市宝丰县总面积 722 平方千米，辖 9 镇 3 乡、2 个示范区和 1 个办事处，常住人口 49.8 万人，县域内共有县级医院 4 个，乡镇卫生院 13 个，村卫生室 315 个；县医疗机构现有在编人员 1 042 人，其中专业技术人员 802 人，正高级职称 8 人、副高级职称 124 人、中级职称 384 人、初级职称 286 人。

为贯彻新时代党的卫生工作方针，落实分级诊疗制度，宝丰县以保障百姓健康为宗旨，以医疗健康集团为载体，深入推进紧密型县域医共体建设。改革四年来，宝丰县城乡居民县域内就诊率达 94.77%，县级医院门（急）诊人次由 2020 年（1—10 月）的 68.47 万人次增加至 2023 年（1—10 月）的 84.40 万人次，同比上升 23.27%；乡镇卫生院门（急）诊人次由 2020 年（1—10 月）的 46.66 万人次增加至 2023 年（1—10 月）的 66.30 万人次（图 1-21），同比上升 42.09%；县外转诊率下降 3.30 个百分点；县级医院药占比由 2020 年（1—10 月）的 27.37% 下降至 2023 年（1—10 月）的 20.87%，乡镇分院药占比由 2020 年（1—10 月）的 51.22% 下降至 2023 年

（1—10月）的48.81%。实现了"救得了急病、看得好大病、管得住慢病"的改革目标。

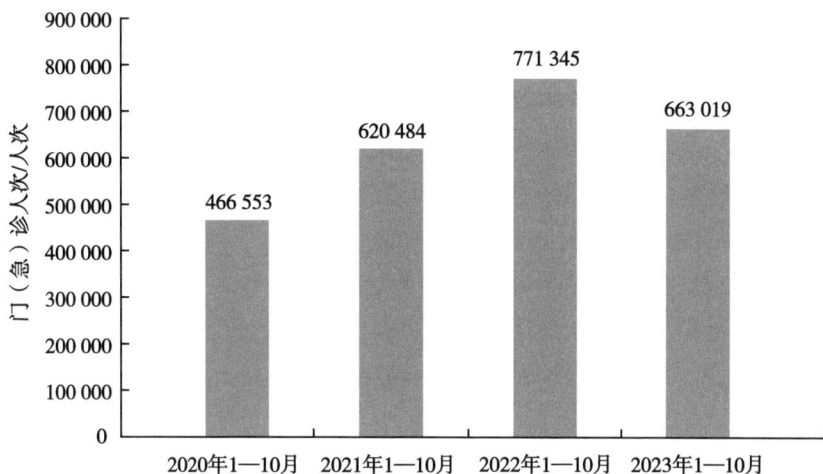

图1-21 乡镇卫生院门（急）诊量情况

坚持高位推动，创新体制机制

按照"县委统揽、政府主导、部门协同"的原则，成立中共宝丰县委医院管理委员会，党政主要领导挂帅，高位推动，为医疗卫生事业健康发展提供了坚强保障。

以县人民医院为龙头，组建覆盖所有公立医疗机构的宝丰县医疗健康集团。按照"七个统一"原则，实行集团化管理、一体化运行。医疗健康集团具有独立人事管理权，各成员单位去行政化，人民医院、中医院、妇幼保健院均降为科员级。

通过实施薪酬制度改革，建立健全医疗集团考核激励机制，为集团各成员单位量身打造考核细则和考评办法，对集团班子及成员单位负责人探索实行年薪制，靠制度管人管事。同时，实施"县招乡用、乡聘村用、轮岗派驻"等人才引进、使用、管理机制，促进医护人员"柔性流动、双向交流"，推进人才下沉，解决乡镇卫生院人才短缺问题。

优化资源配置，提升服务效能

县级各院区突出优势、错位发展。县人民医院重点推进急诊急救、肿瘤等专科建设，县中医院重点发展县域中医诊疗服务网络，县妇幼保健院重点提供妇女、儿童保健服务。截至 2021 年县人民医院、县中医院全部通过二级甲等综合医院复审；2022 年 4 月，医共体牵头医院县人民医院顺利通过三级综合医院执业评审，努力实现"大病不出县"。

建成"六大共享中心"，通过"互联网＋医疗健康"服务，推动基层检查、县级诊断，实现全县诊断同质化；通过以科带院、科主任下乡等对口支援，将优势医疗资源延伸到群众家门口，基层医院得发展，老百姓得实惠。推进基层胸痛、卒中、创伤"三位一体"救治单元创建工作，县域 14 家基层医疗卫生机构全部通过胸痛中心总部验收，实现平顶山市首家县域胸痛救治单元全覆盖。设立基层手术中心，县级专家下沉至乡镇分院，开展一、二级手术及部分三级手术，满足患者在家门口解决常见病的需求。

在各村卫生室设置胸痛"哨点"，引导村卫生室积极参与救治点建设，提升村医对胸痛患者的识别能力及规范救治能力，发挥村医"群众健康守门人"的作用。截至 2023 年年底，全县已有 100 家村卫生室胸痛救治点通过县胸痛中心联盟的验收授牌。对高血压、糖尿病等慢性病患者，实行县、乡、村三级网格化管理，建设慢性病管理中心，推进慢性病预防"关口前置"，村医进行跟踪治疗及服务。目前，全县家庭医生电子化签约服务 21.12 万人，做到了签约一人、履约一人，实现了村民足不出户、服务到家，筑牢"小病不出村"的防线。

完善配套政策，推进"三医"联动

对医保资金实行打包预付制。采取安装智能监控系统、统一药品耗材目录等十项管控措施，保障医保基金的安全运行。年终结算结余的医保基金由医保局打包支付给医疗集团，医疗集团作为医务性收入按照相关考核方案进行二次分配。目前，城乡居民医保基金管理已走上了良性发展轨道，扭转了过去基金透支的情况：2020 年度，全县城乡居民医保基金累计减少支出 6 143.6 万元，结余基金 528 万元；2021 年度，结余基金 1 428 万元；2022 年度，结余基金 1 180 万元。

落实惠民实事，增进民生福祉

聚焦"急救"，织就县域生命保障网络。通过县级胸痛、卒中、创伤、危重孕产妇、危重儿童和新生儿救治等危急重症"五大中心"及东南西北

4个乡镇片区急救站点建设，重塑120急救格局。形成了统一指挥，"1个急救中心""3个急救分中心""4个基层急救点"的快速反应急救网络，进一步缩短急救半径，使院前、院内救治无缝对接，打造"15分钟快速急救圈"，由"双程转运"改为"单程转运"，节约急救时间30～60分钟，显著缩短了急诊患者的救治时间。

强化"便民"，筑牢基层诊疗服务根基。实行"大病外聘专家"政策，建成涵盖省市各专业组的111名知名医师外聘专家库，制定覆盖普外、泌尿、骨科等11个专业128项手术的外聘专家手术目录，县财政每年列支400万元，用于专家会诊手术劳务支出，大大减轻重症患者的经济负担；投入6 000余万元打造县域医共体信息化平台，落实"互联网＋医疗健康"便民服务，实现了"基层检查、县级诊断""院际间检查检验结果互认"，落实"便民就医少跑腿"服务，通过线上线下一体化，让群众享受到信息化带来的方便与快捷。

夯实"管理"，深入推进医防融合。通过对参保群众住院数据分析，高血压、糖尿病、重性精神病、慢性阻塞性肺疾病、肺结核"五病"人群已经成为县域住院的主要群体。县域内推出"五病"二次报销政策，实行县、乡、村"五病"责任医师分级管理，通过指导群众规范用药，帮助"五病"患者控制病情进展，逐步推进慢性病"防、治、管"整体融合、全面发展。每年由县财政出资1 200万元用于支付罹患"五病"的参保患者门诊报销后的剩余费用。通过此项政策的实施，建立健全县、乡、村"五病"责任医师制度，明确职责，压实责任，通过指导群众规范用药，帮助"五病"患者及时控制病情发展，实现健康服务由治到防的转变，降低县域百姓五种慢性病并发症发病率。

通过急诊急救、便民就医、医防融合体系建设，宝丰县基本建成了高效便民的基层卫生健康服务体系，逐步实现了"救得了急病、看得好大病、管得住慢病"的改革目标。

救得了"急病"。完善县域急诊急救网络，打造主城区15分钟、城区外30分钟的县乡"快速急救圈"，覆盖县、乡、村三级的急危重症救治网络不断完善。通过胸痛、卒中、创伤的县、乡、村三级救治网络建设，累计救治胸痛患者7 843人，开展冠脉介入手术3 800余台，急性心肌梗死的死亡率由建设前的8.21%降低到2023年的2.52%，入门到导丝通过时间缩短至48分钟；救治急性缺血性卒中1 465人，急性出血性卒中900人，溶栓865

例，开展神经血管介入手术 151 例，DNT 中位数由建设前的 56 分钟缩短至
20 分钟左右；救治创伤患者 2.48 万人次，其中严重创伤 432 例，抢救成功
率由建设前 81.50% 上升至 94.20%。

看得好"大病"。创建省级重点专科 5 个，市级重点专科 4 个；建立了
以 111 名知名教授为成员的外聘专家库。自 2021 年 3 月"大病外聘专家"
政策实施以来，共开展疑难复杂类、微创类、肿瘤类和心脑血管介入类四
级手术 1 659 例，支出外聘专家费用 551 万元，累计为患者节约综合费用
4 560 万元，全面减轻群众看病就医负担，降低县域患者外转率，节约医保
基金约 1 800 余万元。

管得住"慢病"。医疗健康集团慢性病管理中心成立以来，规范管理慢
性病患者 43 943 人，创新性推行"五病二次报销"政策，共开展"五病"
鉴定 3.28 万余人，全县享受"五病二次报销"待遇 26.04 万人次，二次报销
费用 1 682.75 万元，基本实现"五病"基础用药全免费，县域"五病"患者
严重并发症发病率下降 2.10%。

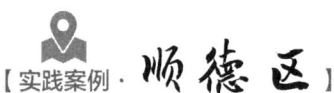

【实践案例·**顺德区**】

"四个五"建设"健"入万策的健康共同体

□佛山市顺德区深化医药卫生体制改革领导小组办公室

自 2022 年 7 月启动新一轮医改以来，广东省顺德区委、区政府秉承
"干了不说、先干再说、多干少说"的实干精神，积极践行"将健康融入所
有政策"，把医改工作列为"一把手"工程，聘请三明医改"操盘手"詹积
富主任为顾问，强化顶层设计，坚持系统谋划，加强协同联动，以紧密型健
康共同体建设为切入点，构建新时代健康保障体系，打出"五融合、五重
构、五到家、五强化"的改革组合拳，全力打造可复制、可推广的卓有成效
的顺德医改模式。

自深化医改以来，顺德区新增三级医院 3 家，实现 100% 二级以上医院
胸痛中心通过国家级认证，开设"全专科联合门诊"119 个，基层诊疗量占

比连续两年正增长，2022 年度基本公共卫生服务市级考核荣获全市第一名，获评广东省基层卫生健康综合试验区建设单位、国家级健康促进区，"急慢分治、上下联动"的就医格局基本形成。

改革成效得到省市各级充分肯定，入选"2022 年广东医改十大创新典型"，承办 2023 年全省深化医改工作现场推进会。"家门口"医养结合服务模式成为省级样本推广，获评全国首批医养结合示范区。各项改革经验得到中央电视台、健康报等主流媒体广泛报道和肯定。

"五融合"聚焦全方位全生命周期健康新理念

医防融合，探索重大慢性病"防治管"一体化的"顺德样板"。健共体围绕促进基层卫生健康这"一件事"，打破行政壁垒，统筹专家团队开展组团式联合义诊达 253 次，服务群众 35 329 人次，免费处方 6 731 张，让群众在家门口就享受到"多学科会诊"服务。构建"全面筛查、全程管理"的重大慢性病防治体系，合计筛查 10 万余人次。其中，南方医科大学顺德医院牵头 10 个镇（街道）健共体建成糖尿病医防协同联盟，建成 16 个基层代谢病标准化诊室，建成全区血糖一体化管理平台，纳入管理 10 123 人，初步形成"防治管"一体化的"顺德样板"。

医育融合，构建 0 ~ 6 岁婴幼儿健康服务新模式。创新建立"行政监管 + 专业指导 + 行业自律"的托育机构监管模式，探索"幼师、医师"双师结合的照护模式，开展多元化办托新模式。目前，全区每千人托位数达 5.92 个，156 家托育机构完成备案，5 家获评市级示范机构，均居全市首位。

医校融合，开辟 7 ~ 17 岁儿童青少年健康服务新阵地。多种模式共建学校卫生室，健全健康副校长工作机制。全区校卫生室力争三年内实现卫生与健康教育、基本医疗、基本公共卫生、"五大疾病"筛查干预四大赋能。33 所试点学校均建成规范配置的卫生室，开展学生健康筛查 15.4 万人次。

医企融合，赋能 18 ~ 59 岁人群健康服务新内涵。通过医务托管、派驻服务、共建共享模式建设新阵地，提供 10 种服务，保障员工健康，护航企业发展。容桂街道依托互联网医院开设"云诊室"，助力企业卫生室升级为医保定点机构。均安镇为 13 家企业派驻健康副厂长。勒流街道以"防治管教建"推进职业健康治理体系和能力建设。

医养融合，树立 60 岁以上老年人健康服务新标杆。加强政策扶持，增加服务供给，健全服务体系，全面推广"有规模、有标准、有品牌、有保障、有内涵"的五有"家门口"医养结合品牌，2023 年新增医养结合床位数 329 张，总数达 1 097 张。

"五重构"打造优质高效的整合型服务新体系

多方联动，重构公共卫生服务体系。成立公共卫生管理中心，推进村（居）公共卫生委员会建设，织密基层公共卫生网底，全区各医疗卫生机构均开展临床公卫双向培训，三个镇（街道）疾病预防控制中心进入半实体化运作。

共建共享，重构健康促进服务体系。设立健康促进中心，统筹健康促进和疾病管理，开展健康知识普及行动，全方位共促全生命周期健康。区健康教育所出台新举措加快打造一支科普专业队伍，容桂街道制定健康科普教育清单，乐从镇开展覆盖全镇的急救护知识巡回宣讲，杏坛镇开展"你点我讲，按需授课"把健康知识送到群众身边。

精准突破，重构分级医疗服务体系。设立转诊服务中心，以急慢分治为突破口，围绕慢性病病种精准下沉人才、技术、药物、设备、信息，初步建立"医院舍得放、基层接得住、群众愿意去"的机制，逐步形成有序的分级诊疗新格局。2023 年上半年，基层诊疗量比去年同期提高 13.79%；2023 年基层诊疗量比 2022 年提高 19.32%（图 1-22）。

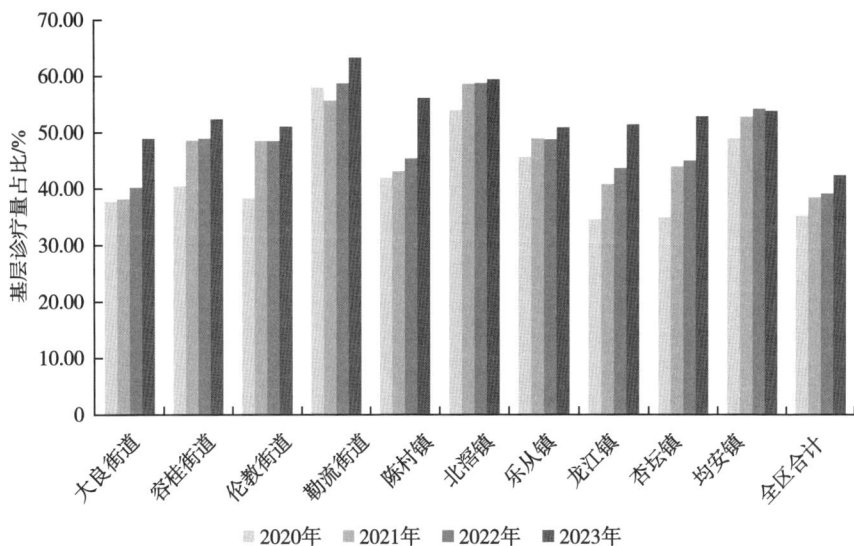

图 1-22　2020—2023 年顺德区各镇（街道）基层诊疗量占比

守正创新，重构中医药服务体系。设立中医药管理中心，培养中医药人才，提升基层中医药服务能力。全区提供中医适宜技术服务254项，社区卫生服务机构中医诊疗人次占比达67.06%。

分级分类，重构重点人群服务体系。积极推进妇幼安康、身心同康、医养康养融合和残疾人健康服务提升等工程建设。区妇幼保健院与健共体组成专科联盟，参与医育、医校融合建设。伍仲珮纪念医院牵手健共体构建"区－镇－村居"三级心理健康服务体系。

"五到家"构建"家门口"好看病的新格局

激励人员到家，家门口可看到医院的专家。启动中级职称以上专科医师下基层行动，全区开设119个"全专科联合门诊"，下沉专家4 497次，共接诊58 125人次，每周不少于半天到各社区站点传帮带，群众在家门口即可获得专家诊疗。

推动技术到家，家门口可享受医院的诊疗。下沉设备仪器500多台，金额达1 000万元；下沉新技术新项目77项，服务21 429人次。社区卫生服务站点全部可开具牵头医院检查检验治疗项目，共开具检查检验项目47 007次，避免群众到医院重复排队就诊、开单与缴费。

落实药物到家，家门口可用到医院的药物。各健共体统一药品采购与储备，统一"三降"（降压、降脂、降糖）药品目录，共增加药品品规数2 201个，其中慢性病药物791种，群众在家门口就能用到医院的药品。

实施信息到家，家门口共享就医信息数据。建成全区血糖一体化管理平台和智慧药学平台，实现检查检验结果互认。容桂街道互联网医院向企业、家庭、学校延伸。伦教街道建成"智慧医+家"平台，通过广播电视提供线上服务。全区150个站点实现了"站点开单采样－医院检查－站点看报告"模式，群众在家门口能查阅就医信息，节约时间和费用。

医保助推到家，家门口就医更实惠。平稳落实门诊共济改革，充分用好报销比例差异化政策，尤其是门诊特殊两病（糖尿病和高血压）最高可报销95%的利好新政惠民，"两病"门诊特殊申请增加3万余人，2023年7—11月"社区开单、医院检查"模式为全区群众节约120万余元。

"五强化"构建行稳致远的医改治理新体制

强化党委领导。成立了以区委书记为组长的区医改领导小组，医改办提级设在区委办公室。牵头医院党委书记担任镇（街道）卫生健康行政部门党组织班子成员，实行党委领导下的院长负责制。

强化管办分开。实行政府办、医院管治理模式，用两个清单推动政府在投入保障、管理、监督等方面的责任。各健共体医保基金统一账户和统一管理，统一药品耗材采购账户。

强化绩效引领。把深化医改纳入政府绩效考核，把公立医院国家绩效考核和医改成效与健共体班子绩效、任免挂钩，把健康指标作为评价核心指标，促进公益性"三个回归"和向"以健康为中心"转变。

强化统筹整合。各镇（街道）公立医院牵头整合社区卫生服务中心组建紧密型健康共同体，13 个民营医疗机构加入北滘健共体，45 个民营医疗机构加入容桂健共体。区属医疗机构与健共体组建了 16 个专科联盟，各健共体完成"十统一"管理（图 1-23）。

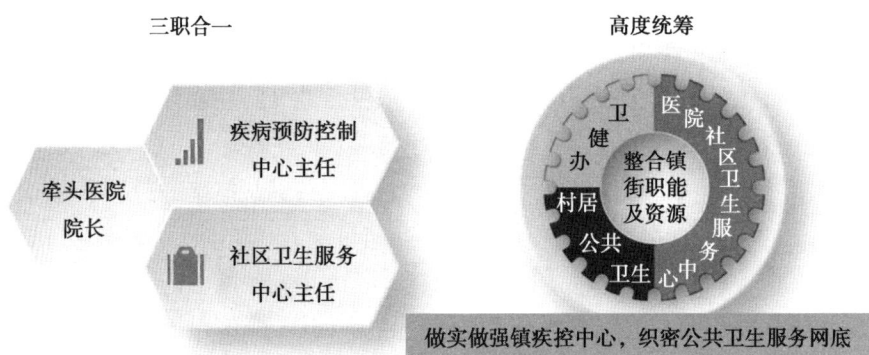

图 1-23　组织架构创新示意图

强化数智支撑。编制顺德区医疗健康信息一体化建设方案，成立智慧健康发展公司负责建设运维，构建卫生健康新型数字基础支撑体系，实现健康顺德"一朵云"、监管"一张网"、服务"一平台"、信息"一体化"的数字健康建设目标。

【实践案例·**兰州新区**】

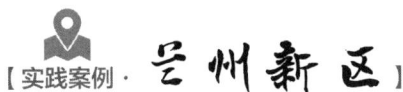

资源下沉强基层　医共体建设闯新路

□甘肃省兰州新区卫生健康委员会

　　甘肃省兰州新区于 2012 年 8 月 20 日获国务院批复，是全国第五个、西北第一个国家级新区。2011—2023 年，地区生产总值从不足 5 亿元增长到 370 亿元，增长 70 多倍，经济增速多年领跑国家级新区。近年来，兰州新区立足实际、科学借鉴，努力探索符合自身实际的紧密型县域医共体建设之路。2023 年，兰州新区医共体医疗机构门诊总量 60.07 万人次，较 2022 年同期上升 33.33%，其中，各基层医疗机构门诊总量 31.76 万人次，同比上升 86.80%。医共体住院患者总数 23 100 人次，较 2022 年同期增长 50.88%，其中各基层医疗机构住院 9 300 人次，同比增长 187.64%，基层首诊成效明显，有序就医新格局逐步形成。

精准施策，发挥优势高位推进

　　党政高度重视。兰州新区党工委管委会主要领导亲自推动医共体建设，多次听取工作进展汇报，实地调研指导，鼓励大胆探索实践。国家 / 省 / 市的卫健、疾控、医保部门领导也多次考察调研，新区组织、财政、医保、药监等多部门密切协作，为推动改革提供了强大动力。

　　管理体制优越。县乡两级公立医疗机构由新区卫生健康委"一竿子捅到底"，行政管理掣肘少，党工委管委会决策和卫生健康委的工作部署可以"高保真"直达基层。

　　财政支持得力。新区财政承担公立医疗机构医务人员的绩效工资且总体水平全省领先，医务人员有干劲、有热情，用好"绩效杠杆"事半功倍。

　　基础条件成熟。城乡一体化进程水平较高，人员调配便利，上下转诊便捷，专家下沉的交通成本、时间成本低。卫生院和社区卫生服务中心的基础设施条件好，容易建成全省标杆、西部样板。

　　改革循序渐进。2022 年兰州新区启动第一人民医院和秦川中心卫生院紧密型县域医共体试点。2023 年 5 月，在全面总结试点经验的基础上，将 8

家公立基层医疗机构全部纳入医共体建设范围，保持法人资格、单位性质、原有名称、职责任务、人员编制、政府投入、优惠政策"七不变"，实现行政、人员、财务、业务、用药目录、信息系统"六统一"，建立利益共享、责任共担、高效运行的管理体制，实现县乡村一体化管理。

精准服务，多措并举群众受益

优质资源精准下沉。经基层医院自评、专家评审、卫健医保部门双备案，向基层下沉二级病种目录139个；制定以病种为中心的动态用药目录，将二级医院慢性病报销端口下沉至基层医院，下沉药品目录246种。由医共体牵头单位对成员单位开展组团式对口帮扶，将基层特色科室作为牵头医院相关科室的延伸，固定帮扶科室、专家和频次，实现帮扶工作从"大水漫灌"向"精准滴灌"转变。2023年累计派出专家711人次，门诊接诊患者4 520人次，开展专题讲座147次，带教查房3 354人次，讨论疑难病例56次，进行护理质控153次，下乡义诊与宣传服务活动46次，影像、心电、检验、病理、消毒供应五大县域医学中心检查患者15 101人次。

分级诊疗畅通有序。牵头医院为基层上转患者优先就诊、检查、住院，开辟一、二、三级医院家庭医生转诊绿色通道，基层医疗机构主动送人就医，检查结果和病历互通互认；牵头医院在基层建设联合康复病房，将急性病恢复期患者、术后恢复期患者及危重症稳定期患者及时下转至基层治疗和康复。医务人员全面掌握分级诊疗、双向转诊、医保支付等政策，熟知不同基层医院可以下转的病种，下转时充分评估下级医院接诊能力、病种、用药可及性和下沉效率，确保转诊安全。2023年各成员单位上转患者1 432人次、新区第一人民医院下转患者2 769人次，"基层首诊、双向转诊、急慢分治、上下联动"的分级诊疗和就医新格局初步形成，基层首诊大幅提升。

患者负担下降明显。公立医疗机构住院次均费用由2022年的3 449.90元下降到2023年的2 983.33元，下降13.52%，其中住院患者个人自付次均费用由2022年的958.54元下降到2023年的770.19元，下降19.65%（图1-24）。医保报销平均占比从2022年的72.22%上升至2023年的74.19%，上升1.97个百分点，个人自付平均占比从2022年的27.78%下降至2023年的25.82%（图1-25）。

家庭签约贴心呵护。推出一批业务能力高、责任心强、与群众联系密切的"明星"医生，吸引群众"粉丝"与之签约，成立医防融合家庭医生团

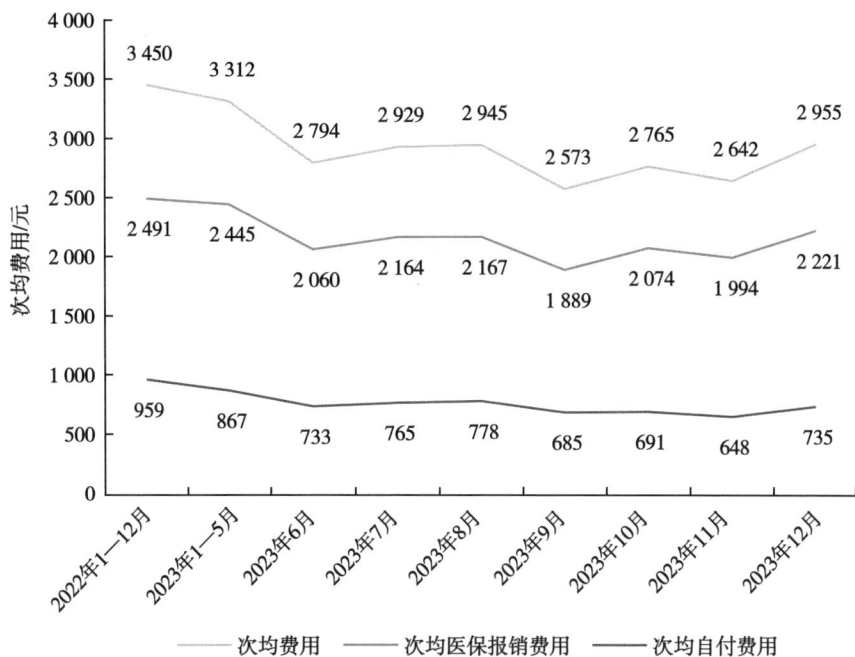

图 1-24　2022—2023 年兰州新区医疗机构住院次均费用

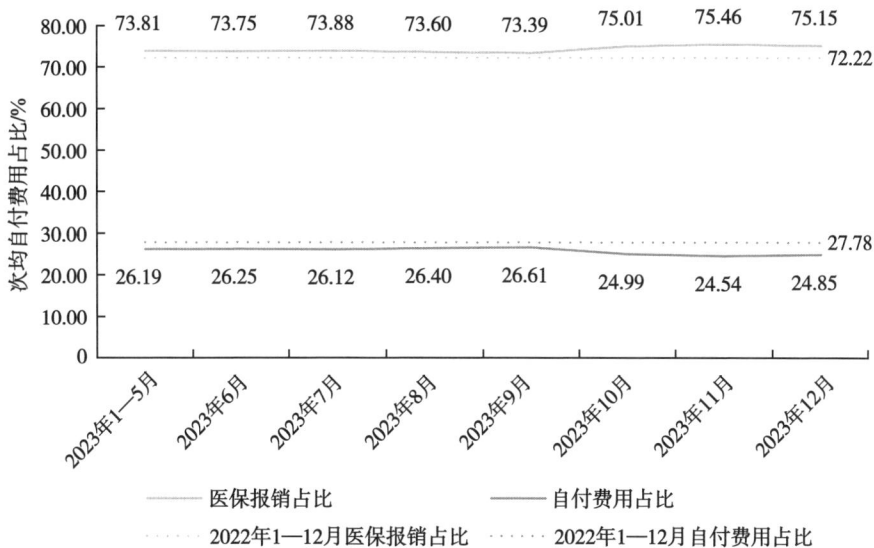

图 1-25　2022—2023 年兰州新区医疗机构住院医保自付次均费用

队 80 个，每签约一人财政给予 5 元补贴。开展"三清一满意"（服务数据清、重点人群清、病情近况清，不断提升群众满意度）专项行动，结合家庭签约对象病情变化实行分类分级管理，通过主动追踪做到"一对一"个性化服务，家庭医生团队与服务对象通过电话、微信紧密绑定，根据病情、病种情况及时向相应医疗机构转诊，提升家庭签约对象对家庭医生的依存性和黏性，增强家庭医生签约服务的连续性、协同性和综合性，使群众养成有病先找家庭医生的习惯。2023 年共入户摸排 73 426 户次 341 586 人次，签约 289 190 人，签约率 84.66%。摸排新增高血压患者 5 551 人，管理率提升 9.11%；新增糖尿病患者 1 643 人，管理率提升 7.05%；新增严重精神障碍患者 92 人，摸排其他疾病 2 215 人。

医防融合持续发力。医共体内成立公共卫生管理中心，融合疾控、妇幼保健等公共卫生资源，建立以家庭医生为主体、全科专科有效联动、医防深度融合的服务模式，提升基层服务能力，实现新发病患者应治尽治、新发现慢性病患者应管尽管，节约医疗资源。共管理高血压患者 23 286 人、糖尿病患者 5 227 人，全人群管理率分别为 38.50% 和 22.45%，规范管理率分别为 88.57% 和 81.43%，规范管理率、面访率、体检率、服药率等指标领先于全省各市州。

精准保障，部门协作高效落实

突出考核导向。医共体理事会实行双向考核，牵头医院每月给成员单位打分，结果纳入新区卫生健康委对各基层医院的绩效考核总盘子，直接与单位月度绩效得分和人员薪酬收入挂钩。医共体成员单位对下沉专家进行月度考核，结果反馈至牵头医院纳入绩效总分，同时作为专家本人年度考核的重要依据。绩效分配向下沉人员倾斜，帮扶期间绩效分值一般高于同等级人员平均水平。

注重结果运用。新区卫生健康委把"凡晋必下"作为牵头医院医务人员职称晋升的"硬杠杠"，专家累计下沉帮扶不少于一年。下沉帮扶工作考核优秀者，在职称评审、岗位等级认定和聘用中优先考虑。

强化医保支撑。省市医保部门出台支持新区紧密型县域医共体建设的医保政策，建立职工医保和城乡居民医保基金对医共体的总额预算管理办法，医共体内双向转诊按照首诊机构级别计算一次起付线，执行相应级别的收费标准和报销比例，基层医院由上级医院医师开具处方后，可以使用二级药品目录并纳入医保报销。

全力财政保障。财政部门全额保障医共体成员单位人员工资，根据考核结果按比例核定拨付绩效工资总额，根据单位级别和建立时间补贴最高100%、最低50%。近5年来，财政仅绩效工资一项向卫生系统补贴了1.44亿元。

完善制度体系。先后出台专家帮扶指导意见、双向转诊工作流程等14个配套文件，制定工作例会、台账管理、信息报送、财务管理、督导检查、工作抽查、考核运用、监测评估共8项推进制度，确保服务链条和体系链条前后衔接、制度彼此配套、改革顺利推进。

【实践案例·泸县】

医共体模式下医防深度融合管理创新"三步曲"

□泸县第二人民医院医共体

为进一步将医疗卫生工作"以治疗为中心"向"以健康为中心"转变，针对县域内各医疗机构单打独斗、县域医疗服务能力不强、未有效落实分级诊疗以及临床与基本公共卫生管理脱节等问题，2023年开始，泸县第二人民医院医共体依托医共体改革的一体化管理，对照基层卫生健康综合试验区建设目标要求，以医防深度融合为抓手，以中心化管理服务模式，深度整合医疗、公共卫生资源，为辖区老百姓提供整合性卫生健康服务。

泸县第二人民医院医共体统筹、谋划、布局医防融合发展，以点扩面推进医防融合工作，依托三个中心的建立（孕产妇管理中心、慢性病管理中心、儿童管理中心）全力助推医共体深度医防融合开展。截至2023年11月，孕产妇管理中心妇产科门诊就诊量较上年增长7.20%，住院分娩量增长6.71%，儿童管理中心儿科诊疗量同比增长14.61%，慢性病"红色高危"从全科转专科就诊量明显提升（图1-26）；辖区慢性病重点人群家庭医生签约率82%，高血压控制率75%，糖尿病控制率65%（图1-27），2023年医共体基本公共卫生年终考核绩效评价名列全县第一。

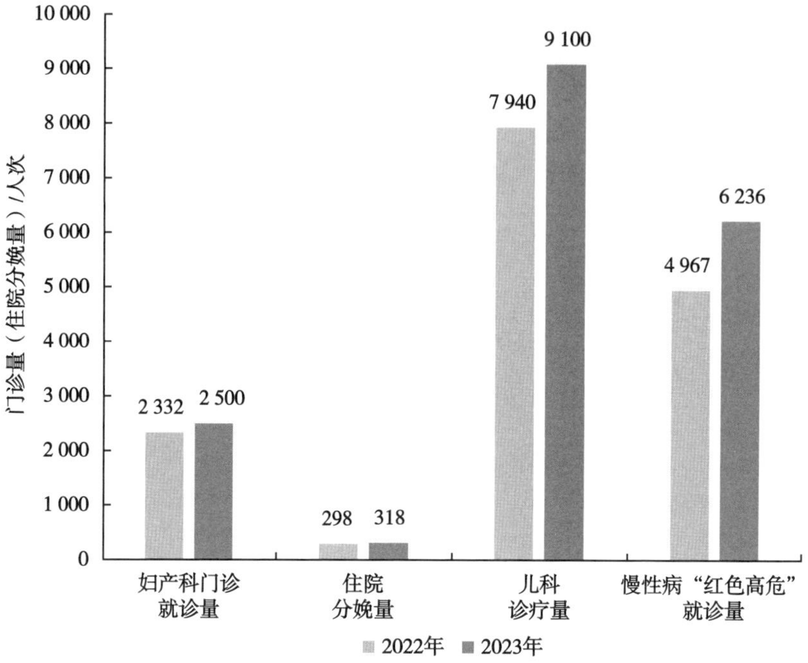

图 1-26　三大管理中心管理成效

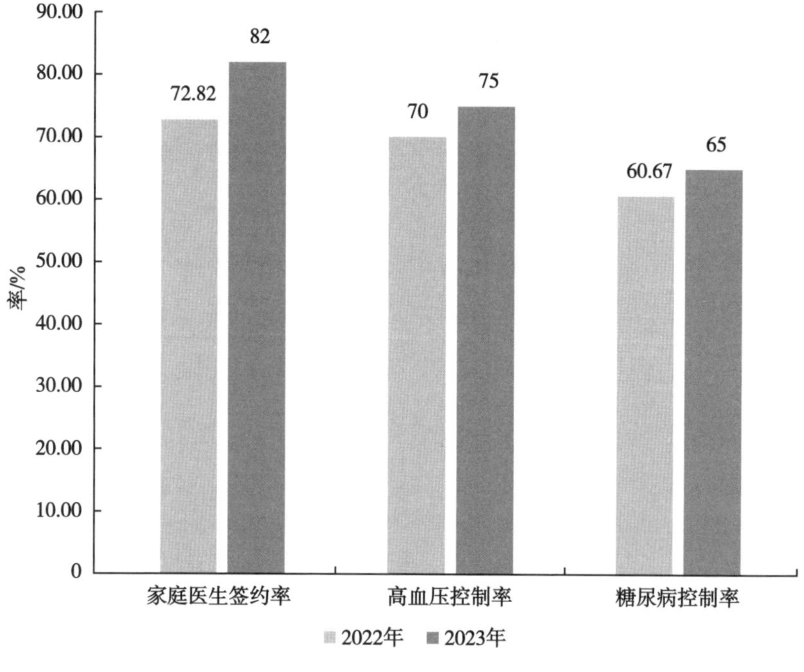

图 1-27　慢性病管理成效

高位推进 再造组织构架管理

县域医共体建设工作全面推进以来，泸县作为全国医共体建设第一批试点县，依据自身地理条件，在辖区内三条省道上，以三个县域综合医院为牵头医院成立三个医共体，泸县第二人民医院作为总院下辖五个基层卫生院，于 2019 年组建为泸县第二人民医院医共体，辖区内常住人口约 20 万人。紧密型医共体建设工作就此拉开序幕。随着全国基层卫生综合试验区建设的深入，泸县的医防"两张皮"现象明显，医防融合发展亟待解决。全国各地各种新式的医防融合模式推陈出新，泸县也在医防融合改革中不断尝试。

2023 年以来，泸县第二人民医院医共体重新组建医共体公共卫生管理中心（医防融合管理中心）。中心统筹医共体内医防融合相关事宜，并依据医共体具体情况，设立重点人群"三个中心"化服务管理机构。即以总院妇产科、妇幼管理人员组建医共体的孕产妇管理中心；以总院内科系列科室、公共卫生科组建慢性病管理中心；以儿科、儿童保健科、免疫规划科组建儿童服务管理中心。由"三个中心"组织推进医共体的医防融合工作。

聚焦资源整合 重塑一站式服务

医共体党委统筹、谋划、布局医防融合发展，以就医体验感"五心"医院建设为总目标，以点扩面推进医防融合工作，依托三个中心的建立（孕产妇管理中心、慢性病管理中心、儿童管理中心），先以总院与一个分院开展医防融合，再到总院和其他分院的医防融合工作总体思路进行推进。

为孕产妇提供"一站式"管理服务，让孕妇省时省心。将总院妇产科、公共卫生科、妇幼管理工作进行整合，梳理并将各自岗位职责进行融合，印发《孕产妇健康管理服务中心职责分工》文件，对妇产科门诊医生、公共卫生人员、门诊护士等职能职责进行了明确，对在医院就诊的孕产妇及辖区孕产妇进行网格化团队管理，开展集孕期检查、疾病诊疗、孕产妇管理、证件办理、产后康复为一体的一站式服务中心，为孕产妇提供全周期、全链条的健康服务。全医共体管理孕产妇 887 名，对橙色以上的 269 名高危孕产妇开展全覆盖的入户随访。截至 2023 年 11 月，妇产科门诊量 2 800 余人次，较上年就诊率增长 7.20%，住院分娩率增长 3.3%；开展产后随访全覆盖，签订产后康复有偿服务包占住院分娩的 30%。辖区孕产妇满意度、获得感明显提升。

为慢性病患者提供"一体化"门诊管理，让慢性病不再闹心。建立医共体慢性病管理中心，医院独立设置慢性病一体化门诊，将心血管科、内分泌科、呼吸科、中医科等专科医生融入家庭医生团队，通过多途径发现并建立重点人群管理台账，为患者诊前、诊中、诊后分别提供随访管理、路径管理、追踪干预等服务，创新服务模式，实现预防保健、疾病诊疗和健康管理的有效融合。打造"防、治、管、教、康"一体化服务体系，提升慢性病防治能力。医共体辖区内管理慢性病重点人群 42 071 人，截至 2023 年 11 月，慢性病一体化门诊诊疗量 6 236 余人次，慢性病"红色高危"从全科转专科就诊量明显提升；辖区慢性病重点人群家庭医生签约率 82%，高血压控制率 75%，糖尿病 65%。患者签约就诊率、控制率、治疗效果及患者满意度明显提升。

为儿童提供全新体验感的管理服务，让儿童开心。将总院儿科、免疫规划科、儿童保健科工作进行融合，打造儿童管理服务中心，按四川省预防接种门诊分级评审方案要求，打造 5A 接种门诊和数字化接种门诊。开展新生儿监测、疾病筛查、疾病诊治、预防接种、儿童保健、健康管理等为一体的综合服务区，为儿童提供综合、连续、全面、全程的服务和管理。为医共体辖区 21 820 名儿童提供诊疗服务，截至 2023 年 11 月，诊疗量达 9 100 人次，提供预防接种 9 982 针次，开展儿童保健服务 2 540 人次，进一步提升儿童就医体验感和签约、履约能力（图 1-28）。

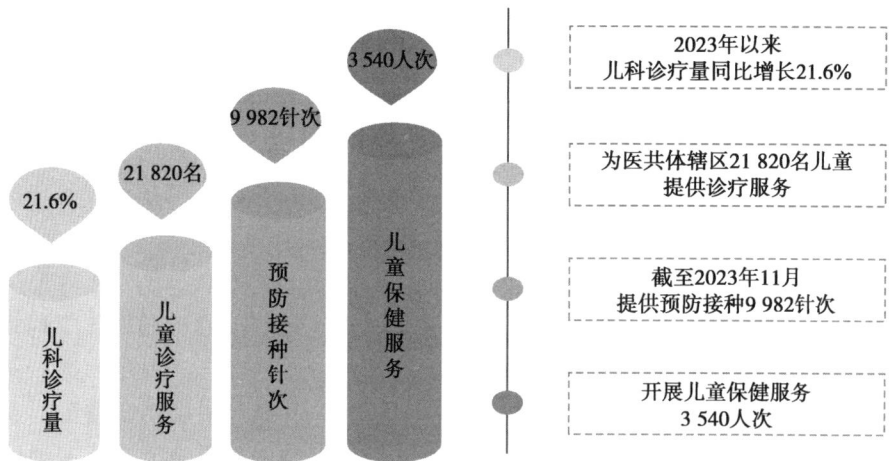

图 1-28　儿科管理数据

创新管理服务模式　推动全生命周期健康管理

创新管理服务模式，推动落实全生命周期健康管理，深化落实医防融合管理，促进医防双发展、双提升。

进一步加强孕产妇健康管理中心、慢性病管理中心、儿童健康管理中心的管理和运营，启动建设"医康养中心"，推进全生命周期管理与服务。

加强信息化建设，以慢性病管理平台统筹落实医防融合管理，实现"三个场景＋两种措施＋一个机制"的功能。

落实以绩效考核为牵引，促进医防融合工作向纵深发展。利用信息化数据统计分析，制定绩效评价方案对家庭签约团队工作成效进行评价。整合优质资源融合家庭医生团队，建立重点人群台账，对慢性病和重大疾病进行分类管理，优化签约服务包，为患者提供诊疗、随访、健康指导、转诊等综合性服务，提供精准有效的健康干预措施，推动医疗健康服务由"以治病为中心"向"以健康为中心"转变，为居民提供全方位、全生命周期的健康管理服务。

【实践案例·沂南县】

双轨协同，构建"上下联、融合型"医疗服务新体系

□沂南县第一医疗集团

紧密型县域医共体建设和"千县工程"在推动医疗卫生事业发展，特别是在提高基层医疗服务水平、服务质量方面发挥着重要的作用。2022年11月，山东省沂南县启动紧密型县域医共体建设，组建了由县人民医院、县中医医院和县妇幼保健院牵头的三个医疗健康服务集团。沂南县人民医院牵头11个卫生院组成的第一医疗健康服务集团，坚持以人民健康为中心的理念，采取医共体与"千县工程"双轨并行的运行策略，稳步提升了区域内医疗卫生健康服务能力，构建了"上下联、融合型"的医疗服务新体系，有效提升

了群众医改获得感。

数据显示，2023 年 1—11 月，集团总院及基层院区门急诊就诊人次同比分别增加 17.33% 和 8.96%（图 1-29），出院人次分别增加 24.94% 和 22.91%（图 1-30）；三、四级手术占比 56.59%，同比增加 2.61%，居全市前列；县外就诊率下降 6.81%。

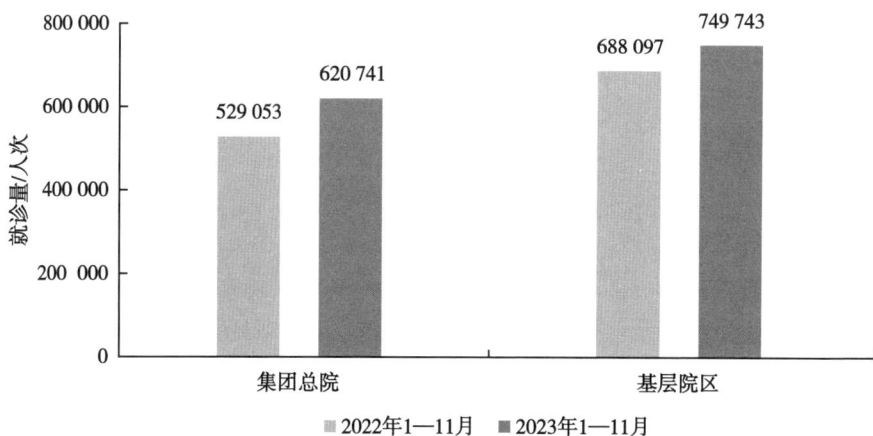

图 1-29　集团总院、基层院区门急诊就诊情况

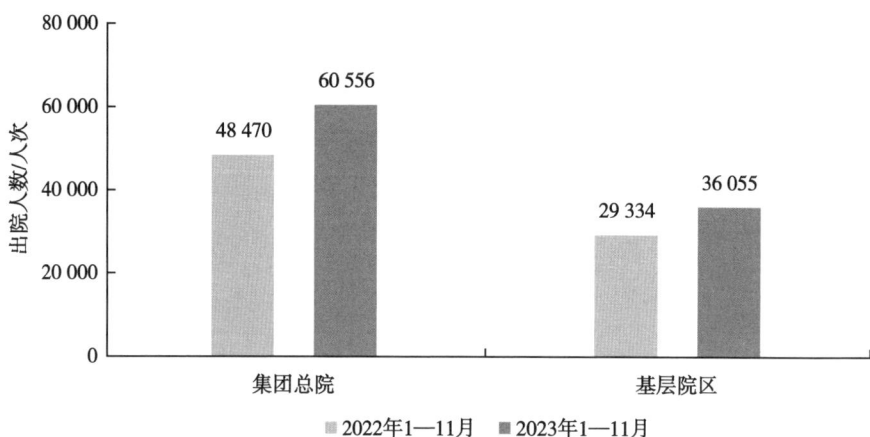

图 1-30　集团总院、基层院区出院人次

坚持问题导向，合理布局改革运行策略

集团聚焦县域内救治能力不强、群众"看病难、看病贵"、基层院区医疗服务弱化等急需解决的痛点、难点、堵点问题，将满足群众不同层次就医需求作为主攻方向，借助县委、县政府主要领导高位推动的机遇，通过外出学习，充分借鉴外地成功经验，确定采用医共体建设与"千县工程"建设双轨协同的运行策略，实行错位发展、强弱互补。在"千县工程"方面，明确集团总院强化学科建设，抓急危重症和复杂疑难病症诊疗能力提升；在医共体建设方面，优化区域医疗资源配置，确定基层院区抓常见病多发病、村卫生室抓基本医疗和公共卫生服务，为区域内医疗资源布局、分级诊疗实质性操作奠定基础。

加强内引外联，提升集团总院带动能力

集团总院围绕提升疑难重症救治能力，注重"挂大院、靠名院、强自身"，积极加强与上级医院对接，开展全方位、多层次的合作交流，借助上级专家来院坐诊、带教查房、技术指导、远程会诊等多种途径，促进提能力、补短板、强弱项，打造县域医疗高地。特别是针对外出就诊排名靠前的肿瘤放化疗、类风湿性关节炎等，总院加强与山东大学齐鲁医院、山东省立医院、山东省肿瘤医院、上海市第六人民医院、山东大学第二医院等医院的合作，通过建立 18 个名医工作室、开展 11 个学科共建等，提升总院诊治疑难杂症的水平和能力，让群众不用东奔西走，不出县就能享受到国内一流水平的医疗服务。截至 2023 年 11 月底，总院门急诊就诊量同比增加 17.33%，出院人次增加 24.94%；三、四级手术占比 56.59%，同比增加 2.61%，居全市前列。

着力资源下沉，实行基层学科错位发展

医疗集团组建之初，各卫生院学科发展缺少统筹和规划，学科建设存在重复建设和无序竞争的现象。集团组建之后，第一医疗集团根据各基层院区学科现状、人才队伍、设备设施等资源、技术、条件进行认真分析、统筹规划、精准定位，按照"一院一策一特色"和多元化并存、差异化发展原则，统筹确定各基层院区重点发展的学科方向。组织总院 11 个科室，一对一帮扶 11 个卫生院，分类采取联建、共建、帮扶、托管等措施，全力打造基层

学科服务品牌。同时实行"非下沉不晋升职称、非下沉不提拔职务"制度，让总院人员下得去、用得上、留得住。2023年1—11月，总院下派20支技术团队，下沉专家和骨干医护人员1 269人次，帮助基层院区新建中医、疼痛、妇科、儿科、口腔等多个特色科室。2023年1—11月，11家基层院区门急诊就诊人次同比增长8.96%，出院人次同比增长22.91%，县外就诊率下降了6.81个百分点。

强化信息赋能，远程心电成了"救心丸"

集团强化信息化建设，搭建全县医共体运营管控平台，建立区域内远程心电、远程影像、远程检验、远程病理、远程会诊及消毒供应六大远程中心，打破了县乡村三级医疗机构之间的界限和壁垒，实现了人才、技术、设备等资源的优化配置，形成"基层检查、上级诊断、结果互认"的有效分级服务模式。其中，远程心电中心的"心电一张网"工程，覆盖了全部卫生院和卫生室，患者在家门口即可进行心电检查，检查结果随时上传，总院专家在线诊断，及时发现心肌梗死等危重患者。2023年1—11月已累计服务2.67万人次，其中高位预警667人次，发现急性心肌梗死166人，经过县乡密切配合，全部得到成功救治，有效保障了辖区群众的健康，让远程心电成了"救心丸"。

落实"六步闭环"，创新推进医防融合

为做好辖区群众健康管理，切实做到"以治病为中心"向"以人民健康为中心"的转变，集团着力推动关口前移，重心下沉，成立了县乡村三级医疗人员组建的39支家庭医生团队，针对"一老（65岁以上老人）一小（0~6岁婴幼儿）、五保、低保、残疾、慢性病"等重点人群，实行把重点人员摸透、把疾病现状筛清、把治疗方案定准、把健康档案建活、把转诊渠道打通、把随访管理做实的"六步闭环"健康管理办法，使辖区89 270名重点人群中的33 223名高血压患者、13 702名糖尿病患者、7 024名冠心病患者、7 388名脑卒中患者得到了科学规范、亲情般、管家式的管理与服务，将健康保障送到重点人群家中，使其真真切切感受到医改带来的实惠。

沂南县人民医院推进医改，建设县域紧密型医共体，尤其是依托"千县工程"，构建"上下联、融合型"的新型医疗服务新体系，有力提升了县乡村医疗机构技术水平和服务能力，得到了人民群众的认可和褒奖，在临沂市

2023 年开展的群众对医疗机构满意度测评中，沂南县人民医院位列全市同级医院第一名，在国家二级公立医院绩效考核中"满意度评价"为满分。

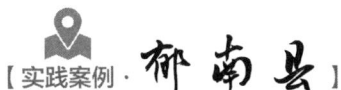

【实践案例·郁南县】

"4531+X"模式推动县域医疗卫生服务能力提质增效

□南方医科大学

自 2017 年开始，广东省郁南县以建设紧密型县域医疗卫生共同体（以下简称"医共体"）为抓手，组建联合门诊、病房，将县域医疗资源整合成"一盘棋"。2020 年组建了以郁南县人民医院、郁南县第二人民医院和郁南县中医院三家医院带领乡镇卫生院的紧密型县域医疗共同体（以下简称"总医院"）。县域住院率从 2017 年的 76.80% 提升至 2023 年的 88.2%，从全省排名第 32 位上升至第 12 位，基本实现"大病不出县"的工作目标，逐步形成分级诊疗格局（图 1-31）。

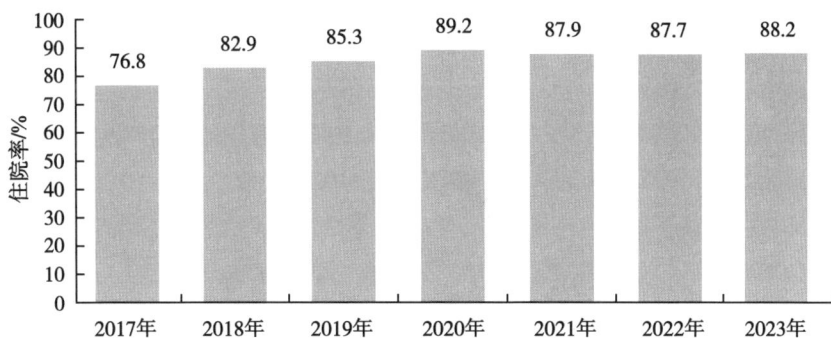

图 1-31　郁南县县域住院率

古人云"打蛇打七寸"。云浮市郁南县位于粤西北经济欠发达地区，能精准击破"各自为政""人才结构不合理""基层机构发展迟滞""技术水平受限"等"七寸"，得益于县域医共体形成的"4531+X"模式。

"四员"履职赋能，破解群众看病急难愁盼

　　"4531"中的"4"指"监督员、总技术员、服务员、信息员"四员，医共体"四员"履职赋能，着力解决群众看病就医急难愁盼问题。按照"整合资源、精准定位、错位发展、特色专科"发展策略，明确"县卫健局为监督员、县级医院为技术员、镇卫生院为服务员、村卫生站为信息员"的"四员"职责及功能定位，适当调整县域公立医院专科发展策略。县卫健局履行"监督员"职责，指导及监督做好县级医院提升对急危重症患者的抢救能力及重点专科能力建设，促进县域医疗服务能力全面提升。县级医院发挥"技术员"职责，其中总医院履行"总技术员"职责，建强急诊急救"五大中心"，成为郁南县医疗救治、重大疾病防治、公共卫生应急医疗处置、院前急救和县级医疗人才培养、医学教学科研中心，逐步向三级综合医院建设方向迈进。县中医院发挥县域中医药"医、养、产、学、研"等领域"技术员"的功能定位，着力提升全县中医药综合服务能力。县第二人民医院2023年成功举办全省47家中心卫生提升能力培训班，成为全省中心卫生院学习借鉴的示范单位。县妇幼保健院承担县域内妇女保健、儿童保健、生殖医学中心等"技术员"职责。镇卫生院（即镇分院）"服务员"履行基本医疗及基本公共卫生服务两大职能，开展"镇镇帮扶"活动，促进基本公共卫生工作质量和水平快速提升。村卫生站"信息员"做实健康"守门人"职责，网格化管理做好常住人口健康情况的跟踪管理与指导，及时对危重症患者进行转诊服务（图1-32）。

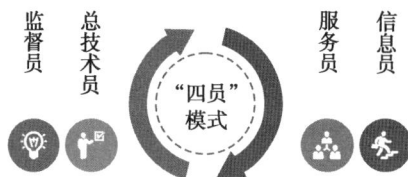

图1-32　郁南县医共体"四员"架构

"五大中心"建设助力，实现医共体"六统一"管理

　　"4531"中的"5"指郁南县依托医共体总医院推进县域医共体内的医

疗质控、人力资源、运营管理、医保管理、信息数据五大中心建设，强化总医院对县域医共体内医疗卫生机构的协调管理，实现医共体"六统一"管理。

"三大抓手"持续发力，提升基层医疗卫生服务能力

"4531"中的"3"指"三大抓手"，即以提升县域医疗服务能力为抓手、以强化"医防融合"建设为抓手、以提升中医药服务能力为抓手。

以提升县域医疗服务能力为抓手：一是建强总医院急诊急救"五大中心"和临床服务"五大中心"，总医院胸痛中心在2023年8月通过国家胸痛中心（基础版）验收。二是提升基层医疗机构医疗服务能力。2023年1—10月，县级医院派出93名由医生、护理、药技、医技人员组成的帮扶团队对14家镇分院进行帮扶，开展教学查房289次，诊疗患者813人次，手术16例，病例讨论37次，开展业务培训135场次，帮助分院开展新技术、新项目29项。

以强化"医防融合"建设为抓手：一是严格落实县医院"技术员"、镇分院"服务员"、村卫生站"信息员"的职责及功能定位，建立以"总院 + 分院""专科 + 全科"的模式，加快镇分院的基本医疗、基本公卫、家庭医生签约等工作与县级医院医疗服务深度融合，提高群众的健康水平。二是全面推动县域慢性病管理。总医院于2023年9月1日成立慢性病管理中心，各县级医院定期向分院推送慢性病就诊信息，为分院开展慢性病追踪、随访、建档提供真实可靠的信息数据，着力加快全县医防融合建设进度及工作质量的提升。截至2023年10月，全县共组建112个家庭医生团队，累计签约21.69万人，签约服务率为58.19%，高血压患者血压控制率为67.94%，2型糖尿病患者血糖控制率为72.68%（图1-33）。

以提升中医药服务能力为抓手：一是高起点谋划全县中医药"医养产研学"项目，做大做强县中医院龙头医院能力，发挥县中医院在危急重症救治、疑难病例处理、传染病防控、治未病的4个特色专科作用。二是在全县15个镇分院建设中医诊疗区（中医馆）或住院病房，规范设置中医科、中药房，配备中医诊疗设备，切实增强乡镇卫生院中医药服务能力。三是加大对中医药人才的招聘与培养，基层中医类别医师（含执业助理医师）111人，占镇分院医师（含执业助理医师）总数的36.30%。设立省中医院"名医工作室"，通过"师带徒"方式传承中医药技术，培养名中医学术继承人。

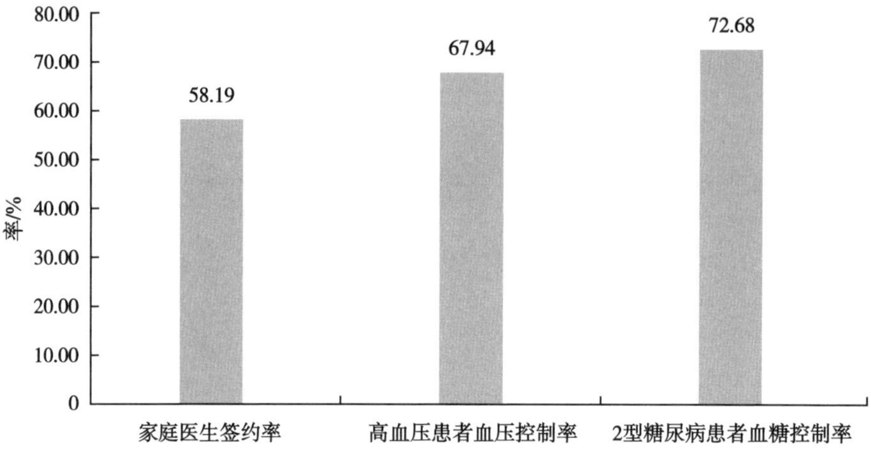

图 1-33   郁南县县域慢性病管理成效

"一项考核"指挥监督，确保县域医共体规范运行

"4531"中的"1"指完善 1 个考核方案，即县医管委制定《郁南县医共体总医院党委书记和院长考核方案》，考核内容涵盖党的建设、医院管理、医保管理、高质量发展、健康促进、指令性任务、奖惩约束、指标体系共 8 个项目，包含 38 个细化项目和 7 个数据指标，共计 150 分。将年度医改、医共体建设、医疗卫生建设等重点项目纳入考核指标，持续推动全县深化医药卫生体制改革，充分调动县域医共体决策层的工作积极性。县域医共体制定了县域医共体分院院长考核方案，全面将县域医共体分院院长考核权下放至医共体。

"X项举措"对症对药，推进药品耗材同质化管理

"X"指在药事管理方面，为了切实减轻患者医药费用及医保基金的负担，创建医共体药事管理示范医院。郁南以推进广东省县域医共体药事示范医院为抓手，在医共体内对药品耗材进行同质化管理，以谈判降低采购成本、调整收入结构、控制住院次均费用为总抓手。截至 2023 年 11 月，共减轻患者费用及医保基金负担 2 626.98 万元，取得了良好的社会效益及经济效益。一是设置并聘任总药师，健全药事管理与治疗学委员会及药事管理机制。二是建立健全药事管理制度，为各分院派驻一名药学专业人才下沉进行帮扶，加强日常的监管，提升药学的质量、安全及管理，每季度对各分院进

行同质化的检查及考核，对存在问题进行持续改进。三是统一医共体药品耗材目录，按质优价廉原则进行谈判降低采购成本，监测分院药品耗材供应保障情况，通过内部调剂方式解决分院急救药、常用药及部分特殊药品难采购、无法采购的问题，满足分院的临床使用需要。四是制定医共体落实常见病、多发病药物治疗标准、规范和指引，药学及其他管理部门定期开展处方点评、医嘱点评、病历点评等工作，加大对违规大处方、高值耗材、营养药的监管和扣罚，降低药品耗材不合理支出。五是落实医共体收支年度预算，制定各科室药品耗材使用指标，将药品耗材比纳入科室月度绩效工资考核，有效降低门诊及住院的次均费用。

一语不能践，万卷徒空虚。郁南县通过践行"4531+X"模式，推动县域医疗卫生服务能力提质增效，最终实现县域综合服务能力持续提升、县域医共体内信息化建设日益加强、医疗服务水平切实提高，探索了一条紧密型医共体"4531+X"模式，群众"看病难、看病贵"问题逐步得到解决。

【实践案例·乌审旗】

"1743"模式奋力打造健康乌审建设新格局

□乌审旗卫生健康委员会

乌审旗地处内蒙古自治区鄂尔多斯市西南部，毛乌素沙地腹部，地处呼包鄂榆城市群和蒙陕宁能源金三角核心区域，全旗总面积 11 674 平方千米，辖 6 个苏木镇 61 个嘎查村，总人口 16.33 万人。2021 年，乌审旗被确立为自治区第二批紧密型县域医共体建设试点旗县，旗委、旗政府高度重视，以"健康乌审"建设为抓手，整合辖区医疗卫生资源，以"突出一个引领，实现七个统一，健全四个机制，促进三个提升"工作举措，大力推行紧密型医共体建设，全面提升卫生行业服务质量和水平。2023 年，全旗公立医疗机构门急诊服务量达到 50.9 万人次，较 2020 年增长 48.45%（图 1-34）；出院患者 13 958 人，出院患者院内手术 2 460 例，分别较 2020 年增长 16.39% 和 38.20%（图 1-35）。

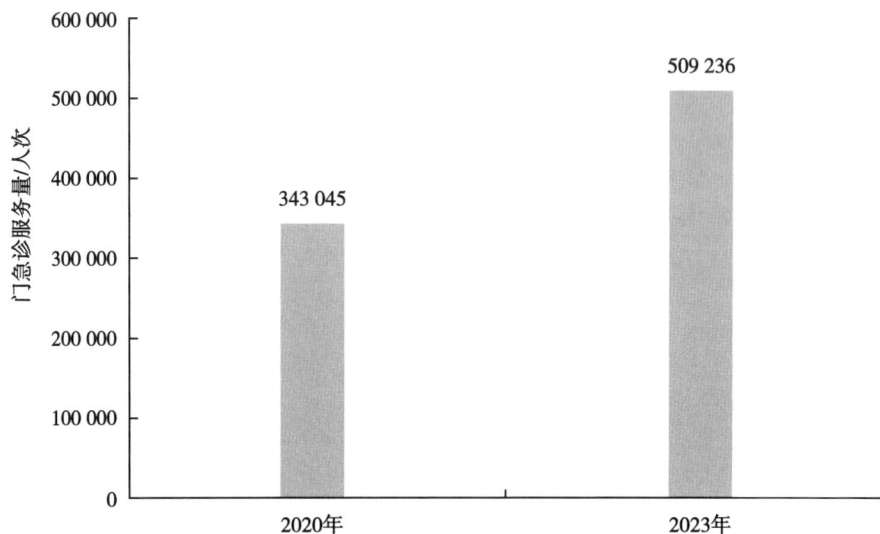

图 1-34　2020 年与 2023 年门急诊服务量对比

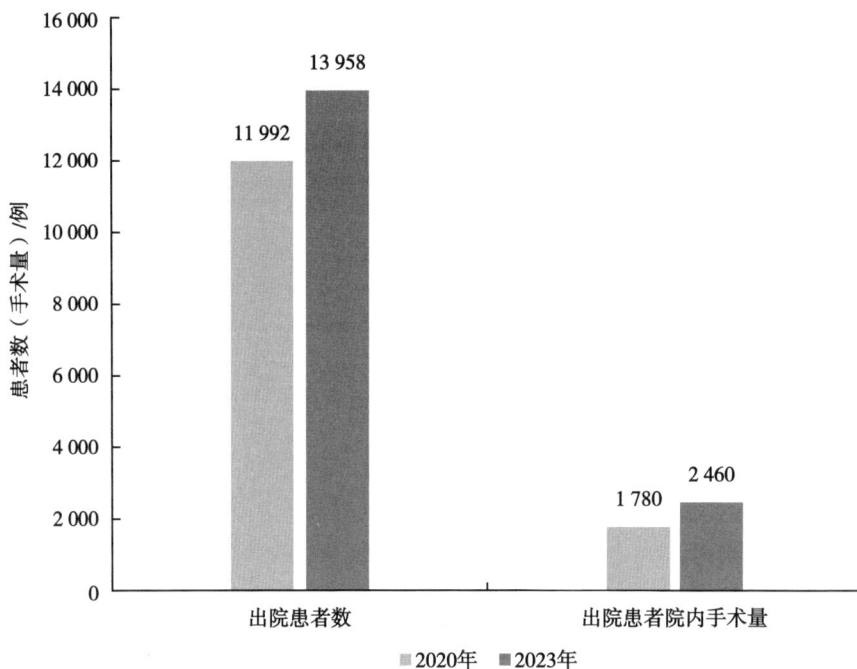

图 1-35　2020 年与 2023 年出院患者数、出院患者院内手术量对比

突出"一引领"，提供坚强组织保障

乌审旗将"强管理"作为"提服务"的重要前提和根本保证，成立由旗长任主任，各相关部门为成员的医共体管委会，印发《乌审旗紧密型旗域医疗卫生服务共同体建设实施方案（试行）》，形成政府主导、卫健牵头、部门联动、旗镇村医疗机构一体推进的工作模式。成立医共体总医院、分院，确定乌审旗人民医院为医共体总院，明确总医院院长为独立法人，苏木镇卫生院和社区卫生服务中心为医共体分院。医共体总医院制定出台医共体总章程，建立健全内部组织机构、管理制度、议事规则等制度办法，实行"一院三中心七部十分院"的运行机制（图1-36），医共体组织架构和管理体系基本形成。

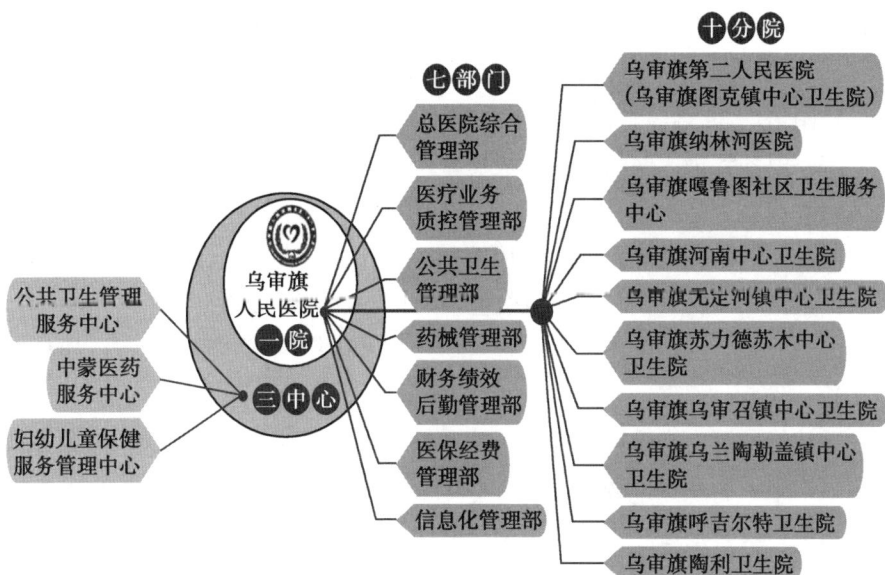

图 1-36 "一院三中心七部十分院"运行机制

医共体总医院坚持党建引领，落实党领导下的院长负责制，成立医共体党委，下设8个党支部，强化党对医共体的全面领导，充分发挥党组织在紧密型医共体建设中把方向、管大局、作决策、促改革、保落实的作用，落实党管干部和人才权限，履行党风廉政主体责任，把党的领导贯穿于医共体内基层卫生健康治理全过程、各方面，为推动医共体高质量发展提供了强大动力和坚强组织保障。

实行"七统一"，推进一体化管理模式

出台医共体行政、人事、财务、业务、药械、绩效、信息化七个统一管理方案，形成医共体管理规范，用人灵活，资金更易监管，药品更加惠民，医疗服务更加优质，群众看病就医更加方便的良好态势。

统一行政管理。医共体总院与分院形成旗域医疗卫生服务一体化运营新模式，制定医共体管理制度，明确职责分工、工作内容和实施步骤等，总院、分院职责进一步压实。总院定期召开例会，听取工作汇报，及时协商解决存在的问题，通过督导检查和绩效考核，确保各项工作落到实处。召开例会 11 次，协调解决问题 14 项。

统一人事管理。对医共体内编制进行分类核定总量管理，在总量内统筹使用，实行统一招聘、培训、调配、管理，优先保证基层用人需要。近两年，通过人才引进、公开招聘、定向培养、本土化培养 278 名专业技术人员，转岗培训 39 名乡村医生，不断充实人才队伍。

统一财务管理。医共体内各成员单位财务实现统一管理、集中核算、统筹运营。设立财务核算中心（内审中心），实施全面预算和全成本核算，加强对医共体的财务预算、成本费用控制、统计、内审、医保资金的管理。配备财务人员 15 名，每年组织 2 次内部审计，全面规范财务管理。

统一业务管理。医共体总院统一诊疗技术操作流程和质控标准，定期组织质控、医疗、药事、院感等专家到各分院开展日常管理、坐诊、带教查房、质控指导等，实现医共体内医疗质量同质化管理，群众基层医疗服务体验明显增强。利用医共体信息化、120 急救和家庭外呼系统平台，准确掌握患者病情，及时推送患者信息，第一时间调度安排急救车辆，畅通转诊"绿色通道"。同时，将病情稳定、转入康复治疗的患者下转至基层分院。2023年转诊患者达 295 人次。

统一药械管理。制定医共体统一用药总目录，实现药品统一目录、采购、支付、配送、储备调剂，保障药品及时配送，进一步降低运营成本，方便群众在基层就医配药。建成 600m² 的医共体总医院智慧共享蒙药房和中西药房，突破基层医疗机构用药限制，扩大基层用药目录，极大程度上满足了基层老百姓的慢性病用药需求，解决基层医疗机构无蒙药药剂、蒙药线上统筹直报和药品配送不及时等问题。目前，各分院开具蒙药处方 388 人次。

统一绩效管理。制定出台《医共体绩效考核方案（试行）》，按照"两个允许"要求，建立"多劳多得、优绩优酬"的薪酬制度，明确分配原则、核算对象、核算办法、岗位设定、岗位系数设置和工作数量等内容，动态调整人员工资总额，逐步优化，不断完善符合实际的收入分配制度，进一步提升医务人员的主动性与积极性。

统一信息化管理。大力推进"互联网＋医疗健康"信息化建设，建成旗域医共体云平台，实现全旗医疗机构医疗系统与公共卫生系统互联互通，数据共享、集中调度、统一监管。总医院建立影像诊断中心等"4个中心"，推行医共体内居民诊疗信息的实时采集、全面共享、预约诊疗、结果互认和双向转诊，实现"检查在基层、诊断在旗级"，使群众在基层卫生院就能享受到优质、便捷的技术服务，2023年开展远程影像14 584例、远程心电220例、远程超声会诊450人次。将医保专网、卫生专网与政务网互联互通，实现全旗三级医疗机构"一网通办""一事通办"。

健全"四机制"，形成优质高效运营体系

建立健全财政保障、医保支付、人事薪酬和医疗监管四个机制。建立稳定的财政保障机制。旗财政在保证原有补助资金不变的前提下，在基础设施建设、设备购置、信息化提升、人才队伍建设等方面，累计投入1 000余万元，为医共体建设提供了有力的资金保障。建立医保"总额包干、结余留用、合理超支分担"机制。医共体医保使用考核制度，有效遏制过度医疗现象，降低患者费用，节约医保资金，实现医疗、医保、患者三方利益的相容。落实"两个允许"要求，建立薪酬分配激励机制和内部考核机制，充分调动医务人员的积极性，切实增强发展内动力，发挥应有的带头作用，实现业务能力和社会效益的同步提升。强化依法执业，定期开展医疗机构及其医务人员法律法规培训，提高依法执业意识。建立健全医共体医疗质量管理体系，严格执行医疗质量与医疗安全核心制度，指导各分院遵循临床诊疗指南、临床技术操作规范，规范临床诊疗行为。医共体总医院组织医务科、护理部等职能部门每年对分院开展2次全面检查，帮助基层成员单位持续改进医疗管理，不断提升医疗质量。

实现"三提升"，紧密型医共体建设初见成效

促进旗域医疗服务能力提升。通过医共体改革，全旗基本建成体系完

整、布局合理、分工明确、功能互补、密切协作、运行高效、富有韧性的优质高效整合型医疗卫生服务体系，重大疾病防控、救治和应急处置能力明显增强，中蒙西医发展更加协调，全方位全周期健康服务与保障能力有效提升，有序就医和诊疗体系建设取得积极成效，全方位全周期保障人民健康。2023 年，全旗每千人口医疗卫生机构床位数 8.68 张，每千人口执业（助理）医师数达到 3.46 人，每千人口注册护士数达到 3.69 人，每千人口公共卫生执业人数达到 1.35 人，提前完成"十四五"卫生健康指标。医共体总医院能力进一步提升，自主开展心脏介入、超声介入和支气管镜手术，2023 年共完成冠脉造影 84 例、支架手术 46 例、人工关节置换 35 例、超声介入 53 例、腹腔镜手术 260 例、消化内镜 5 650 例；总医院坚持"一院一策"，对基层分院业务发展需求和服务能力短板分析研判，精准制定发展计划，选派总院、中蒙医院、妇幼保健院专家团队对 10 家分院日常管理、坐诊、带教查房等实行双重管理，兑现绩效考核。截至 2023 年，累计开展培训带教 40 余次，培养基层卫生人才 50 余人，向基层派出医务专家团队 137 人次，诊治患者 865 人次，开展手术 50 例。

促进公共卫生服务质量提升。以高血压、糖尿病等慢性病为重点，在医共体内推进基本医疗和基本公共卫生一体化服务。充分发挥医共体总医院龙头作用，以慢性病管理为突破口，试行医防融合，让总医院医生参与到家庭医生签约服务工作中，提高慢性病管理的及时性、有效性。成立旗、镇、村"3+1"家庭医生签约服务团队 68 支，签约重点人群（老年人，高血压、糖尿病患者等）28 787 人，签约服务率 98%；签约一般人群 139 740 人，签约服务率 92.43%，基本公共卫生服务质量显著提升。依托医共体总医院人才、设备和技术优势，建立"三位一体"（"三位"即疾病预防控制中心、定点医院、基层医疗卫生机构，"一体"即共同承担）的传染病和地方病防治模式，将疾病预防控制中心纳入医共体建设，由疾病预防控制中心派驻公共卫生专人参与县域医共体慢性病防控、传染病应急处置和疫情防控等公共卫生工作，实现"纵向机构结合、横向服务整合"的县域健康综合服务网络，进一步筑牢公共卫生安全防线。

促进全民健康素养水平提升。医共体协同理事会成员单位大力推进健康乌审行动，将健康融入所有政策，初步形成"从以治病为中心向以人民健康为中心转变""从注重'治已病'向注重'治未病'转变"的良好态势。旗财政投入约 2 亿元建成全民健身活动中心、羽乒馆、游泳馆、文体馆等综合性服务场馆 4 处、健康主题公园 2 处、健康街道 4 处、健康步道 12 公里，在各嘎查村、社区投放健身设施，建设健康小广场等，最大限度满足群众健康环境需求。扎实巩固国家卫生县创建成果，以治理"脏乱差"为重点，开展城乡环境卫生集中整治"城乡清洁"行动。开播"健康之约"栏目 65 期、健康讲堂 115 期、健康宣传 135 次，及时向人民群众普及健康科普知识。建立心理健康人才信息库，现有心理咨询师 346 人、社会工作者 372 人，开展心理健康知识宣传 21 次、心理健康讲座 81 场次，全民心理健康水平得到有效提升。2023 年，乌审旗居民健康素养水平达 33.50%。

第二篇

医共体与千县工程
协同发展

【实践案例·墨玉县】

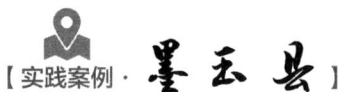

做实"千县工程"
驱动紧密型县域医共体高质量发展

□新疆维吾尔自治区墨玉县人民医院

新疆维吾尔自治区墨玉县辖 5 镇 11 乡, 390 个行政村, 约 65 万人口。公立医疗卫生机构 19 家, 其中县级医疗机构 3 家, 乡镇卫生院 16 家, 村卫生室 390 个, 2019 年被国家卫健委确定为紧密型县域医共体试点县。墨玉县人民医院 2022 年成为全国首批"千县工程"县医院综合能力提升工作县医院之一。

架构"建起来", 健全组织体系

构建全新体系, 形成协同发展整体格局。近年来, 墨玉县委、县政府高度重视医疗卫生事业发展, 成立由县委书记、县长任双主任, 人社、财政、卫健、医保等部门组成的管委会, 横向由县人民医院、县维吾尔医院、县妇幼保健医院、县疾控中心组成, 纵向由 16 个分院组成医共体党委, 充分发挥医共体总院龙头作用, 以"1+3+16+390"模式(即 1 个总院、3 家县级医疗卫生机构、16 个乡镇卫生院、390 个村卫生室), 整合优质医疗资源辐射县域医疗卫生领域, 推动优质医疗资源扩容下沉和区域均衡布局, 不断提升全县医疗卫生服务能力, 做好县域居民健康"守门人", 走出了从"县级强"向"县域强"的紧密型医共体墨玉路径。

加大财政投入, 促进卫生事业发展。墨玉县始终坚持以习近平总书记关于医改工作的讲话精神为核心, 以满足县域人民群众医疗服务需求为出发点, 以提高全县整体医疗服务能力为目标, 以开展"千县工程"为契机, 持续完善和优化县、乡、村三级卫生服务体系, 累计争取援疆、中央预算项目资金 1.45 亿元, 对照县医院服务能力国家推荐标准、乡镇卫生院优质服务基层行国家推荐标准, 分步骤分阶段落实政府对公立医院基础设施建设、医疗设备、重点学科建设、人才培养、信息化建设等投入, 全方位推动医共体建设步伐。

完善顶层设计, 注重标准引领。为全面保障医共体建设有序推进, 医共体党委围绕"六统一"制定了《墨玉县紧密型县域医共体制度建设汇编》，将人民医院、妇幼保健院、维吾尔医院和疾控中心发展列为墨玉县卫生健康发展的四大支柱，研究制定《"千县工程"服务能力提升方案》《中医药服务能力提升方案》《妇幼保健院服务能力提升方案》《医防融合实施方案》等方案，从医院未来规划、服务能力提升、薪酬待遇、激励机制、运行保障机制等方面制定了科学有效、系统全面的制度体系，全方位加快墨玉县医疗卫生服务体系的建设进程。

龙头"强起来"，发挥引领作用

墨玉县人民医院病例组合指数（CMI）由 2019 年的 0.82 提升至 2023 年的 0.871 5，高于全疆平均水平，2023 年全疆二级甲等综合医院 CMI 值排第九；疑难危重救治能力占比由 3.54% 提升至 4.77%，在全疆所有二级医疗机构中排第四，三、四级手术占比 44.80%。在全疆首家开设颌面外科，科室诊疗病种达 62 种。截至 2023 年共开展心血管造影 1 400 余例，脑血管造影 172 例，经皮冠状动脉介入术（percutaneous coronary intervention，PCI）400 余例。2021 年胸痛中心通过国家胸痛中心认证，120 指挥调度中心设立 9 个分站，在六家分院形成胸痛网络医院，确保 1 分钟调度、3 分钟之内出车、10 分钟到达现场，院前急救工作完成率达到 95%。

医共体总院成立以来，将县医院一级手术、特色科室建设下沉至乡镇卫生院，县医院组团在乡镇开展疝气等一级手术，眼科、少儿康复、血液透析延伸至乡镇分院，在技术规范、质量控制方面执行统一标准。

人才"活起来"，加强队伍建设

通过"四个提升一批"建设一支素质高、结构优的卫生健康人才队伍。一是援疆专家"师带徒"提升一批。组团式"请进来"新医大一附院、北京和解放军援疆专家等 6 批次 40 余名专家，建立"一带多"师徒帮扶机制，培养徒弟、规范诊疗流程、开展新技术新项目，全面提升医疗服务水平。二是医疗专家"请进来"提升一批。请进各大三级医院专家，通过教学查房、手术示教、理论培训等形式规范医疗行为，提升医疗技术。三是骨干人才"送出去"提升一批。针对重点专科和薄弱技术累计选派 387 名业务骨干前往北京市和自治区三级医院开展为期 3~6 个月的进修学习，逐步实现"重点专科越来越强，薄弱技术越来越少"。四是村医队伍"全脱产"提升一批。

围绕公共卫生、中医适宜技术等方面，465 名村医参加脱产式培训，全方位提高县乡村医疗服务能力，实现"小病不出村、常见病不出镇、大病不出县"，努力营造让百姓在基层就能享受优质服务的就医环境。通过培训，医生和护士持证率从 2020 年的 24%、34% 分别提升至 62%、70%。

信息"联起来"，打通院间壁垒

一是搭建"区外 – 自治区 – 地区 – 县 – 乡 – 村"6 级远程平台，借助区域平台搭建区域影像、区域心电及远程会诊中心并投入使用，实现资源共享、上下联动、检查结果互联互认。截至 2023 年，完成各类会诊和远程诊断 16.4 万例，通过信息化、远程医疗的优越服务，县外转诊率降至 8.6%，间接节约和减少医保资金和群众经济负担 8 000 余万元。

二是统筹信息化资源，成功搭建了电子病历点评、处方点评平台，助力医疗质量可持续提升。运用健康信息记录连续查询和运用平台，上线居民健康 APP，助力"县 – 乡 – 村"家庭医生签约、随访、体检、预约、健康档案服务和管理工作，强化县乡临床业务同质化管理。

基层"强起来"，筑牢健康屏障

墨玉县紧密型县域医共体成立以来，充分发挥墨玉县人民医院的"龙头"作用，实施"县强、乡活、村稳"举措，着力提升乡镇分院的医疗服务能力和服务水平。在医共体总院的帮扶下，扎瓦镇卫生院达到社区医院标准，奎牙镇、喀尔赛镇、吐外特乡卫生院达到优质服务基层行国家推荐标准。

"科包院"模式助力推动乡镇分院能力提升。在"科包院"模式的带动下，陆续开展新项目、新技术 38 项，在扎瓦镇等 5 家分院开展一级、二级手术 349 例；全县各乡镇分院诊疗病种均呈现增长趋势，从 2021 年的平均病种 57 个增长到 2023 年的 84 个，年均增长 13 种（图 2-1）；2023 年基层医疗卫生机构门诊量 63.4 万人次，较 2021 年增加 48.3 万人次，增长 319%；住院量 16.5 万人次，较 2021 年增加 15.45 万人次，增长 1 400%。收入结构变化明显，医疗服务收入占比日益增长。

县医院 2023 年就诊量 40.24 万人次，较 2021 年增长 0.98 万人次，增长 2.50%，就诊量保持平稳；乡镇分院近三年就诊量快速增长，在分级诊疗深入推动下，2023 年就诊量达 79.94 万人次，较 2021 年增长 63.73 万人次，增长 393%（图 2-2）。

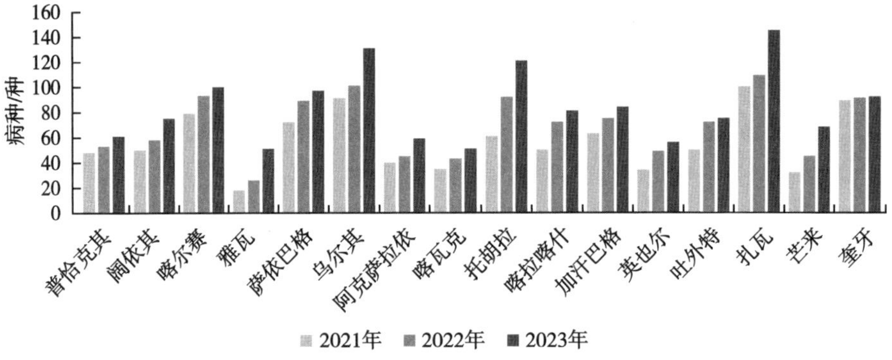

图 2-1   各分院诊疗病种增长趋势

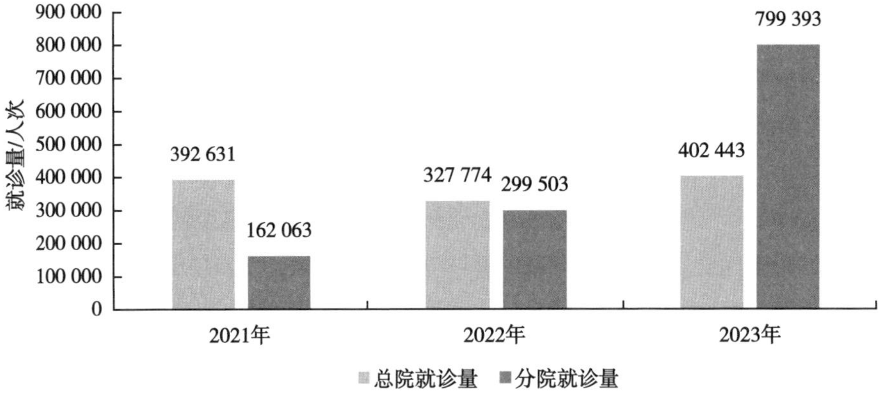

图 2-2   墨玉县医共体总医院和分院就诊量增长趋势

各乡镇分院医疗服务性收入明显变化，由 2021 年的 827 万元增长至 2023 年的 8 482.93 万元，占比从 28% 增长至 43%；药品收入占比从 52% 降至 30%。

"名医工作室"让群众看病无忧。2023 年以来通过遴选 16 名具有副高级以上职称的执业医师，实施"名医工作室"建设，每周两天在乡镇分院通过值诊带教、教学查房、学术讲座、师带徒等多种方式，提升基层医务人员业务能力。

强化分级诊疗、畅通转诊通道。通过"诊疗 – 康复 – 长期护理"连续服务模式，顺畅"双向转诊"通道。同时，以家庭医生签约等组合配套措施，科学合理引导群众就医需求。2023 年总院共下转患者 1 295 人次、分院上转患者 1 793 人次，促进了医疗资源的有效使用，确保医疗服务体系的健康发展。

开展"N+N+1"家庭签约，惠及百姓千万家。建立由"县级专科医生＋乡镇卫生院全科医生＋村医"县、乡、村三级医疗卫生技术人员1 783人组成的426个签约团队，保障全县常住乡村居民签约服务，签约率达99.34%，实现真签约服务和"首诊在基层、按需进医院、双向诊疗、全专结合"的医疗服务体系和服务模式，打通群众看病难的"最后一公里"。

【实践案例·屏边县】

"中心带动，共建共享" 托起边疆健康梦

□红河州卫生健康委员会

云南省屏边县启动医共体建设以来，成立以县委书记、县长为双组长的县紧密型医共体建设领导小组，充分发挥政府主导作用，强化政府统筹、规划、投入、监管职责，建立县委组织部部长、分管副县长一起抓医共体建设的工作格局。以龙头医院——人民医院核心能力提升为驱动，以"千县工程"各中心建设为突破，建好县域医疗资源共享"五大中心"（医学检验、医学影像、心电诊断、病理、消毒供应中心）和县域医共体高质量管理"五大中心"（医疗质控、人力资源、运营管理、医保管理、信息数据中心），加强成员单位实行人、财、物、医、护、技一体化管理，实现了主副两个中心辐射带动、六个卫生院梯次联动、七个中心卫生室支撑的"两好三新"紧密型县域医共体模式，推动形成覆盖生命全周期、健康全过程的整合型医疗卫生服务体系。

通过近两年的医共体建设，县级龙头医院能力大幅提升，三、四级手术占比由2021年的26.30%上升至2023年的30.62%，医疗服务收入占比由2021年的28.89%上升至2023年的33.24%（图2-3）；基层服务网底进一步夯实，县域内基层医疗卫生机构门急诊占比由2021年55.07%上升至63.00%，医保基金占比由2021年11.07%上升至12.71%（图2-4）。分级诊疗和有序就医格局正加快形成。

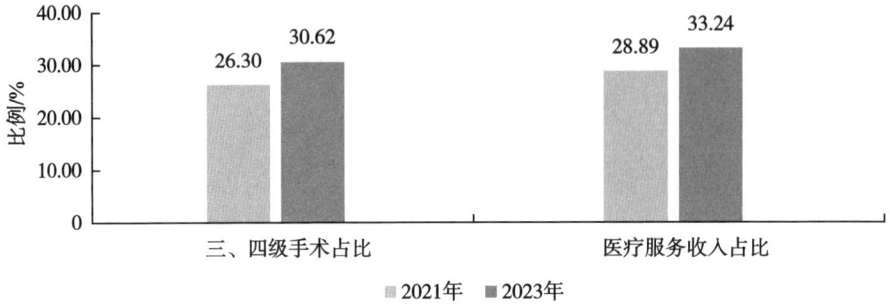

图 2-3　医共体总院三、四级手术占比及医疗服务收入占比

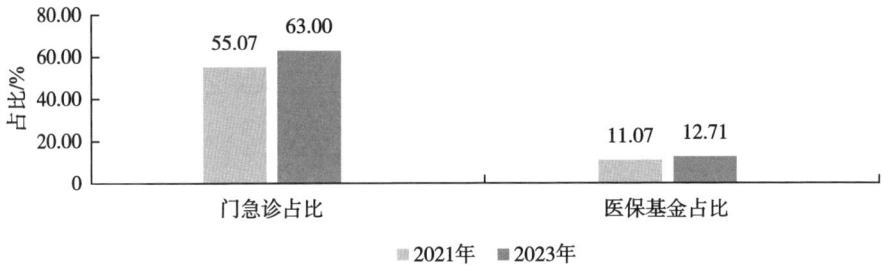

图 2-4　县域基层医疗卫生机构门急诊占比及医保基金占比

提升龙头医院核心竞争力，建设家门口的好医院

引培"当家人"队伍。医共体总院与州内三级医院达成深度帮扶，柔性引入管理人才分别任院长、副院长，配套专家团队任科主任"传、帮、带"，选派院领导及中层干部参加华西医院管理高级研修班学习，以"夯基石、精管理、提技术、重服务"大力推动医院转型升级。

壮大"顶梁柱"人才。2023 年，通过"红河奔腾""苗岭振兴"卫生人才专项招聘 7 人，引进高端人才；通过事业单位公开招聘 2 人，安置特岗全科医生 6 人，订单定向免费医学生 13 人，培育紧缺人才；选派 37 名医护人员到省内外进修学习，分院上派总院进修学习 73 人次，先后引进省、州7 个专家工作站落户屏边，培养壮大医疗卫生人才队伍。

提升"强龙头"效应。依托三级医院精准帮扶，先后指导人民医院开展新技术、新项目 67 项，实现肿瘤、微创介入手术零的突破，顺利通过第二阶段提质达标评审验收，人民医院 CMI 值由 2021 年的 0.816 9 上升至 2023年的 1.053 1，推动县级公立医院高质量发展。

推动优质医疗资源向下沉，打造看病就医好去处

建设"全能型"卫生院。依托医共体建设，总院组建帮扶小分队全力支持卫生院创建等级卫生院，选派 4 名总院骨干担任卫生院院长，选派 20 名业务骨干以轮换驻点传帮带，帮助基层开展新技术、新项目的数量由 2021 年的 0 个上升至 2023 年的 30 个，加快卫生院诊疗服务能力建设。目前，屏边县已经成功创建国家推荐标准卫生院 2 所、云南省甲级卫生院 3 所、国家基本标准卫生院 1 所。

打造"示范型"卫生室。针对村卫生室服务能力薄弱、健康"守门人"作用发挥不明显等突出问题，2023 年屏边将"打造高标准示范村卫生室"纳入县政府十大惠民实事，通过提升改造，卫生院医生巡诊帮扶，第一批 7 个村卫生室建设成果初显，截至 11 月，村卫生室诊疗量同比增长 2%。其中，纳入重点打造的 1 个村卫生室，辐射周边 3 个行政村的医疗服务，诊疗人数 1.5 万人次，诊疗量同比增长 20%。

培养"业务型"村医。围绕农村群众卫生健康需求，聚焦乡村医生能力短板，建立"卫生院下沉精准带教、县级医院跟师提升"的乡村医生分类培养机制，2023 年，通过能力提升项目遴选 25 人到县医院跟师学习，争取帮扶项目组织 60 人在卫生院开展综合培训，选派人员参加乡村全科执业助理医师理论培训班学习，乡村全科执业助理医师资格考试通过率提升 200%，逐步推动乡村医生执业化转变。

提升基层医疗救治能力，构建分级诊疗新格局

织牢"一张网"。建强急诊急救五大中心的同时，积极推进临床服务五大中心建设，全面提升县域医疗服务能力。围绕心肌梗死等急救问题，建成县乡远程心电诊断中心，实现"心电一张网"，即时传输出具心电监测报告。2023 年，远程心电会诊系统共诊断病例 785 例，其中，急性心肌梗死等危重病例 70 余例。

打造"副中心"。探索乡镇卫生院错位发展，打造县域医疗副中心，筹集资金近 300 万元，引进螺旋 CT、腹腔镜诊疗系统、麻醉机等先进医疗设备，开展 20 余种二级常规、微创手术，先后实现急性心肌梗死、急性脑梗死患者溶栓 24 例，成功抢救一例呼吸心跳停止孕产妇，实现"乡村 30 分钟急救圈"。

建强"中转站"。先后完成 6 个卫生院基层心脑血管救治站，完成基层乡镇卫生院急救车辆标识并安装 GPS 定位，接入全州急救管理平台，打通转诊绿色通道。逐步实现"基层首诊、双向转诊、急慢分治、上下联动"的有序就医格局，2023 年总院下转患者 1 426 人次，占比由 2021 年的 0.000 2% 上升至 8.01%。

做实"防筛管治"四环节，探索医防融合新模式

在"防"上扩范围。聚焦老百姓"看病难"问题，加强宣传科普，提高人民群众的疾病管理意识，组织开展"我为群众办实事"实践活动、"服务百姓健康行动"和专家下乡健康服务疾病筛查义诊活动，目前已开展"健康送下乡，义诊暖人心"志愿服务 15 次，联合义诊 53 次，专家坐诊 332 人次，发放宣传资料 1 400 余册，覆盖人数 10 000 余人，真正做到"医中有防，防中有医"，实现两者分工协作、优势互补，有效推动公众的健康水平再上一个台阶。

在"筛"上做文章。依托肿瘤患者信息系统，加强与医保、疾控协作，及时掌握肿瘤患者相关信息，将 800 余名肿瘤患者纳入管理；依托家庭医生签约服务平台，对全县慢性病患者进行摸底排查，建立管理台账，发挥家庭医生首诊作用，做好患者的筛查、随访、分级和转诊服务。

在"治"上找突破。建设肿瘤防治中心，依托三级医院对口帮扶、"省管县用"政策支持，开展肺癌、胃癌根治术等一系列肿瘤外科术种。建强微创介入中心，积极开展心脏、神经等领域的介入诊疗，真正实现"大病不出县"。2023 年 9 月以来开展心脏介入 93 例，完成支架植入 19 例。

在"管"上强联动。建设慢性病管理中心，将基本公共卫生项目办公室设在县医共体总院，把妇幼、疾控机构纳入医共体建设，探索公共卫生与医疗服务融合管理新模式。充分发挥医共体总院专业技术优势，整合医疗和公共卫生资源，规范管理高血压患者 6 877 人、糖尿病患者 1 338 人，规范管理率分别达 82.23% 和 74.50%；血压控制水平达 84.08%，血糖控制水平达 81.11%。

紧抓医共体建设三要素，开创县域医疗卫生事业新局面

高质量党建引领。把县人民医院党委和 7 个乡镇卫生院党支部划归医共体党委直管，将编制、人事、招聘、卫生院领导提名四项权力下放医共体党

委，落实医共体内用人自主权。卫健、工委组建党建工作小分队，帮助医共体理顺党组织关系，推动制定医共体"八统一"实施方案等 20 余项管理制度，着力建成党建、管理、服务、责任、利益"五位一体"紧密型标准的医共体。

信息互通支撑。采取"138"工作思路推动医共体内信息系统建设，率先在全州边疆六县医共体建设中实现信息系统互联互通，打通总院与各分院间的"信息孤岛"和"业务壁垒"。实现影像学上的乡镇检查、县医院诊断，检查结果互认，疑难危重病例病案共享会诊，实现"下级检查、上级诊断、结果互认"，开展基层远程会诊由 2021 年的 0 人次上升至 2023 年的 1 815 人次。

人工智能赋能。建设人工智能临床决策支持系统，通过人工智能技术赋能基层医疗机构，辅助医生提高医疗服务能力，降低医疗风险，帮助机构实现数字化运行与精细化管理，全面提升基层医疗机构服务能力，让患者在基层即可享受到更专业的医疗服务。

屏边县以"医共体建设"为推动，以"千县工程"为抓手，加快县域优质医疗卫生资源扩容和均衡布局，"大病不出县"目标正在加快实现，筑牢边疆人民的健康防线。

【实践案例·祥云县】

医共体"一盘棋"　高效共建临床服务五大中心

□祥云县人民医院

云南省祥云县是全国紧密型医共体建设试点县，自 2017 年开始以县人民医院牵头、县级医疗机构协同、卫生院及卫生室为基础组建紧密型县域医共体，整合医疗资源，重构县乡村一体化医疗服务体系，医共体"祥云模式"在全省推广实施。2023 年 3 月，按照国家"千县工程"、云南"百县工程"建设指导，县人民医院充分发挥医共体总院牵头作用，借助信息化手段实施区域协同联动、资源共享，开展紧密型医共体模式下，县乡村三级共建临床服务五大中心并取得明显成效。2023 年 12 月接受云南省医评中心现场评审验收，有效提升县域健康服务能力及水平，医院诊疗能力得到明显提升。2023 年服务门急诊患者 84.64 万人次（图 2-5），出院 50.3 万人次，手术 1.36 万台次（图 2-6），CMI 值 1.247 2，县外转诊率 2.4%。

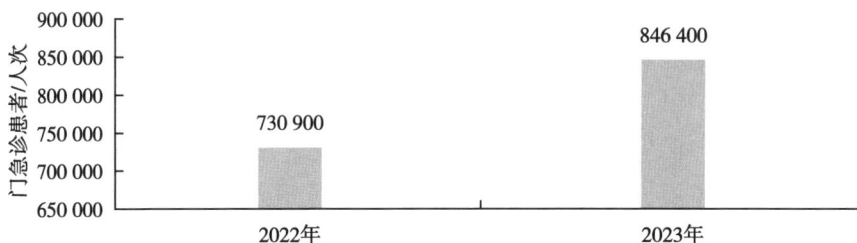

图 2-5　医共体总院门急诊情况

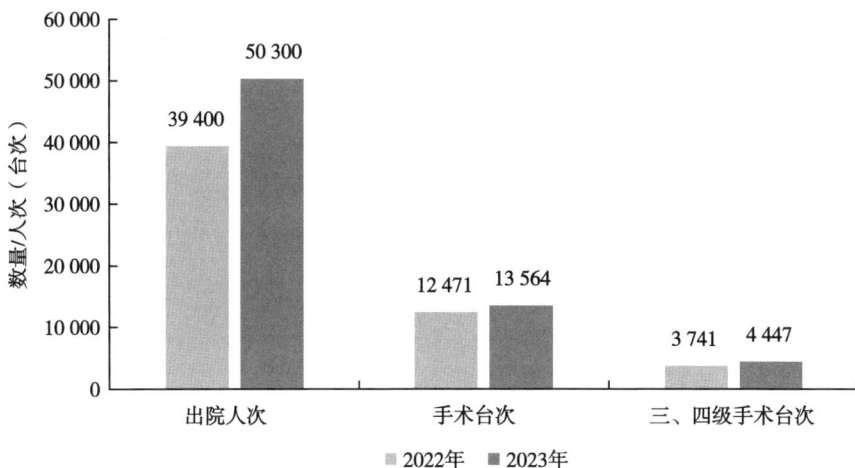

图 2-6　医共体总院出院人数、手术开展情况

以医共体"一体化"理顺工作机制

政府主导统一推进。祥云县委、县政府高位推动，将国家"千县工程"、云南"百县工程"建设纳入政府重点工作事项，以"党委领导、政府主导、部门推动、医院联动"体制机制为核心，将临床服务五大中心建设作为全县重点改革任务全力推进。县委领导班子两次到医院召开现场推进会议，提出全县统一建设措施，现场解决存在困难及问题，全面推进评审达标。

总院牵头统一组建。充分发挥县医院在县域医疗服务体系中的龙头作用，以分管领导负责制，分别组建成立医共体肿瘤防治、慢性病管理、微创介入、麻醉疼痛诊疗、重症监护中心。组织三期会议，协同医共体中医医院、妇计中心、疾控中心及乡镇卫生院、村卫生室人员深度解读评审内涵，拟定临床服务五大中心建设目标及定位，明确县乡村三级医疗机构责任分工，共同推进建设工作。

制定方案统一实施。制定《祥云县紧密型医共体临床服务"五大中心"建设实施方案》，分别制定临床服务五大中心实施细则，分设五个中心工作专班，制定各中心建设任务清单，建立台账，明确时间表、路线图，实行限时督办和销号管理制，明确责任统一，推进实施。

周密部署统一参与。通过邀请省级专家召开专题培训会、定期例会、党政办公会、职工大会、中心建设推进会等，持续动员及部署工作。各医疗机构职工保持思想及行动高度一致，全员积极参与，聚焦临床服务五大中心建设与"千县工程"其他中心建设协同推进机制，相互配合联动，为患者提供连续性医疗卫生服务。

提升服务统一质控。建立临床服务五大中心三级质控体系，制定各中心质量考核标准，每季度开展质控工作；每季度召开联合例会，围绕"中心运行、业务能力、质量指标改进"等方面分析、讨论及反馈，不断促进质量管理规范化、同质化、信息化，持续提升诊疗规范及医疗质量。

定期自评统一改进。建立定期自评工作机制，每季度开展1次自评工作，通过定期对照条款开展查阅资料、现场查看建设情况、访谈人员、抽查随访等方式，全面梳理中心规章制度、诊疗技术要求、信息化建设等工作进展的堵点、难点，建立问题清单，实行清单化管理，迅速督促落实整改，完善修订制度、优化流程共30余项，限期整改，持续改进。

注重实效统一奖惩。将临床服务五大中心建设工作纳入院科两级责任目标管理，层层压实责任；制定五大中心建设绩效考核及激励措施，在学科建设、人才培养、设备需求等方面优先保障。对每个中心牵头建设及协同建设部门、科室单独配发绩效，每月考核后实施绩效奖惩，激发中心建设工作活力，落实建设成效。

以医共体"一盘棋"共建五大中心

建设县域肿瘤防治中心。以紧密型县域医共体为平台，医共体总院肿瘤科为核心，协同其他科室及乡村两级对县域肿瘤患者实施防、筛、治、管、养的全周期管理。制定肿瘤防治中心中长期发展规划及肿瘤相关疾病治疗方案，修订完善肿瘤防治质量控制指标及管理制度 11 项；成立医共体远程病理诊断中心，建立稳定的治疗团队，成立肿瘤多学科联合会诊（multidisciplinary team，MDT）团队，组建早期癌症筛查、诊疗、介入、培训、随访、宣传等团队，按照职责分工协同开展肿瘤筛查、防治、随访、宣传、培训等工作。2023 年肿瘤患者 TNM 分期比例 63.29%、早期诊断率 33.08%、5 年生存率 41.67%，较 2022 年明显提高。

建设县域慢性病管理中心。医共体理事会统筹，医共体总院牵头建立县域慢性病管理中心，指导乡镇卫生院建立分中心，制定《祥云县医共体县域慢病管理中心建设方案》，配套制定慢性病建档、筛查、诊疗、随访、健康干预、双向转诊、人员培训、健康教育等方案 16 个，制定各类制度、流程 12 项，研发医共体慢性病一体化管理应用平台，将县乡村三级现有高血压、糖尿病、冠心病、脑卒中、慢性阻塞性肺疾病、慢性肾脏病资源进行统筹，与医共体各单位医院信息系统（HIS）、实验室信息管理系统（laboratory information management system，LIS）、医学影像归档和通信系统（picture archiving and communication systems，PACS）及公共卫生数据互通共享，开展紧密型医共体下六类慢性病同防同治全程管理新模式，建立县域内"防、筛、治、管、教"五位一体的全程慢性病管理。2023 年县域高血压管理 30 260 人，糖尿病管理 6 028 人，冠心病管理 3 848 人，脑卒中管理 3 490 人，慢性阻塞性肺疾病管理 3 526 人，慢性肾脏病管理 621 人，规范化管理率每年提升近 5%，建档、随访率每年提升近 4.5%。

建设县域微创介入诊疗中心。以紧密型医共体建设为平台，依托总院心血管内科、神经内外科等科室，构建辐射县域微创介入治疗网络为核心的诊疗体系，规范开展诊疗工作，规范术后患者管理及随访。完善建立管理制度流程 9 个，建立统一标准的介入信息系统，满足各介入专业数据互联互通，建立介入耗材信息统一管理平台，实现介入高值器械耗材的物流及使用情况的规范管理和监督。畅通危重患者的救治转运，通过体系协同、资源整合、强化培训等实现患者就近诊疗，为重症患者赢取最佳救治时机。中心科室 2023 年开展新技术、新项目 77 项，开展介入手术 3 268 台次，CMI 值为 1.243 8，为中心建设高质量发展提供有力的专业学科能力支撑。

建设县域麻醉疼痛诊疗中心。以紧密型医共体建设为平台，以医共体总院麻醉科及疼痛科为基础，建设手术麻醉系统，通过体系协同、资源整合，建立县域内麻醉疼痛诊疗服务体系。修订完善制度流程 7 项，以国家临床麻醉质控指标对全县麻醉专业质控指标进行分析、评价。在医共体内通过上下联动开展专科共建、临床带教、业务培训指导等，提升医共体基层医疗机构麻醉疼痛诊疗中心的服务能力与管理水平。2023 年中心麻醉 13 042 例次，疼痛诊疗门诊人数 12 613 人次，DRG 组数 55 组，CMI 值为 1.002 9，全面提升全县麻醉疼痛诊疗临床服务能力，为急救五大中心提供较好支撑。

建设县域重症监护中心。以紧密型医共体建设为平台，在总院独立设置重症医学科，开放床位 29 张，为区域内各医疗机构提供涵盖重症监测、诊断及治疗为一体的全程重症救治服务。制定管理制度、流程 8 项，与省级医院及辖区内各医疗机构实施上下联动，依托远程会诊、远程心电等协同体系，努力对辖区内重症患者提供优质、高效的救治服务。制定培训计划，每季度对乡镇开展急危重症患者识别、基础生命支持等培训和技能操作，引导优质医疗资源下沉，持续提升基层重症识别及处置能力，为急救五大中心及微创介入和麻醉疼痛中心提供重症患者救治支撑。

第三篇

基层卫生健康治理

【实践案例·疏勒县】

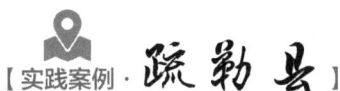

"三个真"全面推进医共体中医药适宜技术推广

□疏勒县医共体总院

2022年3月国务院办公厅印发《"十四五"中医药发展规划》，新疆维吾尔自治区疏勒县医共体总院为引导优质医疗资源下沉，提升基层服务能力，推动医疗资源的均衡，将疏勒县医共体总院中医康复中心进行人、财、物资源高度整合，坚持准确定位、差异化发展理念，打造疏勒县医共体中医药适宜技术推广中心，实现管理、服务、能力、发展共享，逐步建成疏勒县"县、乡、村"三级服务体系，努力实现"小病在基层、大病不出县"的目标，同时实现资源效益最大化。

医共体中医适宜技术推广中心自2022年6月成立以来，疏勒县医共体总院共接收从14个乡镇卫生院上转患者403例，并下转患者389例，病床使用率由2022年的不足90%上升至2023年的120%；2023年医共体中医药适宜技术推广中心业务总收入较2022年增长35%，门诊量增长50%，人员收入增长40%，设备使用率从原来的不足80%提高全105%，出院患者由2022年的2 975人次上升至2023年的4 383人次（图3-1）。

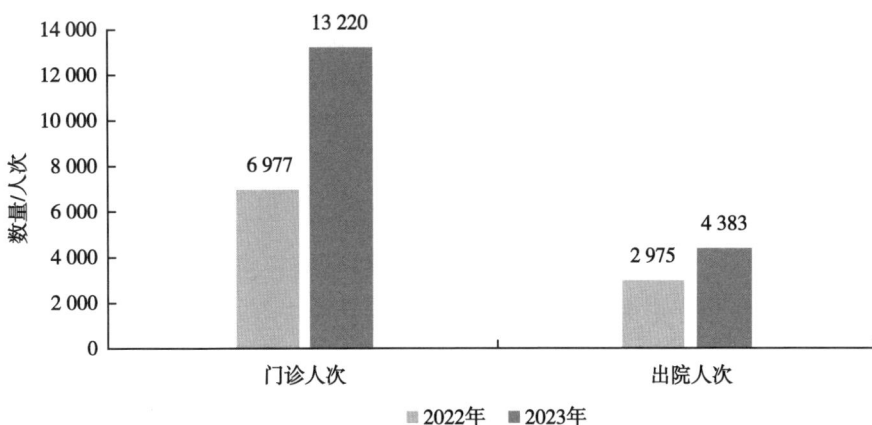

图 3-1　医共体中医药适宜技术推广中心门诊量和出院人数

政府真支持，加大投入保障中医药适宜技术推广

2023 年 10 月疏勒县医共体申请中医适宜技术援疆资金 150 万元，改造中医康复治疗区，将原有中医康复治疗区部分房屋进行改造，以满足实操教学用地的需求；购置中医适宜技术教学、操作设施设备及教材用具，提升教学质量。完善信息化建设，完善智慧医院信息系统。

总院真重视，加强培训提升基层中医药服务能力

为全面提高基层卫生技术人员中医药专业技术水平，保证医共体成员单位的中医药人员以及村医都能接受培训，熟练掌握、应用中医药适宜技术，按照疏勒县医共体总院 2022 年对中医适宜技术培训的要求，在医共体党委协助和指导下，疏勒县医共体总院加大对医共体成员单位从事中医药技术的医疗人员的培训，培训以集中培训为主，专家指导与自学为辅，学员间相互操作练习，坚持理论基础学习与实践操作、培训推广与临床使用相结合，确保培训的有效性和可靠性。

为提高中医药适宜技术的应用效果，总院不断改进培训内容和形式，根据医共体成员单位实际情况筛选出符合基层推广的中医药适宜技术。培训内容包含针灸、刃针、梅花针、火针、放血疗法、中药用法、中药茶饮、穴位注射、推拿、按摩、拔罐、刮痧、药物罐、耳穴压豆、穴位贴敷、脐灸、艾箱灸、中药熏洗、中药灌肠、中药涂擦、中药热奄包等 20 余项中医适宜技术。

2022 年，总院全年培训医共体总院刮痧、药物罐护士共 8 名，培训医共体成员单位医务人员共 21 名；2023 年，总院全年培训医共体总院刮痧、药物罐护士共 42 名，培训医共体成员单位医务人员共 150 名（图 3-2）。同时，设立基层常见病、多发病中医药适宜技术推广中医特色门诊，常见病、多发病中医药适宜技术推广基地设在成员单位中医科，负责组织实施辖区中医药适宜技术推广，支持、指导开展推广培训。

专家真帮扶，中医药适宜技术服务得民心

2023 年，总院充分发挥医共体中医药适宜技术推广中心作用，不断完善中医药适宜技术推广应用机制，在医共体内推广不少于 10 项中医药适宜技术，重点实施基层常见病、多发病中医药适宜技术推广，切实加

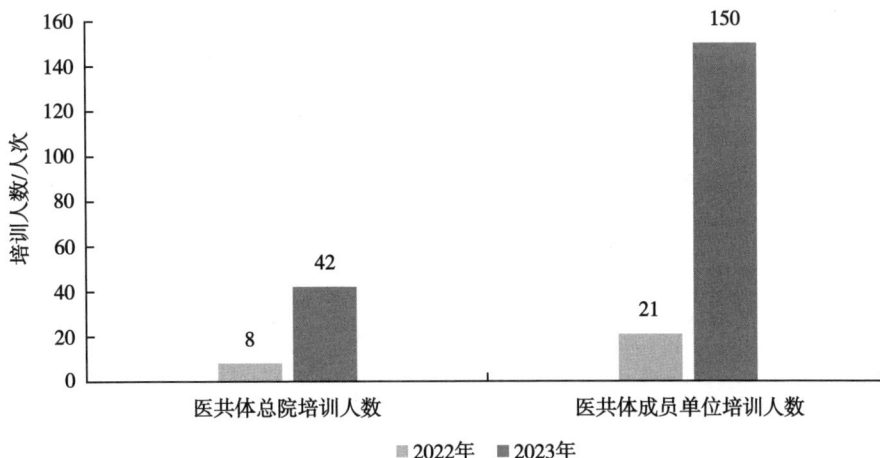

图 3-2　医共体总院、成员单位培训人数

强基层中医药服务能力建设，逐步树立基层中医药适宜技术推广的有用机制。

为提高中医药在基层医疗卫生服务中的覆盖率和应用水平，2023年，医共体总院中医康复中心援疆专家下乡及社区义诊40余次，走遍疏勒县40多个乡镇、村及社区，开展中医适宜技术10余项，累计服务群众5 000余人次，免费发放药品价值2万多元。自2023年10月起，山东援疆专家带领疏勒县人民医院中医科负责人、护士长、护士等先后进学校、进政府、进社区、进企业开展刮痧、拔药物罐、针灸、推拿、艾灸、中药调理等中医适宜技术门诊治疗，提供中医药适宜技术服务1 500余人次。通过义诊活动的开展，将援疆和医疗资源下沉，推广中医适宜技术，延伸医疗服务触角，使群众在家门口就享受到"简、便、廉、验"的中医药服务。

【实践案例·**法库县**】

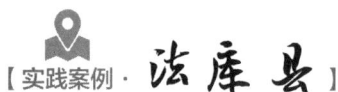

推进医共体"法库模式"建设
打造责任型健康保障共同体

□法库县中心医院

辽宁省法库县坚持以人民健康为中心，以"全过程健康照护"和"全过程医疗保障"为切入点，以城乡一体整体视角，统筹县域医疗服务资源，全力推动医共体从功能型治疗服务联合体向责任型健康保障共同体目标迈进。构建起"基层首诊、双向转诊、急慢分治、上下联动"的分级诊疗模式和运行格局，基本形成"一体发展、医防融合、信息支撑、资源共享、多方参与"的紧密型县域医共体建设"法库模式"，群众就医可及性、便利性、连续性得到有效保障。

经过实践，法库县医共体建设尤其是基层卫生服务能力提升效果明显。2023年，乡镇（街）卫生院医疗收入2 120万元，同比增长30.45%；住院人次5 042人次，同比增长38.86%。2023年1—9月，门诊人次16.6万人次，占医共体总量的41.18%，同比增长35.80%，住院人次7 581人次，同比增长78.25%；同时，县域内群众域外就诊率由2022年1—9月的30.23%下降到2023年1—9月的24.32%（图3-3），有效缓解了"看病难、看病贵"，群众就近就医得到方便、可靠的诊疗服务。人民群众对县域医疗服务认可度、信任度、满意度达95%以上。

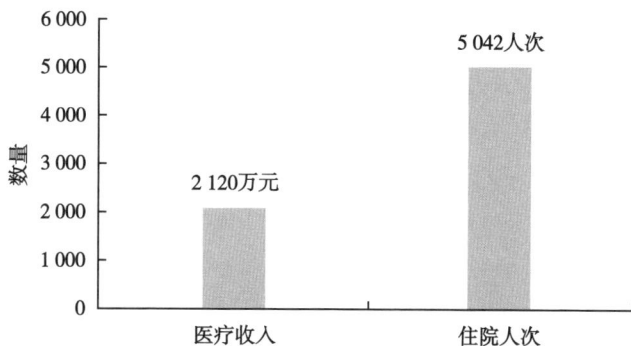

图3-3　法库县医共体建设数据汇总

完善工作体系，统筹推进抓落实

法库县委、县政府始终把医共体建设摆在重要位置，坚持县委书记、县长负总责、亲自抓，分管领导主动抓、具体抓。多次召开县委常委会、县政府常务会和医共体建设专项推进会议，研究部署解决工作中遇到的问题和困难。修订完善《法库县全面推进紧密型县域医共体建设高质量发展实施方案》，建立完善办医清单和综合监管责任清单，健全医共体内部运行管理体系，形成了政府主导、卫健局牵头、部门联动、医疗机构实施的工作模式。向上与高等级医疗机构建立医联体，向下与基层家庭医生签约服务体系深度融合，形成了较为完整的、具有法库特色的健康管护和连续性医疗服务体系。

统筹医疗资源，构建一体化运营模式

坚持法人资格、单位性质、原有名称、机构设置、职责任务、政府投入、公共卫生服务指导关系"七个不变"，组建以县中心医院为牵头单位，县中医医院、19家乡镇卫生院（社区卫生服务中心）为成员单位，涵盖373个村卫生室的"1+20+373"紧密型医共体。充分发挥村医导诊员、乡镇卫生院门急诊部、县级医院诊疗中心作用，各医疗机构成为"一家人"，变"单打独斗"为"集团作战"，构建起以县级医院为龙头、乡镇卫生院（社区卫生服务中心）为枢纽、村卫生室为基础的横向到边、纵向到底的县乡村一体化架构，让患者能就近、就廉享受高质量诊疗服务。同时，加强医共体文化建设，设计法库医共体专属标识，统一门面牌和医共体文化背景墙，使医共体文化建设深入人心。

推动资源下沉，落实"六统一"管理

推进人才下沉。县中心医院下派10名业务骨干担任成员单位业务院长，实行基层服务积分制，与医护人员晋级晋职、评先树优挂钩，调动其"下沉"的积极性。

推进专科下沉。推进成员单位特色专科建设，将"组团式帮扶"升级为"造血式帮扶"，形成乡镇卫生院"一院一科一特色"品牌效应。合作"共建病房"，常态化开展查房、疑难病例讨论和业务培训。

以"四统一两统筹"落实"六统一"，即统一业务管理，医共体各项管理制度，实行统一制度、统一标准、统一管理，实现医疗质量同质化管理；

统一信息管理，医疗卫生信息"互联互通，资源共享"，逐步推行"诊间支付、科间结算、一次付费"就医流程，提高医疗效率和服务质量；统一药品和医用耗材管理，统一用药目录，实行统一采购、统一调配、一体化配送支付，乡镇卫生院配置电子药柜，完善药品种类，丰富药品供应渠道，解决基层部分药品用药困难的窘境；统一健康服务管理，建立可共享、动态更新的居民健康档案，制定居民专属健康管理方案，为签约居民提供健康保障服务计划；统筹行政、人员管理，制定《法库县医共体人员统筹管理实施方案》，推行医共体内人员统一管理、统一招聘、统一调配、统一培训，逐步赋予牵头医院用人自主权，医务人员在县乡之间、乡镇之间可有序流动；统筹财务管理，制定《医共体统筹财务管理实施方案》，设立总会计师，完善医共体内各成员单位预算控制、绩效分配等监管制度，开设医共体牵头医院独立账户，实现医共体资金"专账"管理，实行医保总额付费管理制度，统筹调剂医保基金使用，开通医共体内所有医疗机构（含村卫生室）一站式结算窗口，及时拨付医保基金，提高医共体抗风险能力。

深化家庭医生签约服务，全过程参与健康管护

组建以村医为主体，乡镇卫生院全科医生、县医院专科医生、省市医疗专家为支撑的"1+3"家庭医生服务团队，签约居民可无限次、免费预约乡镇卫生院家庭医生门诊服务。制作《家庭医生工作手册》《家庭医生服务手册》，推广使用健康一体机开展慢性病管理，免费为居民建立健康档案和制定专属健康管理方案，全过程持续参与群众健康管护，由"一次就医看病"转变为"长期健康托管"，实现了"防、筛、诊、治、康"无缝化服务。

截至 2023 年，组建家庭医生签约服务团队 244 个，覆盖全部村屯（社区），签约 31 余万人，签约率 95%，其中，重点人群、养老机构、建档立卡贫困户签约率 100%。

落实分级诊疗制度，提升医疗服务水平

与中国医科大学附属盛京医院、辽宁中医药大学附属第二医院签订协议，对县中心医院开展全方位帮扶。与北京 301 医院建立医联体，签订远程会诊协议，建立多学科综合诊疗工作站。建立省市级优质医疗专科联盟，借助域外优质医疗资源，最大限度完善常见病、多发病、慢性病诊疗保障以及危急重症患者的抢救保障。全面整合医疗资源，完成"五大中心"建设，提

升专业化水平。全力加强学科建设，建设省市级胸痛、卒中、创伤等五大急诊急救中心，培育县域省级临床重点专科 3 个，市级临床重点专科 1 个。通过订单定向培养一批、面向社会招聘一批、"引进来 + 送出去"提升一批、"走下去"巡诊派驻一批，"四个一批"引进各类人才 132 人。落实医保基金打包支付政策，县域内双向转诊连续计算起付线制度。开通内部"向下、向上"绿色转诊通道，向域外转诊患者提供全链条服务，最大限度让群众便利就医、省钱就医。自医共体成立以来，内部上下转诊 5 890 人次，年增长 60% 以上，域外就诊率下降 10%，县域内就诊率（住院）增长 8%，县域内基层就诊率达到 75% 以上。

加强医共体项目建设，优化医疗资源配置

总投资 4.14 亿元的医共体县中心医院项目已开工建设，设计床位 800 张，预计 2026 年投入使用。总投资 1 451 万元的医共体云医院上线运营，实现了"基层检查、上级诊断、区域互认、互联互通、资源共享"。储备总投资 1.2 亿元的医共体乡镇卫生院改造升级项目、总投资 3 000 万元的医共体信息化项目。先后建成影像中心、心电中心、消毒供应中心、区域检验中心、药械配送中心，实行医共体内检查结果互认，双向转诊利益共享、风险共担。医共体成立以来，累计为 4 746 例患者开展影像、心电检查，集中诊断病例 1 617 人次。

着力构建"三张网"，推动服务便捷化。建设信息化"一张网"，县、乡医疗机构统一"HIS、PACS、LIS、电子病历"等医院信息化模块，并且实现与公共卫生、慢性病管理系统的互联互通。建好心电"一张网"，向上连接三级医院，向下延伸到中心卫生室。建设院前急救"一张网"，购置 13 辆急救专用车辆，24 小时待命，打造急救 30 分钟圈。

弘扬中医药特色优势，加强服务能力建设

将中医药传承创新发展纳入医共体总体建设，全力推进与辽宁中医药大学附属第二医院全方位合作，在基础设施、诊疗设备、人才培养、技术服务等方面提供支持。做强辽宁中医药大学范颖教授团队坐诊的"辽宁名中医工作室"，培养中医药学术传承人才，实现中药制剂直达村卫生室。

加强中医药服务网络建设，实施"1+19+283 工程"。"1"即做大做强县中医医院 1 个龙头，扩大组团帮扶政策效应，构建联合帮扶长效机制；

"19"即实现 19 个乡镇（街道）中医馆全覆盖，提供 5 种以上中医适宜技术服务；"283"即确保 283 个标准化村卫生室提供 2 种以上中医适宜技术服务，打通中医药服务"最后一公里"。

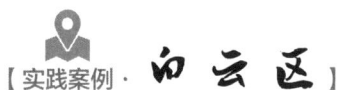

【实践案例 · 白云区】

推行城市版"一元钱看病" 促进基层卫生健康治理

□广州市白云区均禾街社区卫生服务中心

　　广东省广州市白云区属于广州市六个老城区之一，总面积 795.79 平方千米，下辖 20 个街道、4 个镇，截至 2022 年年末，常住人口 287 万人，其中户籍人口 119 万人。白云区卫生健康局管辖 7 家综合医院、20 家社区卫生服务中心和 4 家镇卫生院，上述 31 家医疗机构被划分为东部医疗集团和西部医疗集团，分别以"南方医院白云分院"和"广州市白云区第二人民医院"为牵头单位。广州市白云区均禾街社区卫生服务中心（以下简称"均禾中心"）隶属于白云区西部医疗集团。

　　广州市白云区均禾街道辖区面积 15.07 平方千米，下辖 11 个居委会，街道总人口约 30 万人（含流动人口），常住人口 17.2 万人（第七次全国人口普查数据）。基层卫生服务需求量大，亟须扩大社区卫生服务能力和解决群众"看病贵"问题。街道辖内只有均禾中心 1 家公立医疗机构，无二级、三级医院，4 个经济联社居民前往均禾中心，步行超过 30 分钟，驾车需 15 分钟，居民常反馈"看病难"问题，因此，须有效提升基层医疗的可及性和连续性。

　　2022 年 6 月—2023 年 12 月，均禾中心通过均禾街道办事处、经济联社、爱心企业捐赠等多渠道共同筹资 145 万元，为 27 530 人次就诊居民提供了城市版"一元钱看病"服务，减免金额达 51.75 万元，在解决基层居民"看病难"和"看病贵"的问题上探索出一条新路，拟在白云区西部医疗集团进行推广，为促进区域基层卫生服务体系建设提供参考。

"一元钱看病"模式解决居民"看病难"

为解决"看病难、看病贵"问题，均禾中心以"一元钱看病"为架构，打造15分钟就医服务圈。目前，均禾中心的石马、罗岗、平沙分院区和富力城医疗服务延伸点已正常运行，清湖分院区已初步选址，正在筹集资金升级改造。届时将建成以社区卫生服务中心为龙头、4个分院区、1个医疗服务延伸点为支撑的"1+4+1"医疗服务架构，打造15分钟就医服务圈，让居民能够在家门口获得便捷、优质的医疗服务，切实解决居民的"看病难"问题。

以石马分院区为例，2022年通过街道办事处政策支持、石马经济联社出资、企业爱心捐赠等形式，共同筹资50万元，开展"一元钱看病"项目：居民就诊时在医保报销额度内除去医保报销后，个人仅需缴纳1元钱，免收挂号费和其他药费。2022年6月—2023年11月，石马分院区共21 841人次享受了"一元钱看病"政策，减免金额合计43.75万元，让居民既享受到了便利，也享受到了实惠，真正做到了"小病不出村"。2023年与2022年同期相比，石马分院区门诊量增幅达102%（图3-4）。

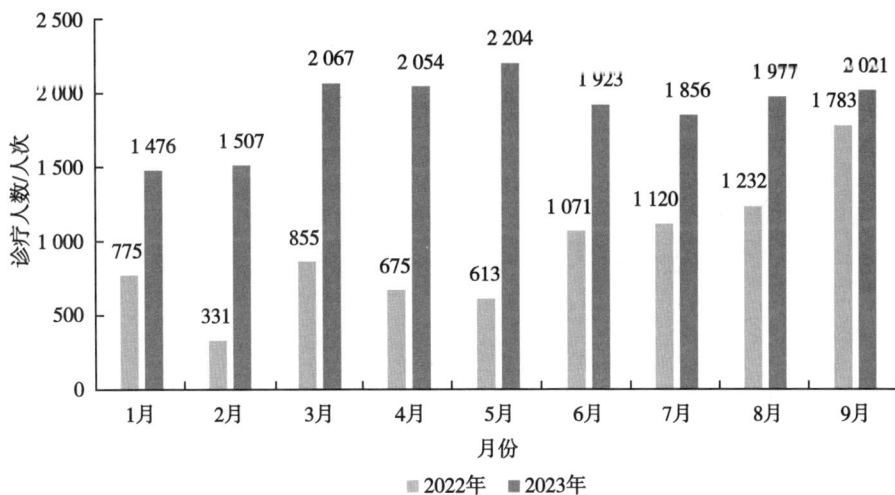

图3-4　石马分院区开展"一元钱"看病前后诊疗人次对比

均禾中心以"一元钱看病"模式为切入点，逐步增强群众的健康意识，不断推进医防融合协调发展（图3-5）。

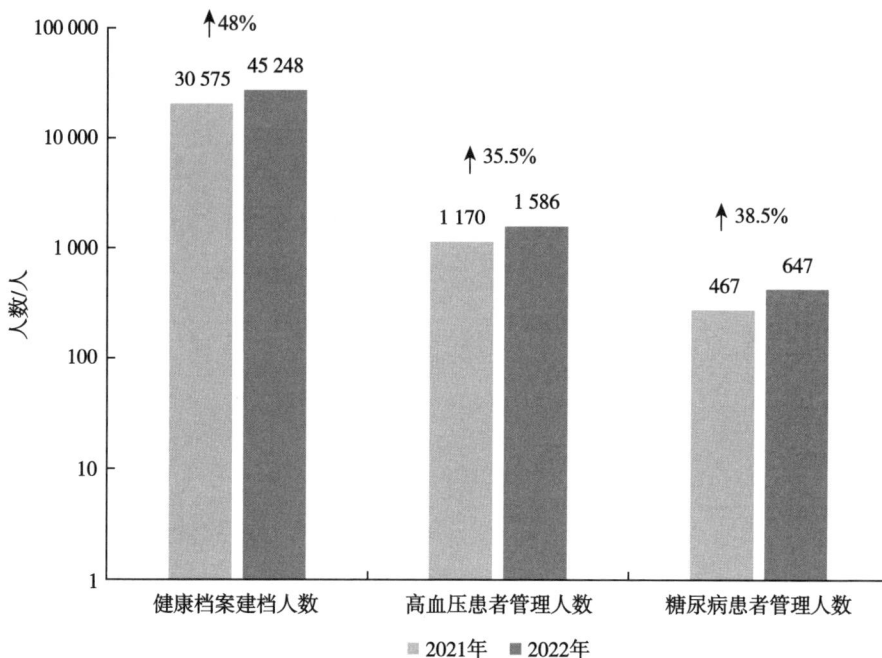

图 3-5   石马分院区公共卫生重点项目进展对比

通过"一元钱看病"模式的推广实施，不仅提升了群众的公共卫生意识，也促进了公共卫生事业的发展。

"一元钱看病"模式在石马分院区配备 8 人团队（3 名医生、3 名护士、1 名药师、1 名中医理疗师），在提供全方位基层卫生医疗服务的基础上，积极推动家庭医生签约工作，构建分级诊疗新格局。目前，石马分院区签约"基本包"人数已达 2 451 人。家庭医生签约服务有利于卫生资源的合理分配，成为促进分级诊疗的重要举措。

基层卫生服务技术、患者满意度对患者忠诚度有显著正向影响，优化就医体验，提供高质量的服务技术，有利于基层医疗服务可持续发展。2023年与 2022 年相比，均禾中心门诊量同比增加 77%。2023 年 10 月下发的《2023 年白云区国家基本公共卫生服务项目第一轮知晓率和满意度调查的通报》中，全区共调查 23 608 名居民，均禾街道总体满意度为 98.61%，位于白云区所有 24 个镇（街道）第一名。

健全各项机制确保"一元钱看病"模式常态化运行

首先，制定了各级联动机制。一是充分发挥街道公共卫生委员会的作用。街道办事处负责减免门诊的组织领导和宣传动员工作；协调联社、居委、居民积极参加减免门诊惠民项目。二是经济联社发动各居委积极宣传开展减免门诊项目给居民带来的帮助，鼓励居民参与和签约；每个季度和站点核对减免药费金额并予以拨付。三是社区卫生服务中心负责家庭医生团队的业务操作培训；完成站点的软硬件配置（网络、医保系统、医疗物资等）；指导联社、居委开展居民信息登记工作。四是各分院区配合宣传、动员工作和信息登记工作；设立减免门诊，提供日常医疗服务；医护人员与患者积极沟通，获取一手信息，并及时反馈项目相关负责人。

其次，建立了多方筹资机制。通过多方筹资为项目提供资金保障，以石马分院区为例（2022年共筹资50万元，实际使用43.7万元）说明筹资的渠道来源及筹资比例。一是村委支持。居民参加"城镇居民医疗保险"签约费20元/（人·年），参加"城镇职工医疗保险"签约费30元/（人·年）。经济联社为其户籍居民承担签约费，每季度与社区卫生服务中心结算并拨付补助（签约费和减免药费），约30万元（58.80%）。二是医保结算。市医疗保险服务中心白云分中心通过协议管理，确定均禾中心与站点的对应关系，每年按原结算模式与均禾中心进行费用结算（医保目录卜报销药费）。三是社会捐赠。均禾街道成立捐赠基金，动员社会力量，吸引有爱心的企业为项目捐款，捐款主要用于减免居民医药费用，约20万元（39.20%）。四是个人缴费。参加该项目的居民在医保报销范围内看病，每次个人缴纳1元钱，预计全年参加该项目的居民就诊1万人次，约1万元（2.00%）。五是政府投入。街道办事处根据项目实施情况每年予以一定程度的政策支持，提供项目保底资金，保障项目的顺利实施。

最后，完善了资源管理机制。一是完善人才队伍网格化管理。石马分院区成立的8人家庭医生签约团队实行网格化管理，团队成员下沉到社区站点，提供社区基本医疗、预防保健、家庭医生签约、健康教育和医疗康复等服务。二是对药物耗材统一采购。由均禾中心统一线上采购，严禁医务人员私自采购药物和耗材，保障药物耗材从采购到管理全过程的透明性。社区卫生服务中心以有效性为前提，制定惠民用药标准，医生严格把控药量，并提供"空中药房"服务。

"一元钱看病"模式可复制可推广

"一元钱看病"模式拟在白云区西部医疗集团进行推广，要想更大范围复制推广，首先要积极协调争取组织意愿。经济联社或社区卫生服务中心的投入意愿对整个项目的落地有较大影响。大部分村居原来就设有民营卫生站，主要以营利为目的，与村经济联社相互关联。目前均禾中心以成立新卫生站（医保与均禾中心关联）的方式与之并存，此方式可作为合作模式参考。其次要灵活调整以适配区域。不同社区组织建设、管理水平、人口结构及关系网络存在较大差异，推行城市版"一元钱看病"模式，必须考虑的问题是没有经济联社的区域如何置换原模式中"经济联社"的筹资额度及其职责。最后要以群众为中心确定站点选址。站点布局应充分考虑群众需求、周边环境、各方效益等，这些都是不可忽视的要素。

可持续发展是"一元钱看病"的关键，而筹资渠道的可持续性是"一元钱看病"模式的重要基础，政府多项政策文件为该模式提供了一定保障。根据广州市卫生健康委印发的《落实"百县千镇万村高质量发展工程"实施新一轮基层卫生健康服务能力提升五年（2023—2027年）行动计划》（以下简称《行动计划》），未来五年，广州市将持续推进镇村卫生服务一体化管理；《行动计划》还强调政府主导、多方合力推动医疗卫生工作重心下移、资源下沉，为城市版"一元钱看病"模式创造了发展空间，也为多方筹资机制奠定了基础。

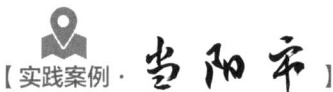

【实践案例 · 当阳市】

构建"四轮驱动"核心引擎
提升基层卫生健康治理能力
□当阳市紧密型医共体管委会办公室

湖北省当阳市医共体建设自2018年3月正式启动。2019年8月，被国家卫健委确定为全国紧密型县域医共体试点县。经过五年积极探索，2022年，紧密型医共体在管理体制、运行机制和服务模式上按下了提档升级的"加速键"。2023 年，当阳市紧密型医共体紧紧围绕组织架构的"四梁八柱"、制度考核的"一键启动"、人员统筹的"涡轮增压"、抬高服务能力的发展"底盘"等驱动四轮的"核心引擎"，不断提升基层卫生健康治理能力，由过去的县级强发展到现在的县域强。

当阳市现有省级重点专科 11 个，宜昌市三级医院临床重点专科 3 个、二级医院临床重点专科 21 个，宜昌市中医重点专科 3 个、中医特色优势重点专科 3 个、妇幼保健重点专科 2 个。医共体牵头医院（当阳市人民医院）达到三级医院标准。2023 年 1—10 月，医共体牵头医院三、四级手术占比 68.51%，较 2021 年同期上升 19.92 个百分点。通过县级专科、专家核心技术链带动发展到县域强，基层医疗机构现有省级百强特色专科 1 个、省级特色专科 2 个、宜昌市级特色专科 3 个（图 3-6）。"优质服务基层行"基本标准达到 100%、推荐标准达到 50%。所有乡镇卫生院全部通过心律失常防治单元验收。基层胸痛救治单元、卒中防治站实现全覆盖。基层医疗机构实现国医堂全覆盖，20% 的国医堂建成"旗舰国医堂"。县域内 149 个村卫生室均有 1 名乡村医生能熟练掌握应用中医适宜技术，均能开展 6 种以上中医适宜技术项目。县域内基层医疗卫生机构中医药门急诊占比 19.77%。

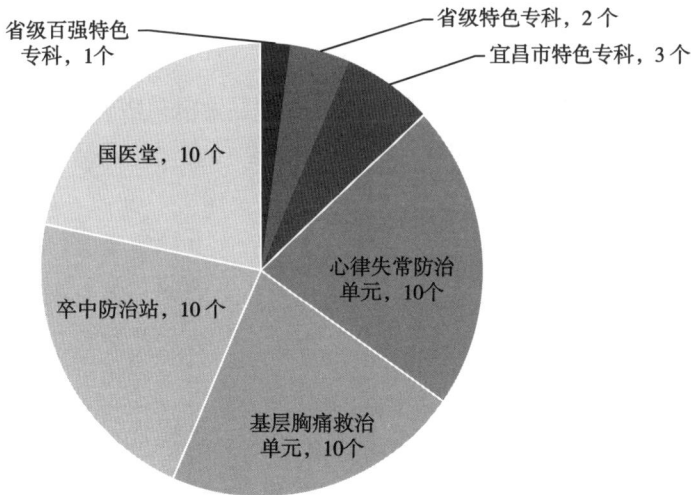

图 3-6　基层专科建设情况

注：全市有 10 个乡镇卫生院，图中全覆盖用数量 10 表示。

2019—2022 年，县域内门诊量逐年显著上升，分别为 1 847 066 人次、2 059 042 人次、2 614 788 人次、2 900 344 人次；基层医疗机构门诊量逐年显著上升，分别为 1 098 966 人次、1 370 837 人次、1 846 924 人次、2 130 761 人次（图 3-7）。2022 年县域内就诊率 92.01%，县域内基层医疗卫生机构门急诊占比 68.40%。

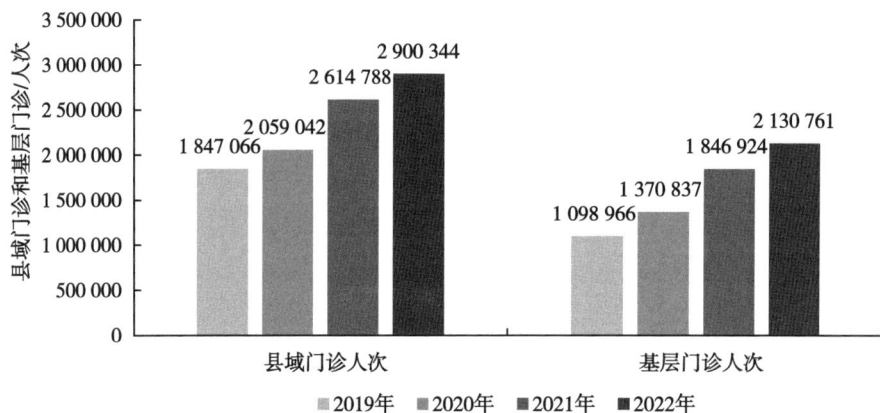

图 3-7　县域门诊和基层门诊增长趋势

统筹谋划，高位推进，搭建牢固的"四梁八柱"

当阳市紧密型医共体由医共体总医院为龙头、乡镇卫生院上下联动、村级卫生室为网底、民营医院为补充，形成市、镇、村三个层级，公立与民营，综合、专科与公共卫生等多种类型的医疗卫生机构协同发展的局面。

高位推进。成立一把手市长任组长，市委常委宣传部部长和分管副市长任副主任，市政府办公室、市委组织部以及编办、发改、财政、人社、卫健、医保、市人民医院为成员单位的紧密型医共体管委会，集体决策医共体的规划建设、投入保障、人事安排和考核监管等重大事项，有效避免了过去多部门协同时出现的"打滑""空转"现象。管委会办公室下设医共体规划运营中心，组建规划协调组、运营保障组、医疗服务组、医卫融合组、人力资源组、财务管理组、药品耗材组、医保管理组 8 个中心专业组，搭建起牢固的医共体建设"四梁八柱"，为医共体建设奠定了坚实的基础。

明确权责清单。由管委会牵头制定明确医共体管委会、行业主管部门、医共体成员单位共计 71 条权责清单，形成三方责任于一体的责任共同体。

制定议事规则。建立管委会议事规则，明确每季度召开 1 次联席会议、每月召开 1 次成员单位工作会议，形成纵向联动、横向联合的建设格局，高效推动紧密型医共体建设。

标准统一，强化考核，实现整体推动的"一键启动"

标准统一。医共体从医疗、医技、院感、护理、公共卫生等方面，制定统一制度标准共计 99 项。采取质量监管"1+5"模式，即医共体总医院牵头，组建 5 支由 22 名市级专家加入的"优质服务基层行"评估专家团队，指导、考核乡镇卫生院和村卫生室的工作。

强化考核。当阳市紧密型医共体以四个层级为抓手，充分发挥考核指挥棒的作用，实现医共体内目标一致，紧密相连。一方面，医共体管委会代表政府从责任共同体、管理共同体、服务共同体、利益共同体四个维度对医共体建设进行全面考核评价。另一方面，管委会办公室组织实施基本公共卫生专项考核，将基本公共卫生经费打包给医共体，由医共体办公室按考核结果进行拨付。第三方面，医共体以有序就医格局基本形成、服务能力提升、医疗卫生资源有效利用、医保基金使用效能提升等为导向，组织实施对成员单位考核。第四方面，医疗卫生机构以目标效率和质量为导向组织实施对单位职工绩效考核。考核结果与成员单位绩效工资总量核定、财政补助、医保支付、项目安排、基本公共卫生经费拨付挂钩；与院长任免、调整和绩效工资发放挂钩；与单位职工评先评优、绩效工资挂钩，调动紧密型医共体建设的内生动力。

纵横交流，人员打通，启动加速的"涡轮增压"

基层医疗卫生机构人才匮乏、服务能力脆弱、后劲不足，是制约医共体发展的核心问题，针对这一难题，采取纵横交流，人员打通，启动医共体建设的"涡轮增压"。

实行人员分层级打通，为基层输送人才。当阳市委编办、人才办、人社局出台医疗机构编制核定、高层次及急需紧缺人才引进、岗位设置和绩效管理等 5 个政策文件，在核定人员控制总额内，由医共体分层级自主打通使用。统一聘任卫生院法人及班子成员 35 人；选派 10 名市级医院业务骨干到卫生院挂任业务副院长；建立人才"周转池"，实行人才双向流动达 345 人次；助理全科医生培训基地接收卫生院专技人员进修达 40 余人次；免费定向委托培养乡村医生 149 名，社会招聘大学生村医 6 人，实行乡聘村用，实现一村一名大学生村医目标。

实现人员自主招聘，解决紧缺人才需求。医共体申报公开招聘计划，经人社局审核备案后由医共体自主招聘。2023 年，自主招聘急需紧缺专业技术人才 19 人、其他专业技术人员 48 人。

资源共享，上下联动，抬高基层服务能力的"底盘"

为进一步提升基层服务能力，由过去的县级强带动发展到现在的县域强，以市级专家对口帮扶、资源共享，抬高县域发展的"底盘"。

市级专家资源下沉，实力提升。2018 年开始，医共体采取订单式帮扶、派单式帮扶、挂职式帮扶等多种形式，实施"一年一院一科一人一特色"帮扶行动计划。2018 年以来，已选派专家 157 人下基层 7 206 人次，开展教学查房、专家门诊、会诊、病案讨论等，帮助基层医疗机构创建特色专科 17 个，培养专科人才 78 人。2023 年，医共体选派 50 名专家，重点开展国医堂、神经内科、心血管内科、哮喘专科、糖尿病专科 5 个类别 12 个特色专科创建的对口帮扶，重点培养 12 名基层医务人员。为让肾病患者在家门口就能进行透析治疗，医共体采取订单式帮扶，派出 3 支市级医护专家团队帮扶 3 个中心卫生院开展血液透析项目，实现农村肾病患者在家门口就能透析治疗的需求。

市级技术资源共享，服务提质。为做实同质化管理、均等化服务，让基层能进一步共享市级优质资源，在广泛征询成员单位意见和充分论证的基础上，先后建立创伤救治、远程会诊（包括医学影像、超声和心电）、消毒供应、临床检验、中医适宜技术推广、心脑血管一体化防治六大中心。所有卫生院取消了消毒供应室，与市级医院共享消毒供应中心，实行器具采购、配置标准、回收处置、监测检测、物流配送、追溯跟踪"六统一"管理。四年来，消毒供应中心为卫生院消毒供应物品 127 967 包（件），减少医疗设备设施投入近千万元，节省大量运行成本，大幅降低医院感染风险。2018 年以来，远程会诊中心开展远程会诊 93 299 人次，其中 2023 年远程会诊、临床检验中心提供均等化服务同比增长 25.41%、47.29%，实现分院检查、总院诊断，让"信息多跑腿，患者少跑路"。同时，助力基层建立急危重症急诊救治和双向转诊绿色通道。

上下联动转诊，分级诊治。根据县级医院向急危重症和疑难病症诊疗方向发展，基层医疗机构向常见病、多发病诊疗方向发展的功能定位，制定《当阳市紧密型医共体基层医疗卫生机构常见病诊疗指南》，规定了120种基层医疗机构诊疗目录和33种必须向三级医疗机构转诊的目录。健全双向转诊制度，统一转诊标准，引导有序转诊。建立一体化基层医疗卫生云系统，实行转诊电子备案。通过线上实时转诊，线下专人无缝对接，实现服务"一条龙"，转诊"一张网"。2021年以来，基层医疗机构上转患者2 293人次，上级医疗机构下转至基层医疗机构患者8 757人次，其中2022年医共体牵头医院下转患者数量占比达9.38%。

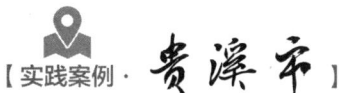

【实践案例·**贵溪市**】

解锁基层卫生健康治理"四化"密码
□贵溪市卫生健康委员会

江西省鹰潭市贵溪市作为全国第一批紧密型县域医共体建设试点县（市），2019年年底，组建了以市人民医院、市中医院为牵头医院的紧密型医共体，经过四年的改革探索，通过创新实施"标准化、规范化、网格化、信息化"的"四化"建设，实现了基层"二下降、二提升、二增长"的改革成效。

通过改革，医共体门诊次均费用由2019年的251.73元下降到2022年的189.30元，医共体基层医疗机构出院患者次均费用由2019年的2 119.89元下降到2022年1 940.94元（图3-8），群众就医负担得到进一步减轻。2022年县域内就诊率从2019年的84.12%提升到86.87%，2023年1—11月基层医疗机构医疗服务性收入占比从2019年同期的17.90%提升到23.60%（图3-9）。2023年1—11月，基层医疗机构医疗收入、门诊诊疗量较2019年同期分别增长63.19%、130.33%。

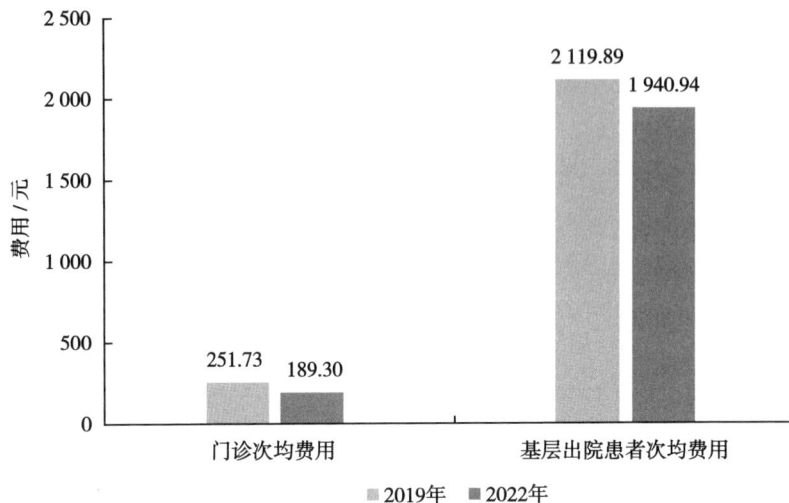

图 3-8 医共体门诊次均费用及基层医疗机构出院患者次均费用

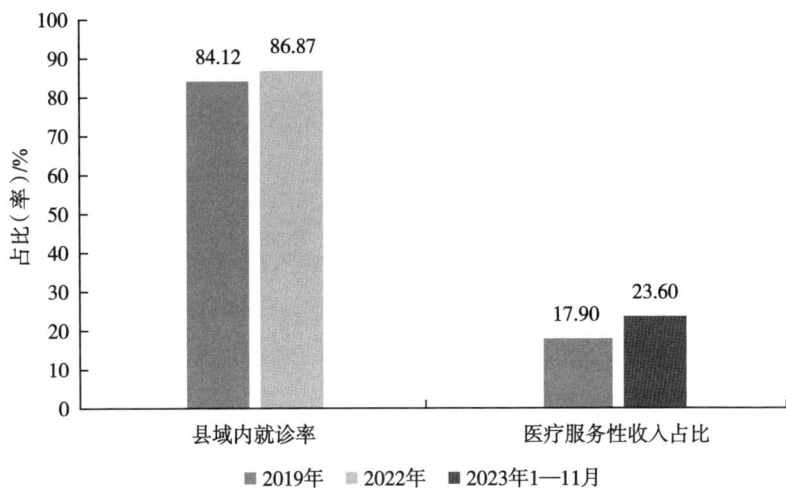

图 3-9 县域内就诊率及基层医疗机构医疗服务收入占比

标准化打造，优化资源激活力

统一标准"建"。在县级层面成立医共体项目建设指挥部，建立卫生健康事业发展专项资金。先后投入近 2.6 亿元对全市 21 家基层医疗机构和 171 家公有产权村卫生室的基础设施开展全面升级改造，同时，投入 0.5

亿元中央贴息贷款资金为乡镇卫生院添置一批医疗设备，补齐基层医疗卫生短板。

统一标准"补"。出台《贵溪市综合医改试点财政补偿实施办法（试行）》，对基层医疗机构按照"公益一类"予以财政保障，收入分配按照"公益二类管理和运行"的政策予以落实到位，在编、在岗和离退休人员，财政补偿由原来的差额改为全额保障；对公有产权村卫生室，市财政按每室每年3万元的标准安排公益性事业补助，并明确在岗乡村医生的养老保险、医疗责任险，由市财政和医共体共同筹资予以解决。

统一标准"奖"。按"两个允许"的要求，在现有绩效工资水平基础上，允许基层医疗机构绩效工资总量（含绩效工资增量）调控线控制在全额拨款事业单位绩效工资总量的3倍；允许基层医疗机构按医疗服务性收入的60%提取用于人员奖励，年终若有收支结余，结余部分的50%仍可用于绩效奖的二次发放，充分调动基层医疗卫生机构、医护人员重技术、提能力、强服务的工作积极性。通过绩效改革，乡镇医务人员薪酬水平由2019年的6.08万元增加到2022年的8.01万元。

规范化管理，创新思路增动力

建立"县管乡用"新体制。构建"编制统一管理、人才统一招聘、人员统一调配"的医共体"县管乡用"管理新体制，出台《贵溪市医共体编制统筹使用管理办法（试行）》等文件，以医共体为单位建立"编制池"，医共体内的编制实行统筹管理和动态管理，医共体内人员流动不受编制限制，由医共体统一管理、统一使用、统一调配。

建立"乡聘村用"新体制。在全省率先对全市171家公有产权村卫生室的342名乡村医生实行"乡聘村用"管理，将其纳入乡镇卫生院聘用管理，解决其报酬工资、养老保险等，落实"人、财、物"等"六统一"管理，进一步稳定了乡村医生队伍建设。

网格化覆盖，精准施策提能力

优质资源下沉"不停歇"。划网格：由医共体总院党委把关，选配党员、入党积极分子、优秀分子及专家担任网格员，形成"党员专家领航、一网多格、一格多员"的全覆盖"双下沉"服务体系。建机制：制定《贵溪市医共体落实"双下沉、双提升"工作指导意见》和医共体内下沉人员绩效分配办法，总院对下沉帮扶分院人员的补助资金实行按月结算发放。通过专家定期坐诊、在分院开展特色科室建设、适宜技术推广和下派医疗技术骨干到分院担任业务副院长等，实现基层医疗卫生机构服务能力和服务效率"双提升"。

家庭医生服务团队"不打烊"。建体系：建立以"村卫生室为基础、乡镇卫生院为主体、公立医院为支撑、市卫生健康委为指导"的基层医防融合工作责任体系。通过在乡镇卫生院组建"二室三站"，在医共体总院成立公共卫生管理中心，牵头组建全市县乡村"二高四病"专科联盟，指导医共体开展公共卫生工作，实现预防关前移。搭平台：在乡镇卫生院建立智慧院内工作站、居民智能报告系统，整合医院多种大型体检设备，搭载"查体管理+AI客服"系统，构建院内体检LOT体系，实现医疗机构健康体检服务、下乡体检服务（便携式）一体化数据采集。在村卫生室建立智慧家庭医生工作站，通过集成在智能PDA设备上的"操作系统"，轻松完成居民健康档案管理、家庭医生签约、履约、随访、体检以及健康指导、咨询等一系列服务。强考核：市卫生健康委制定医防融合绩效考核方案，将考核结果与公共卫生补助经费拨付、家庭医生签约服务团队年度绩效、村卫生室年度绩效挂钩。通过网格家庭医生服务团队一对一联系重点人群，为解决重点人群就医需求"随时待命"，真正打通为民服务"最后一公里"。截至2023年11月，已组建覆盖全市重点人群的网格家庭医生服务团队271个，常住人口签约率为71.69%，高血压患者签约率为93.85%，2型糖尿病患者签约率为97.55%。

中医药诊疗服务"不断档"。有医馆：大力推进基层中医馆建设，形成相对独立的中医药特色诊疗区域，集中开展基本医疗、预防保健、养生康复等一体化中医药服务，畅通中医药服务基层群众的"最后一公里"。截至2023年11月，全市乡镇卫生院和社区卫生服务中心已实现中医馆全覆盖，其中省级示范中医馆3个，在村卫生室设置中医阁63个。有服务：定期举办"西学中"培训和中医药适宜技术推广培训，全市基层医疗机构和村卫生室均能按要求开展中医药适宜技术服务。截至2023年11月，全市基层医疗机构中医诊疗人次占诊疗总人次的比例达37.33%。有特色：在金屯镇建设鹰潭市首个热敏灸小镇，在乡镇卫生院设立了热敏灸体验中心，在村卫生室设立热敏灸体验站，充分利用当地文化旅游资源，推动"热敏灸+"计划，深化热敏灸产业融合发展。

信息化赋能，资源共享聚合力

2019 年，市财政投入 2 000 余万元用于智慧医疗项目建设。按照区域互联互通四级甲等水平，打造"11258"工程，实现"乡检查、县诊断"的区域结果互认，达到"信息通"的目标，让农村居民在乡镇卫生院就可以享受到二级医院"同质化"服务。建设全市 1 支卫生健康专网：为满足医疗影像、图片、视频等业务的高速传输，建设全市 1 张卫生健康专网，实现了双千兆进云中心，百兆到桌面，满足未来医疗业务发展的需求。设置 1 张居民电子健康卡：实现身份证、社保卡、医院就诊卡等"多证合一"的统一身份识别，便于居民全生命周期的健康管理。建设 2 大基础业务系统：建设全市统一的基层医疗机构信息系统和全民健康信息平台，汇聚所有医疗健康数据，实现各医疗机构系统与平台的互联互通，便于数据展示和共享。建设 5 大远程服务中心：建设远程影像、远程心电、远程检验、远程病理、远程会诊中心，实现优质医疗资源、医疗专家下沉，提升基层医疗服务能力。实现 8 项信息化统一管理：实现县域内所有基层医疗机构在行政、人事、资产、财务、业务流程、药品采购、医保、信息统一管理（图 3-10）。

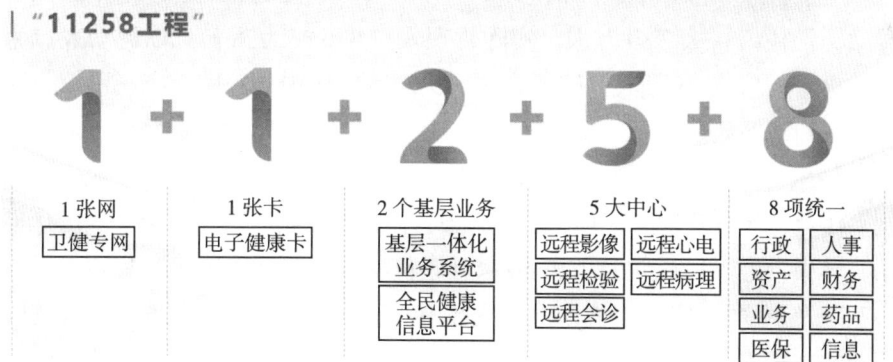

图 3-10　"11258"工程组织架构图

通过改革，乡村医疗服务能力得提升。2023 年 1—11 月，县域内基层医疗卫生机构门急诊占比为 81.42%，乡镇卫生院总诊疗人次较改革前同期增长 120%；全市 21 家乡镇卫生院（含社区卫生服务中心）有 5 家业务量突破千万元，新增 2 家达到"国家优质服务基层行"推荐标准的乡镇卫生院。群众家门口就医得"医靠"。通过优质医疗资源有效下沉，群众在家门口就能享受到上级专家的优质诊疗服务，2023 年 1—11 月，开展基层远程会诊、心电、影像 1.8 万余例，医共体总院主治及以上医师驻乡村 1 200 余人次，下乡开展门诊 1.68 万人次、手术近千台次。

下一步，贵溪将以中央财政支持公立医院改革与高质量发展示范项目为契机，紧紧围绕"优结构、建机制、强学科"三个方面做文章，努力打造医共体改革"贵溪样板"。

【实践案例·龙华区】

探索"五个融合"机制
打造优质高效整合型医疗卫生服务体系

□深圳市龙华区卫生健康局

广东省深圳市龙华区面积 175.6 平方千米，下辖 6 个街道，69 个社区工作站，常住人口 252.89 万人，实际管理人口 336.96 万人，且以流动人口为主，户籍人口仅 61 万人。辖区有区人民医院、区中心医院 2 家三甲综合医院，区妇幼保健院 1 家三级专科医院，区疾控中心、区卫生监督所、区慢性病中心 3 家公共卫生机构，社区健康服务机构 109 家。2017 年，按照人员编制一体化、运行管理一体化、医疗服务一体化的原则，成立两个基层医疗集团。其中，区人民医院及下属 50 家社康机构组建成区人民医院集团，区中心医院及下属 31 家社康机构组建成区中心医院集团，构成龙华区社区健康服务的"主力军"；另有区妇幼保健院院内社康机构 1 家，社会办社康机构 27 家，共同构成龙华区社区健康服务网底，形成了全覆盖、全流程的"十分钟就医圈"。

2023 年 1—11 月，全区公立医院和社康机构诊疗量 8 499 432 人次，同比增长 49.64%。其中，区属公立医院门急诊量 3 318 237 人次，同比增长 16.12%；住院 10.60 万人次，同比增长 19.56%；四级手术 3 958 台次，同比增长 24.23%。龙华区基层卫生健康服务能力持续增强，全科医生总数从

2017 年的 196 名提升到 2023 年的 1 469 名（图 3-11），每万人口全科医生数达 5.79 名，提前完成"十四五"规划目标。龙华区分级诊疗体系进一步完善，2020—2023 年龙华区社康机构诊疗量占区属区管医疗机构诊疗量的比例持续提升，分别为 52.62%、59.63%、57.67%、61.45%（图 3-12）。

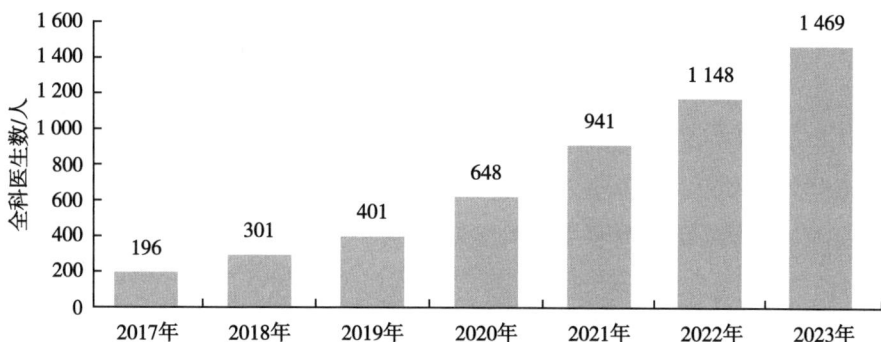

图 3-11　2017—2023 年全科医生人数增长趋势

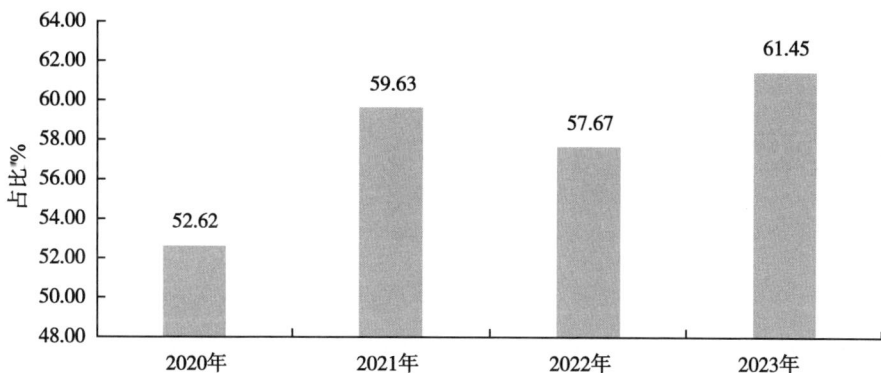

图 3-12　2020—2023 年社康机构诊疗量占比变化趋势

医院与社康融合，建立一体化管理模式

充分发挥"院办院管"社区健康服务模式特点，整合集团内资源，提升社区健康服务能力。出台《深圳市龙华区人民医院集团医院与社康融合高质量发展工作 1+N 方案》《深圳市龙华区中心医院推动本部社康深度融合发展实施方案》等文件，明确各科室职责和任务目标，统筹推进医院与社康机构融合发展工作。

充分利用医院集团的专科资源优势，将社康机构口腔、超声、影像、检验等部分业务归口由对应专科统一管理，实现一体化人员调配、整体化专业培训、同质化医疗质控，引导优质资源下沉。

社康中心人事、后勤、科教、基建等部分行政管理职能由相应职能科室统一管理，集团医务部门负责社康中心医疗安全和医疗质量管理、家庭医生签约、双向转诊服务等，社康机构管理部门负责基本公共卫生服务、社康规划等工作。2023 年，龙华区社康机构（含社会办）门诊量 588.10 万人次，同比增长 74.74%，社康机构诊疗量占区属区管医疗机构总诊疗量的比例为 61.45%。

人员融合，强化基层人才队伍建设

通过建立医院与社康机构协同、社区与社康机构协同机制，拓宽人才引育渠道，优化人才队伍结构，增强基层服务能力。

开展人事薪酬制度改革，印发《龙华区社区健康服务中心医疗人事薪酬制度改革方案》，建立符合基层卫生工作特点、体现岗位绩效和岗位管理的薪酬分配制度，明确社康中心全科医生平均待遇不低于医院集团同等级别专科医生的 1.1 倍，提高基层岗位的吸引力。

通过引进人才和转岗培训持续提高全科医生数量，设立全科医生引进专项补贴，对新引进全科医生给予 25 万~ 35 万元一次性生活补贴；要求区属公立医院各临床科室专科医师参加全科医生转岗培训。

创新组建"1+1+N+X"模式家庭医生团队。第一个"1"由全科医师（团队长）担任；第二个"1"由护士（团队秘书）担任；"N"由专科医师、公卫医师、健康促进员、网格员等构成；"X"为家庭健康联系人，由居住在服务片区的医院集团员工构成。发挥专科医生的专业优势和网格员深入社区和居民的工作特点，打通家庭医生签约服务"最后 1 米"。截至 2023 年年底，全区共组建 646 个由全科医生、护士、公卫医师、社区网格员、专科医师组建的家庭医生团队。

信息融合，实现数字赋能健康

探索业务与信息融合发展模式，加强信息化建设顶层设计，区政府出台了全市首部医疗卫生信息化规划《"智慧龙华"框架体系智慧医疗"114 工程"总体规划（2017 年—2022 年）》，按照"统一网络、统一平台、统一数据、统一标准、统一运维"的"五统一"原则，高标准推进全区信息化建设。

建立全区统一的医疗卫生信息化标准体系，完成全民健康信息平台、医疗业务运营管理系统、医技系统、区域临床数据中心、医院智能化项目等建设，完成基本公共卫生督导系统、远程医疗、医防融合路径化管理系统建设，基本实现区域医疗卫生数字化、业务协同一体化、综合管理智能化。尤其是全国首创基本公共卫生督导信息系统，采用信息化方式对基本公共卫生数据进行全量分析，形成可复制的基本公共卫生督导信息化经验。

逐步打通医院与社康机构之间的信息系统。打通双向转诊信息壁垒，实现患者在社康机构预约三甲医院号源和床位功能，医院下转至网格片区内的家庭医生团队；统一医院与社康机构检验信息系统，将院本部危急值报告功能下沉至社康机构；将医院运营管理系统下沉至社康机构，精准获取社康机构绩效管理相关数据，提高社康机构运营管理效能，实现医院与社康机构同质化管理。

全专融合，进一步完善双向转诊模式

围绕"简化上转流程、精准下转服务"推动全专融合发展，专科设立社康机构联络员，专门负责联系社康机构双向转诊工作。

简化上转流程，对社康机构首诊和预约上转的患者，无须在院本部重复挂号、收费、排队就诊，住院直接到专科床位，门诊直接到专科医生，简化中间环节；专科门诊每天预留 30% 号源至家庭医生团队，经签约家庭医生上转患者到上级医院就诊率达 98.89%。

强化下转精准性，下转直接到网格内家庭医生团队，专科医生对住院患者进行宣教，主动引导康复期、恢复期患者转回社康机构进行后续治疗或建立家庭病床，全专协同为患者提供连续性服务。

下沉大型检查到社康机构，将 CT、无痛胃肠镜、磁共振等检查项目下沉至社康机构，强化对全科医生专业技能的培训，全科医生根据诊断直接开单并完成预约，患者按照预约时间到三甲医院检查，切实提升患者就医体验感。2023 年，全区社康机构上转专科 142 122 人次，同比降低 21.14%，基层服务能力进一步提升；专科下转 67 126 人次，同比增长 230.88%，"下转难"的困境得到进一步缓解。

服务融合，促进优质资源下沉基层

落实以基层为重点的卫生健康工作方针，引导院本部优质资源下沉基层。

建立院本部专科医师下社康工作机制。鼓励与社康机构联系紧密的心血管、内分泌、呼吸内科、中医科、神经内科、妇科、产科、儿科等专科，在社康机构建立专家工作室，安排专家定期到工作室坐诊，提升社康机构服务能力。目前，全区109家社康机构共设立专家工作室92个。

强化与市属医院的合作。充分发挥市医防融合项目和区重点学科资源优势，区级重点学科加强与社康机构、市医防融合项目组的联动，建立医防融合市、区协同机制，市、区两级专家下社区开展门诊、临床带教、小讲课等活动，促进优质资源下沉基层。目前，全区共39家社康机构开展市医防融合项目15项。

探索慢性病医防融合路径化管理。家庭医生团队中专科医生参与社区慢性病管理，建立高血压、糖尿病患者信息库，血压、血糖控制不稳定患者自动入库或由家庭医生团队审核后入库。团队专科医生按照分片包干原则，在系统上开展诊后会诊并出具会诊意见，会同全科医生共同制定管理方案并落实追踪管理。2023年医院集团心内科完成诊后健康会诊40 178人次，内分泌科完成诊后健康会诊28 301人次。

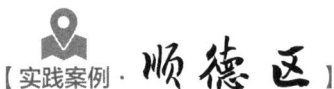

【实践案例·顺德区】

融合创新"家"有"医"靠
打造紧密型健康共同体龙江样板

□佛山市顺德区第五人民医院

自2022年以来，广东省佛山市顺德区开展健康共同体建设改革，龙江镇健康共同体秉承"精医重德　服务社群"的精神，积极践行"一家人、一盘棋"理念，强化顶层设计，坚持系统谋划，加强协同联动，引入顾问管理团队，打出"五融合、五重构、五到家、五强化"的改革组合拳，得到广大群众及社会各界的充分肯定。

"五融合"让基层群众在家门口即可享受三级综合医院水平的诊疗服务

龙江健共体整合区域内公立医院和社区卫生服务中心,创新探索"医育融合、医校融合、医企融合、医养融合",从"以治病为中心"向"以健康为中心"转变。

医防融合,探索慢性病防治管一体化"龙江模板"。实施"一科一站",统筹顾问专家团队,下沉优质资源,让群众在家门口就享受到专家团队的"多学科会诊"服务。初步统计,2023 年共下沉专科医生 620 人次,为辖区提供优质医疗服务约 12 000 人次。构建"三高"共管、"六病"同防、医防融合慢性病防治体系。印发《龙江镇健康共同体"三高"共管、"六病"同防、医防融合慢病综合管理实施方案(试行)》,实现信息共享、互联互通,建成以家庭医生团队为基础网底的"三高"筛、治、防、宣一体化服务体系;建立区域"六病"预防、治疗、康复闭环管理路径,强化中西医结合,初步形成慢性病防、治、管、教一体化的"龙江样板"。2023 年累计转入牵头医院 418 人次,上转门诊 575 人次,下转成员单位站点 982 人次。健共体内部转诊人次数较健共体成立前增长约 10 倍,有效提高了群众就医体验。健共体牵头医院(三级医院)门诊量为 86.35 万人次,同比降低 6.70%;各成员单位站点门诊量为 46.16 万人次,同比升高 14.81%(图 3-13)。

医育融合,构建 0～6 岁婴幼儿健康服务新模式。创新建立"行政监管 + 专业指导 + 行业自律"的托育机构监管模式,开展多元化办托新模式,与龙江民企联手成立佛山市首个托育综合服务中心,逐步摸索托育服务普惠性发展、品牌化管理的新路子,全力推进托幼一体化建设。

医校融合,开辟 7～17 岁儿童青少年健康服务新阵地。印发实施《顺德区龙江镇医校融合工程建设方案(试行)》,派驻服务模式共建学校卫生室,健全副校长工作机制。镇政府配套专项经费,教育与卫健部门协同联动,制定《龙江镇健康共同体医校融合工程抽派人员绩效方案》,保障抽派人员的薪酬待遇;完成三家学校医务室变更西海社区卫生服务站执业证地点,签约龙江外国语学校、龙江城区中心小学等 3 家学校,组织两次岗前培训,累计培训 126 人,发放合格上岗证 16 人,派驻两批次共 8 名医生分别进驻试点学校,提供基本医疗服务,累计接诊 2 000 余人次。成立医防融合五大疾病防控中心,结合中小学年度体检落实五大疾病筛查,2023 年完成中小学视

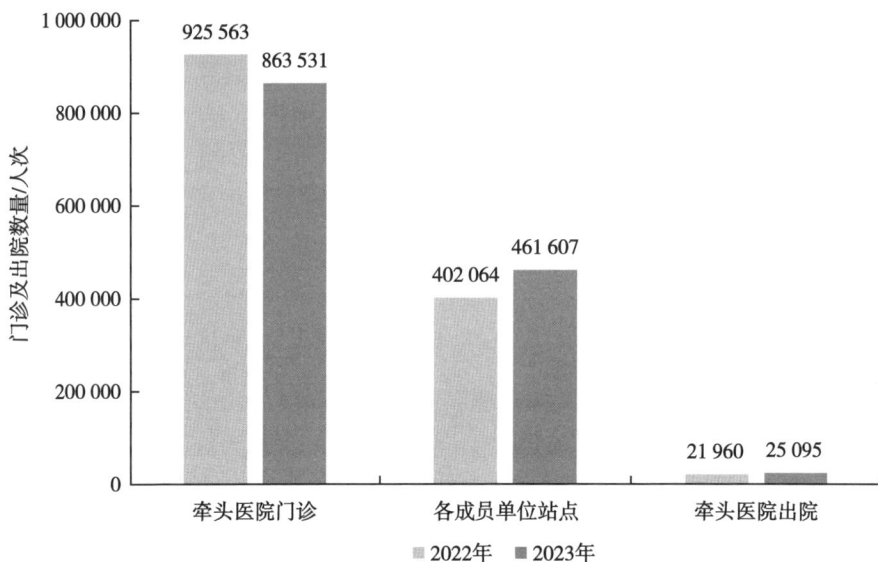

图 3-13　健共体牵头医院、各成员单位站点门诊情况

力筛查 21 406 人，近视 12 067 人，近视率逐年下降。

医企融合，赋能 18～59 岁人群健康服务新内涵。制定《顺德区龙江镇医企融合工程建设方案（试行）》，组建服务团队、建设服务平台，以镇内中大型知名企业为阵地，为企业员工及家属提供集职业病防治、疾病诊疗、公共卫生服务、中医药服务、健康促进等防治结合一体化服务。以健康企业创建为切入口，以"防、治、管、教、建"推进职业健康治理体系和能力建设，已开展讲座 4 场，培训 128 人。

医养融合，打造老年人健康服务新标杆。2023 年镇委、镇政府全面打造"医、护、药、康、养"五位一体"家门口"优质医养结合品牌。充分盘活资源，建设"社区卫生服务站＋家门口医养服务中心"。财政总投入1 199.07 万元，规范建设 50 张医养结合床位。2023 年 12 月正式启动建设，2024 年上半年建成投入使用（图 3-14）。

"五重构"打造优质高效的整合型服务新体系

龙江医改实施公共卫生、健康促进、分级医疗、中医药、重点人群五大服务体系的重构。

多方联动，重构公共卫生服务体系。设立公共卫生管理中心，开展临床签约3家学校，两次组织岗前培训，累计培训126人，发放合格上岗证16人，派驻两批次共8名医生分别进驻试点学校，提供基本医疗服务，累计接诊2 000余人次。成立医防融合五大疾病防控中心，结合中小学年度体检落实五大疾病筛查，2023年完成中小学视力筛查21 406人，近视人数12 067人，近视率逐年下降。

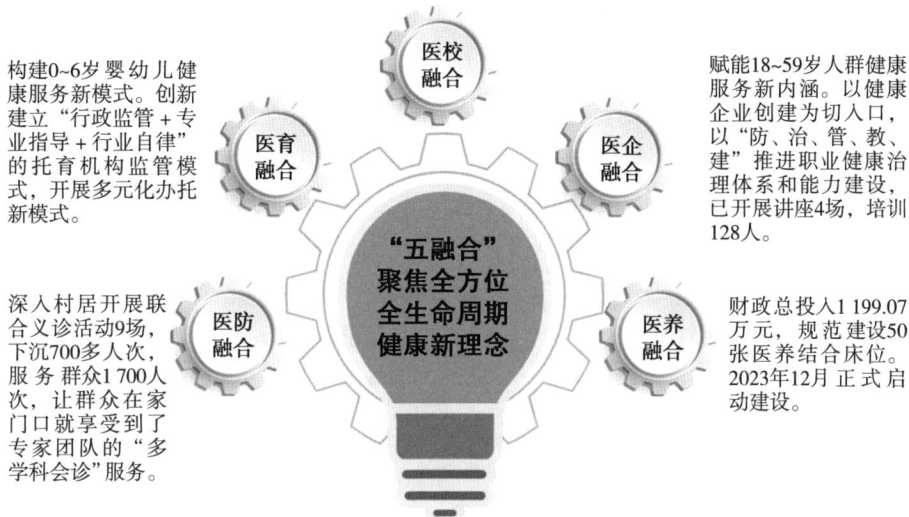

构建0~6岁婴幼儿健康服务新模式。创新建立"行政监管＋专业指导＋行业自律"的托育机构监管模式，开展多元化办托新模式。

赋能18~59岁人群健康服务新内涵。以健康企业创建为切入口，以"防、治、管、教、建"推进职业健康治理体系和能力建设，已开展讲座4场，培训128人。

深入村居开展联合义诊活动9场，下沉700多人次，服务群众1 700人次，让群众在家门口就享受到了专家团队的"多学科会诊"服务。

财政总投入1 199.07万元，规范建设50张医养结合床位。2023年12月正式启动建设。

图 3-14 "五融合"组织架构示意图

公共卫生双向培训，基本公共卫生服务项目知晓率和满意率均≥80%，家庭医生全人群签约服务覆盖率44.90%、重点人群签约服务覆盖率79.78%、签约居民满意度100%，全人群签约服务覆盖率较去年提高2%，高血压患者规范管理率81.25%，糖尿病患者规范管理率76.84%。

共建共享，重构健康促进服务体系。设立健康促进中心，统筹健康促进和疾病管理，加快建设科普专业队伍，目前已达63人；开展健康知识讲座69场，惠及群众3 686人；开展公众咨询21场，惠及群众4 434人，旨在实现全覆盖健康筛查、全过程健康干预、全人群健康管控、全天候健康知识普及行动以及全方位共享全周期健康。

精准突破，重构分级医疗服务体系。设立双向转诊服务中心，围绕慢性病病种精准实施"5+N下沉"。与区中医院开设联合病房、联合门诊，上线"诊间支付"连通牵头医院检查检验系统，让群众在"家门口"即可享受三级医院优质医疗服务。牵头医院下转社区门诊768人次，社区上转牵头医院门诊449人次；社区上转牵头医院住院345人次，牵头医院下转区属医院住院248人次，全镇基层诊疗量占比快速提升8%。

守正创新，重构中医药服务体系。设立中医药管理中心，从人才、服务、资源方面发力，已建成中医馆、中医阁，全区首建"治未病"健康养生馆，积极推广中医适宜技术，5 人参加市级西学中班、400 余人参加中医药继续教育班，培养市级中医药杰出青年人才 1 人，提供中医适宜技术服务15 项，社区卫生服务机构中医诊疗人次占比达 60%。开展非中医类别医师"西学中"课程培训 1 次，培训 250 人次，社区卫生服务机构中医类别医师占比 25%，提升了中医服务能力。

分级分类，重构重点人群服务体系。积极参与妇幼安康、身心同康、医养康养融合和残疾人健康服务提升等工程建设。区妇幼保健院与龙江健共体组成专科联盟，参与医育融合建设。伍仲珮纪念医院在龙江医院开设首个精神卫生分中心，构建"区 – 镇 – 村居"三级心理健康服务体系。

"五到家"构建家门口好看病的新格局

围绕习近平总书记提出的"头疼脑热在乡镇、村里解决"，顺德医改瞄准这一关键目标，多措并举，"家门口"看病得以破题。

激励专家下沉，家门口可看到医院的顾问医生。实施家门口式"顾问医生"项目延展性服务模式，印发及修订《"顾问制"项目导入健共体建设实施方案》《龙江镇健康共同体二级顾问医生名单及工作评价内容的通知》，"一科一站"开设 12 个站点全专联合门诊，下沉专科医师约 554 人次，坐诊、义诊、健康教育、科室管理等约 70 人次，为辖区提供优质医疗服务11 000 余人次，改进管理项目 20 条，开展专科培训 450 人次。举办急救服务下基层巡回培训活动，打造健共体急救远程医疗服务系统。

推动技术下沉，家门口可享受到三级医院诊疗。牵头医院主动下沉设备和技术，下沉呼吸机 4 台、心电图机 3 台、超声波治疗仪 2 台、B 超机 2 台，总计约 250 万元；指导社区开展新技术、新项目 15 项，服务 2 000 人次。

落实药物下沉，常见病、多发病在家门口拿药。通过统一药品储备和调剂，社区卫生服务站点增加配备药品品规数 68 个，其中慢性病药物品规 43个；"三降"品规数为 85 个；胰岛素注射液增至 8 个；同步同质开展基层站点合理用药培训 20 场。

实施信息下沉，家门口共享就医信息数据。初步实现信息互联互通，检查检验结果互认；互联网医院可向企业、学校延伸。上线了统一的双向转诊系统、门诊医生工作站、云胶片共享、办公 OA 系统等信息化共建共享，数据代替群众"跑腿"，就诊、用药、检查等信息共享，群众在家门口能查阅就医信息和预约诊疗，节约时间和费用，实现信息惠民、惠医、惠政。

医保助推下沉，家门口就医更实惠。门诊共济差异化报销新政，家门口看病更实惠，群众首选在基层就医量逐年递增，基层诊疗量占比达51%。健共体成立专项办公室负责"两病"（高血压、糖尿病）门诊特殊办理工作，直接进站提供一站式办理"两病"门诊特殊申请，截至2023年10月，完成办理3 901人，增幅为58.22%。

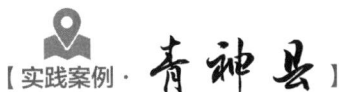

【实践案例·青神县】

医防融合一体化　　打造慢性病闭环服务生态圈

□青神医院集团

四川省青神县深入贯彻落实习近平总书记来川视察提出的"要加强乡村卫生体系建设，保障好广大农民群众基本医疗"指示精神，立足县情实际，以建设全国紧密型县域医疗卫生共同体试点为契机，以慢性病管理为切入口，通过医防融合进行"防、治、管、康"慢性病管理，为"两病"（高血压、糖尿病）患者提供优质、高效的精准化服务，建立起慢性病的防控意识，让慢性病管理有"医"靠，着力解决区域内慢性病管理"最后一公里"问题。2021年全省公共卫生抽查考核中，青神县高血压规范管理全省第二，糖尿病规范管理全省第一，慢性病管理经验在国家医疗保障局的《中国医疗保险》上刊登推广。

依托医共体，创新慢性病管理县乡村一体化

目前，青神县共有医疗卫生单位166家，其中，县级公立医疗机构3家、疾病预防控制机构1个、社会办医4家、社区卫生服务中心1家、中心卫生院4家、乡镇卫生院3家。2019年，青神县以政府为主导，整合3家县级公立医院、7家乡镇卫生院和1家社区卫生服务中心，成立由县委书记、县长任双组长，卫健、医保、组织等县级有关部门负责人为成员的医院集团管

理委员会，组建青神县紧密型县域医共体——青神医院集团，将医疗机构班子成员任命权下放到医院集团党委，集约优化资源配置，提升资源使用效率，实现统一规划、统一管理、错位发展，为群众提供更便捷、更优质的医疗卫生保健服务（图3-15）。

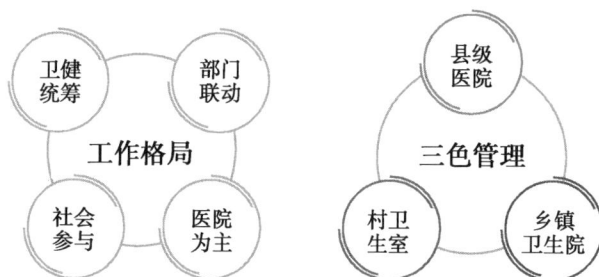

图3-15　青神医院集团组织架构图

在医院集团内，整合资源成立健康管理中心，下设慢性病管理办公室，制定慢性病管理工作职责、工作制度、绩效考核方案等，并形成"卫健统筹－部门联动－医院为主－社会参与"的工作格局，以及医院集团揽总、县级医院/乡镇卫生院/村卫生室共同参与的闭环管理模式，全覆盖实行县乡村一体化管理。在改革实施的过程中，针对存在的问题，对工作方案和绩效考核细则等适时作出修订和调整。

做实"三项举措"，实现"两病"患者精准建档

一是制定相关优惠减免政策，对签约基础包的患者实行检查费用打折，对签约个性化服务包的患者实行检查费用免费认定。二是优化流程，将认定服务进一步前移，集团组织专家，并携带相关检查设备到基层医疗机构开展上门认定，尽量让患者少跑路。三是结合医保"两病"门诊用药保障专项行动，将门诊20岁以上患者，血压测量纳入门诊常规服务范围，积极推进高血压的早期发现，落实"两病"筛查认定全覆盖，对基层卫生系统规范管理的患者和医保系统内患者进行身份互认，确保"两病"患者对医保政策应享尽享。通过精准建档，2021年"两病"认定人数较2020年增加了6 998人次。

创新"三项服务"，实现提质增效

一是实施"两病"个性化签约服务。服务内容在公共卫生"两病"随访

要求的基础上，增加了每年四次的检查服务，包括肝功能、血/尿常规、糖化血红蛋白、胸部DR、心电图、眼底检查等项目。二是实施"三色三级"管理服务。组建县级专家服务队10支，每支队伍由2名专科医生和3名专科护士组成，组长均由县级医院内科各科室主任或副高级职称以上专家担任；乡镇卫生院组建服务团队71个，实现一村一团队，形成以"县级专家服务队+乡镇（社区）卫生院+村医"组成的家庭医生签约服务团队，充实"两病"签约管理。同时，根据患者病情，将患者进行"红、黄、绿"三色分级管理，根据患者病情适时动态调整"三色"患者名单。三是畅通绿色通道和保障服务。对稳定期患者执行慢性病长处方管理，对控制欠佳的患者开通县级医院"绿色通道"，设置"两病"健康直通车，对持转诊单的患者实施三免政策：免等待、免挂号费、免专家诊查费。同时统一全县用药目录，下沉"两病"药物，拓宽取药途径。为方便患者取药，在乡镇卫生院和村卫生室均设立了"两病"用药专柜，并为行动不便和偏远地区的患者提供送药上门服务，共建立村级药品保障服务点38家。全县签约管理率逐年提升，2022年高血压、糖尿病签约管理率分别为94.70%、93.58%（图3-16），个性化签约管理率35.77%。高血压、糖尿病规范管理率分别为88.06%、87.97%；高血压、糖尿病控制率分别为92.90%、75.41%（图3-17）。全县签约患者满意度达95.84%。2022年以"两病"为主诊的患者住院率同期下降7%，极大地减轻了患者及社会负担。

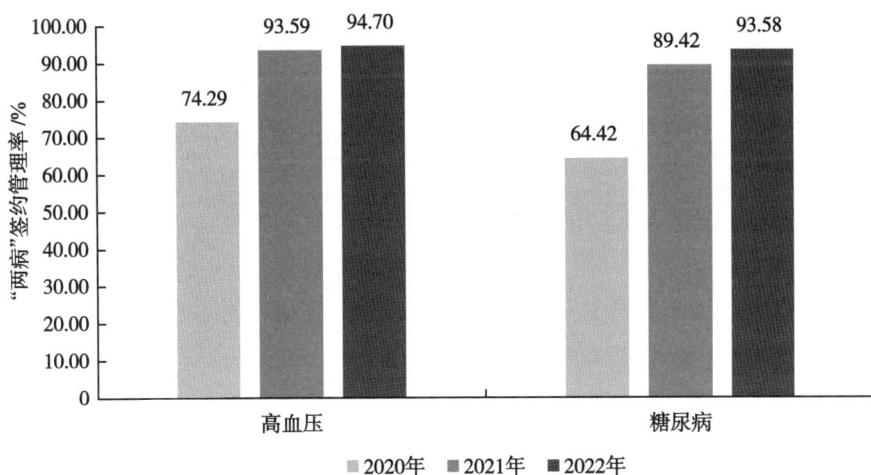

图3-16 2020—2022年"两病"签约管理率

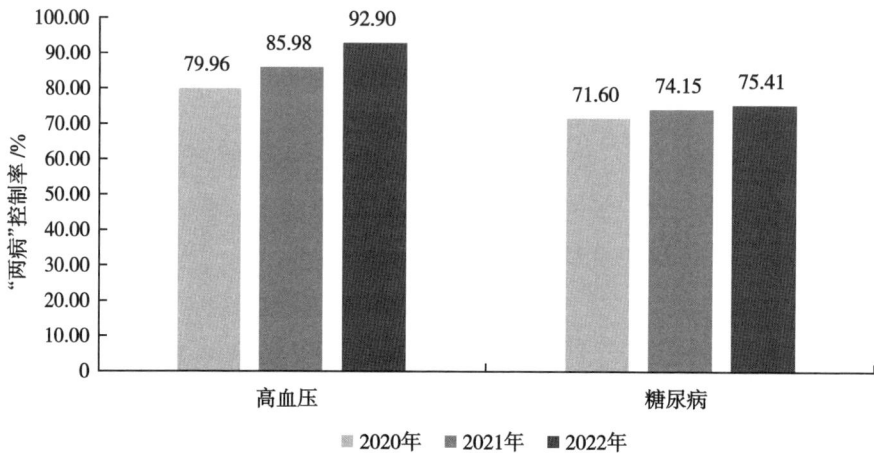

图 3-17　2020—2022 年"两病"控制率

着力"三项提升"，增强服务能力

一是实行分级分类培训制度。集团定期邀请省市级专家每年至少对全县家庭医生团队进行 2 次专业知识培训，县级专家每半年对乡、村级家庭医生团队进行培训，每季度协同乡镇（社区）卫生院对患者开展健康教育，稳步提升"两病"综合服务能力。二是建设"两病"临床特色科室。利用专项资金——紧密型医共体全专结合家庭医生签约服务模式改革试点项目资金，在社区卫生服务中心建设与牵头医院上下协同的"两病"临床特色科室。县医院专科医生在工作日轮流坐诊，吸引患者就医，同时进行带习带教，并重点参与中高风险人群的健康管理，着力提升基层"两病"服务能力。三是实行"工作＋考核"双制度。每月召开月例会，对日常督导及考核存在的问题，进行反馈及整改，并落实"回头看"。每季度实施"以考代教"的考核制度，抽调乡镇慢性病工作人员参与交叉考核。通过推行"两病"个性化签约服务以来，家庭医生年度薪酬平均增加 10%～20%，家庭医生和患者通过签订协议形成稳定的契约关系，为签约患者提供有效的、个性化的服务，患者认可度、依从性上升，基层首诊率和业务量增加，激活基层存量资源，形成良性循环。

探索"带量采购"，持续为患者"减负"

在市／县医保局的大力支持下，青神医院集团率先在全市统一药品耗材采购账户，开展以医院集团为主体的带量采购，成立集团综合采购办，对"两病"药品进行集中采购、统一配送、统一用药指导，实时动态更新"两病"药品目录，确保基层卫生院用药配得上、开得出、不浪费。2022年，签约个性化服务包的高血压患者，每年职工自付70元、居民自付140元可享受全年免费用药和4次免费相关检查；糖尿病居民患者，每年职工自付120元、居民自付240元可享受全年免费用药和4次免费相关检查，特别是部分胰岛素使用量较大的患者，每年可节省数千元药品费用。2022年至今，"两病"药品集采的下降比例为50.41%。

【实践案例·**南海区**】

医防融合 整合赋能
创新构建大学基层医联体的"南海模式"

□南方医科大学第七附属医院

2023年，由南方医科人学第七附属医院（简称"南方七院"）牵头，联合里水镇社区卫生服务中心及19个社区卫生站组建里水镇医联体，逐步形成符合区域情况的科学合理就医秩序，上下联动、整合资源、医防融合、持续探索，创新构建了具有南海特色的整合型医疗服务体系。

数据显示，2023年南方七院共派出副高职称以上坐诊人员61人次，服务群众超4 000人。医联体上转和下转患者数均翻倍提升，2023年医联体上转住院患者1 245人，较2022年增长236.49%；下转人数791人，而2022年下转人数50人，同比增长近15倍（图3-18），上转和下转数量与质量在南海区排名第一。同时，里水镇社区卫生服务中心在医联体赋能和助力下，2023年医疗门诊量高达782 256人次，较2020年的386 919人次增长102%（图3-19），社区居民的健康需求得到保障，群众预防保健意识更加强烈。

搭建双向转诊绿色通道，助力提升基层机构首诊率

南方医科大学第七附属医院与里水镇社区卫生服务中心建立医联体合作

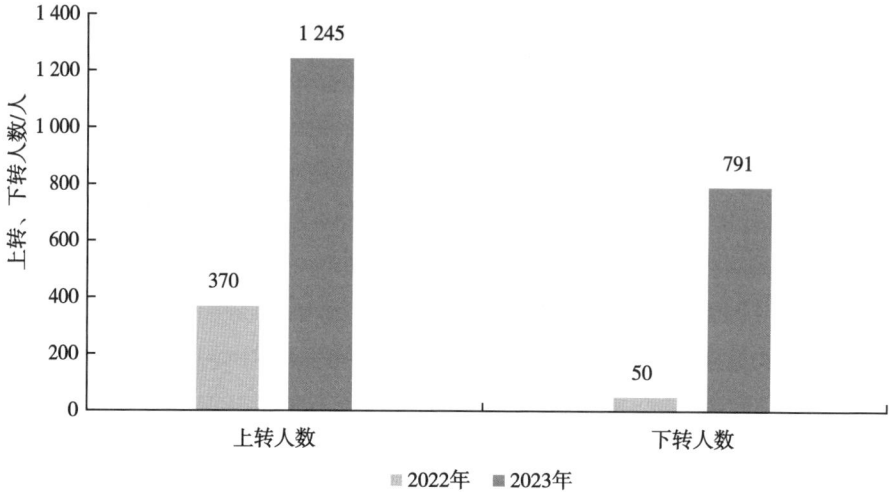

图 3-18　里水镇医联体上转、下转患者人数

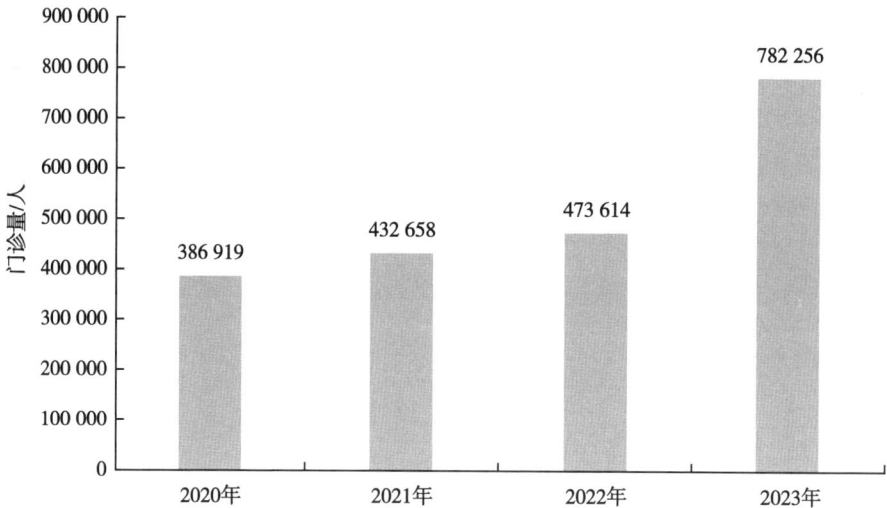

图 3-19　里水镇社区卫生服务中心门诊量变化趋势

后，各站点、各科室指定专人作为转诊网格管理员负责双向转诊工作，需要住院治疗的患者可以享受绿色通道，直接办理入院，居民在家门口即可享受三级医院同质化医疗服务。医联体的社区家庭医生团队接收到下转信息后，通过开展门诊就诊、公卫随访、入户访视、电话访视等形式对下转患者进行随访跟进和指导，真正实现了下转患者"接得住、管得了"的目标，切实提

高了医联体双向转诊患者的服务综合获得感和满意度。

南方七院组建了由中医专业、心血管专业、产科专业、妇科专业、内分泌与代谢专业共 26 位副高职称以上团队，常态化派驻到各社区站点坐诊，实现了"医联体"内人员、检验、信息的互通，落实了基层首诊，群众不用往大医院跑，免挂号、免排队，接受名医基层服务；推进了"急慢分诊"，急重病到大医院，慢性病在基层也能看三级医院专家。

2023 年 1—10 月累计开展了 13 场医联体内医院与社区卫生服务机构联动医疗业务培训，主要围绕肾内科、儿科、内分泌科、心血管内科等专科业务培训，不断提升社区医生的诊疗能力，进一步实现双向转诊协作机制。2023 年 1—10 月累计接收社区检验标本 5 万余份，检验项目 41 万余项。

党建引领，"五子"走基层举措带动优质医疗服务广泛融入农村

医院党委领导班子深入推进党建与业务深度融合，研究制定了"党委举旗子、支部结对子、党员出点子、专家开方子、医社一家子"的"五子"走基层工作举措，持续深化医疗服务进社区行动。各党支部设立一名联络人搭建居民与医院绿色桥梁，建立村民服务微信群，提高村民的健康素养，助力村居开展居民健康管理体系建设，打造健康村居，实现了农村公共服务体系的有效优化。

2023 年，21 个在职党支部与里水镇 40 个村居签署"共建协议"。截至 2023 年年底，南方七院共完成义诊 110 场次，派出医护人员 900 人次，服务村居、社区群众超 40 万人。组织妇幼健康"两癌筛查"及消化道早期癌症筛查专项活动 40 场，派出医护人员 265 人次，服务对象超 2 万人次。此外还举办了 20 场健康讲座，开展了 8 次走访慰问活动，累计服务群众量超 3 万人次数。

实施校医项目，建立"学校 - 校医 - 医院快速联动"机制

2021 年起，医院全面托管里水镇公办学校的校医室，优化并组建了里水镇校医工作团队，完成里水镇 17 所中小学校医室 34 名校医职数配置，同时为每所学校配备了健康副校长，健康副校长全部是来自医院的专家教授，建立"学校 - 校医 - 医院快速联动"机制，稳步提升校医业务水平。

校医每年为师生提供更全面、更高效的医疗服务，指导学校进行常见病群体性防治、传染病疫情防控、公共卫生突发事件应急处置，并撰写学

生健康全面分析报告。截至 2023 年年底，服务人数已达 5 万人次，强化了师生等重点人群的卫生保健，有效保障了全体教职员工及学生的生命安全。

建立企业就医绿色通道，打造健康企业

"绿色通道"项目搭建企业绿色生命通道，给企业提供无障碍医疗绿色通道，若企业员工发生工伤、危重疾病等情况需救治时，南方七院将第一时间为其开通医疗绿色通道。同时医院为企业提供家医服务，通过线上线下服务，打破时间及空间限制，助力企业开展员工健康管理体系建设，提高企业生产效率，打造健康企业。

随着"绿色通道"项目深入开展，南方七院陆续与各工业企业达成"绿色通道协议"。目前医院的"绿色通道"服务已广泛得到企业的认可和接受。截至 2024 年 2 月，南方七院已和 69 家企业签订医疗服务合作协议，为 100 余名患者提供方便快捷的医疗服务，获得了群众与企业的高度称赞。

"两病门特"和公卫服务协作联动基层首诊

建立"两病"家医服务机制，提高医联体发展动力。一是畅通高血压、糖尿病门诊特殊办理流程，设立"门诊一站式服务工作台"，由专人负责办理，积极为本市参保人提供门诊特殊待遇享受资格确认服务。二是开通高血压、糖尿病门诊特殊资格办理绿色通道，提高相关部门医疗服务质量。三是优化社区卫生服务中心对高血压、糖尿病患者的双向转诊机制及流程，进一步提升里水镇居民对利好政策的知晓度、参与度和认同度。

在"两病"签约管理方面，2023 年 1—10 月完成"两病"签约共计 11 232 人，其中高血压 9 452 人次，糖尿病 2 642 人次；在检验检查方面，累计接收社区卫生服务机构送检标本数 41 888 例，开展检查项目数 328 968 例。2023 年共完成门诊特殊办理及家庭医生签约服务 11 250 人，基本公共卫生服务任务完成率达 133.54%，位列南海区第一。

2023 年开展两癌筛查共 3 000 人，其中宫颈癌筛查 3 000 人，乳腺癌筛查 3 000 人。通过两癌筛查项目，起到早期预警、早期发现、早期干预作用，保障里水镇妇女的身体健康。此外，针对 HPV 疫苗紧张的情况，南方七院成人接种门诊积极多方协调调配疫苗，联合镇教办开展中高考毕业生 HPV 疫苗专场，2023 年完成了 538 人次接种服务。

以电生理数智化，赋能基层医疗服务能力提升

南方七院作为南海区域电生理中心（即临床电生理专科医联体），牵头负责整合全区电生理资源，促进全区各医疗机构电生理业务开展。中心建立了以区域电生理数据库为核心，通过电生理设备及检测标准化、网络化、信息化、大数据化、人工智能化，统一各类标准，编织一张区域健康防护网，落实区域分级诊疗和质控管理，助力区域医联体建设和各社区卫生服务站，促进区域内中心联盟单位同质化建设，走出南海医卫健一体化新模式。

在里水镇医联体单位内完善电生理网络化建设，建成大数据智慧心电平台，与镇内 18 家卫生站完成心电设备互联互通和远程诊断；开展常规 12 导联心电图、18 导联心电图、心电向量、24h 动态心电图、24h 动态血压、心脏实时监护预警等服务；同时进行云化分级分层管理，既可调动医务人员积极性，解决电生理医生数量不足的矛盾，又能培养心电人才，开展报告二级审核、三级质控，确保报告质量及患者生命安全。

持续建设好整合型医疗服务体系是我国医疗卫生事业发展的重要方向。要实现这一目标，需要政府、医疗机构和社会各方共同努力，不断完善政策、制度和人才培养机制，为人民群众提供更加优质、高效的医疗服务。

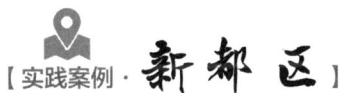

【实践案例·新都区】

创新服务模式　赋能基层见实效

□成都市新都区第三人民医院

2023 年 2 月，四川省成都市新都区成立以新都区第三人民医院为牵头单位的医共体，在推动县域医院高质量发展方面起到了立竿见影的效果。2023 年 1—10 月的运营指标显示：门急诊 38.52 万人次，同比增长 5.22%；住院 1.94 万人次，同比增长 44.23%；住院手术 4 032 台次，同比增长 32.33%，其中三级手术 2 168 台次，占比 53.77%，同比增长 35.16%，四级手术 277 台

次，同比增长 214.77%；危重患者 1 524 人次，同比增长 12.6%；平均住院日 6.78 天；药占比 18.65%。在全省二甲综合医院 DRG 评价系统评价中，2023 年综合能力排名第 14 名，患者满意度持续提升。2023 年 7 月以来，发布随访信息 155 581 人次，接通 89 420 人次，有效问卷 21 339 份，收集患者意见建议 500 余条，患者满意度总体提升（图 3-20、图 3-21），90% 的患者表示愿意再次选择或向亲友推荐医院。

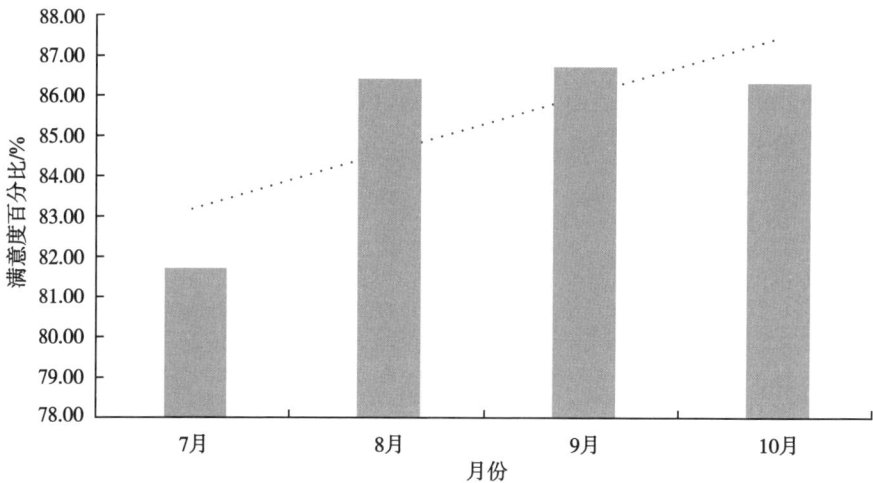

图 3-20　2023 年门诊患者满意度增长趋势图

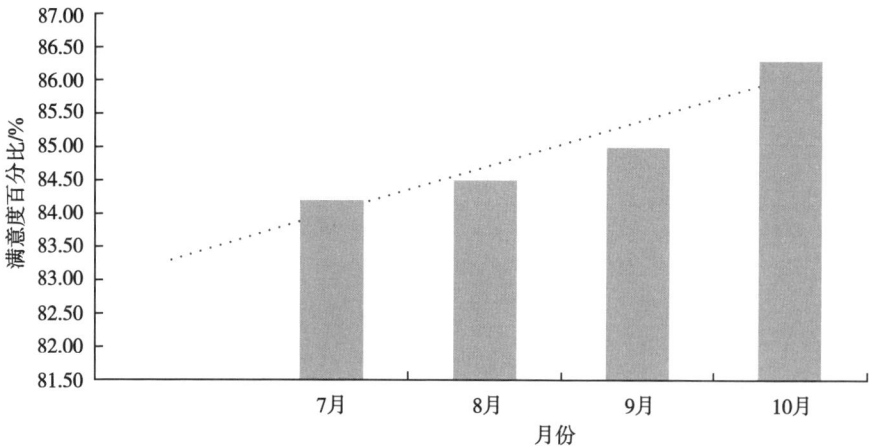

图 3-21　2023 年住院患者满意度增长趋势图

创新服务模式，提升县域就诊率

为让群众能够就近获得更加公平可及、系统连续的医疗卫生及健康服务，医院将"医生在医院等"的模式转变为"主动走到群众身边去"。自2023年2月13日起，每周固定在辖区开展4次"小区门诊"服务，联合社区卫生服务中心，安排医院各专业的专家走进小区院落，聚焦群众的健康管理，提供免费的基础检查、专家问诊咨询、疾病随访等。针对慢性病或急症恢复期患者，现场发放免费检查检验体验券、专科24小时免费咨询联系单；对病情较重需就医者，通过绿色通道转入成都市新都区第三人民医院，病情稳定后再由绿色通道下转回社区卫生服务中心，从社区卫生服务中心出院后由村医或诊所医生给予用药治疗、康复指导等，建成"基层首诊、双向转诊、急慢分诊、上下联动"的分级诊疗新格局（表3-1）。

表3-1 小区门诊服务数据

服务人群数/人	血压监测		血糖监测		前列腺癌筛查		骨密度检查		心电图检查	
	测量人次数/人次	异常人次数/人次	测量人次数/人次	异常人次数/人次	筛查人次数/人次	阳性指标/个	检查人次数/人次	阳性指标/个	检查人次数/人次	异常人次数/人次
5 548	4 721	1 391	4 198	872	57	11	84	41	136	22

建设慢性病管理中心，提升慢性病管理能力

大丰街道有40万常住居民，慢性病及老年人的建档率、体检率、随访率皆处于全区排序后位，老百姓依从性不高。为解决这一困境，成都市新都区第三人民医院搭建了一体化全流程管理系统，医生首诊后发现慢性病患者，即录入统一慢性病管理系统，完成签约核查、建档，形成医共体内可互联互通的专属电子档案。在所有医共体单位可以看到共享患者信息，如档案、检查、就诊、用药等信息，后期系统会自动提醒医生、患者共同进行随访管理。以此，实现了不断档的全流程闭环管理，实现以新都区第三人民医院为枢纽的基于数据驱动的人群闭环管理。

自一体化系统搭建以来，累计家庭医生签约1213人，慢性病管理2150人，

包括新增高血压建档 1 222 人、糖尿病建档 928 人，以成都市新都区第三人民医院为枢纽，依托慢性病管理平台，建立起规范的慢性病管理制度与流程。目前，有两项基于数据运用的慢性病管理市级医学科研课题成功立项并开始研究。

聚焦问题短板，统筹推进医共体工作

丰安社区卫生服务中心建成后，医院党委组织带领团队到丰安社区卫生服务中心进行开诊调研指导，并与党建、财务、医疗、护理、设备、安全管理等科室建立对口帮扶关系；通过专业技术人员下沉、上挂学习、师带徒、同质化培训等形式，弥补人力资源短板，提升技术服务能力，加快太平、丰安两家社区卫生服务中心人才队伍建设；根据太平、丰安两家社区卫生服务中心的学科建设需求，医院派出中医、康复、心血管、内分泌等专科团队开展评估指导，共同打造特色科室，并建立"共享门诊"，以快速提升两家医疗机构专科服务能力。

签约以来，帮助建立完善医疗质量管理体系，规范财务制度 16 项，协助开通医保报销和支付功能，建立医共体内设备维保共享服务体系，为成员单位免费维修 11 次，节省开支 3 250 元。派驻康复、妇产等专业中高级职称专家 7 人次；建立师带徒关系 21 人；同质化护理分层培训 43 次。开展全院性授课 2 次，疑难病例讨论 2 次，理论及操作培训 43 次，参培人员 254 人次。共享门诊接诊 600 余人次。上下联动，助推医院管理及服务水平同质化发展。

为缓解优质医疗资源不足和资源分布不均两大问题，成都市新都区第三人民医院同社区卫生服务中心共同积极探索分级诊疗新模式，设立新都区第三人民医院 - 丰安社区卫生服务中心延伸病房。主要是将上级医院疾病恢复期患者及时转诊至下级医疗机构进行输液和康复等治疗，同时成都市新都区第三人民医院也会派出专家进行指导带教，力求实现双向转诊与基层医院人才培养，不断推进区域紧密型医共体建设，让患者就医更加便利，免去奔波劳累，在社区卫生服务中心就可以享优质的医疗服务。比如成都市新都区第三人民医院与丰安社区卫生服务中心共同派出一名护士进行人员互换，下沉成都市新都区第三人民医院住院部护理人员帮忙协助病房构建，上派社区卫生服务中心护理人员提升住院病区服务能力，共同发力加快打造延伸病房。发挥二级医院上下链接的枢纽作用，加强二级医院、社区卫生机构能力

建设，构建"分级诊疗、急慢分治、双向转诊"的诊疗模式，促进分工协作，充分合理利用资源，尽可能方便群众就医，以实际行动做深做实做细医共体建设。

通过医共体模式，新都区大丰街道片区的医疗资源得到了充分利用和优化配置，医疗服务的可及性和质量得到提高，患者也得到了更好的医疗服务体验，让群众不出大丰辖区就能享受到优质医疗服务。

第四篇

医保医药医疗医防
"四医"协同联动

【实践案例·安宁市】

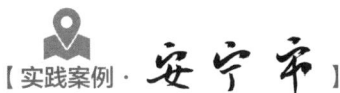

建设差异化特色专科，打造高质量发展"安宁模式"
——安宁市医共体"四医联动"现状调查报告

□安宁市医共体总医院

云南省安宁市于 2017 年 9 月启动紧密型医共体建设，构建了以 1 家三级综合医院（云南昆钢医院）为龙头，2 家二级医院（安宁市人民医院、安宁市中医医院）为纽带，6 家街道卫生院、2 家社区卫生服务中心和 64 个村卫生室为成员的"1+2+X"紧密型医共体。2019 年被列入全国首批紧密型医共体建设试点单位。2021 年入选国家"千县工程"县医院名单。医共体所属成员单位总编制床位 1 879 张，实际开放 1 843 张；职工总数 2 505 人，其中高级职称 324 人、中级职称 692 人、乡村医生 126 人。与 2018 年相比，2023 年医共体出院人次增长 27.45%，其中市级医院出院增长 23.59%；基层卫生院出院人次增长 51.48%；门急诊诊疗人次增长 45.89%，其中市级医院门急诊人次增长 33.71%，基层卫生院门急诊人次增长 117.45%；医疗服务性收入增长 64.81%。慢性病标准化管理率达到 93.40%，增长 17%。次均费用、患者负担、县域外转患者数呈逐年下降趋势，本地参保域外就医逐渐改善，初步形成了分级诊疗格局，走出了"强龙头、强中医、强基层"县域卫生协同发展和服务能力整体提升的"安宁路径"。

四医联动做法

高位统筹，因地制宜构建紧密型医共体安宁模式。在省内率先建立以市委书记、市长为"双组长"推动医改工作机制，建立人大、政协联系医共体机制。邀请国家卫健委卫生发展研究中心制定医共体发展规划，因地制宜构建"1+2+X"安宁模式。实行医管委领导下的理事会、监事会制度和理事会领导下的总院长负责制；统一医共体成员单位法人代表，推行医共体运营管理"十统一"，形成医共体管理和运营"一盘棋""一家人""一本账"。推行医保打包付费、人事薪酬改革，落实"两个允许"和编制总量管理，积极探索新医防融合改革，破除制约区域卫生发展的关键性体制机制十余项。"安宁模式"荣获首届全国县域医共体建设优秀创新成果奖、全国县域医共体建设示范奖、十佳卓越运营医共体等荣誉 70 余项，被提名为第五届云南省人民政府质量奖。宋超院长荣获 2022 年全国优秀院长，当选为国家卫健委第四届现代医院管理能力建设专家委员会副主任委员。

升级龙头，医教研协同提升牵头医院综合能力。"一院两区"整合成效初显。在市委、市政府正确领导和市卫健局指导下，2020 年将原昆钢医院更名为安宁市第一人民医院，并将原安宁市人民医院整建制撤销后并入安宁市第一人民医院，实行人员、技术、学科、信息、管理、服务全面融合，"一院两区"同质化提升综合服务能力。先后整合成立康复医学、慢性病管理、皮肤诊疗等 20 余个临床资源中心；整合重组皮肤科、神经内科、泌尿外科等 10 余个科室；加强疼痛科、感染性疾病科、健康管理中心、区域检验中心等重点科室建设。通过学科整合，工作量、患者满意度和就医体验、学科综合服务能力和技术得到明显提升，实现了"1+1+1 > 3"的整合效果。疼痛科入选国家级重点学科，建成省级重点学科 7 个（2023 年新增 3 个）、昆明市重点学科 8 个。影像中心、远程会诊辐射云南省内 16 个地州和缅甸、越南等东南亚国家。临床药学中心，开展药物临床试验管理规范（good clinical practice，GCP）项目 70 余项。建成国家药物临床试验基地、临床药师培训基地、助理全科医生培训基地。引进紧缺学科北京、上海、省级医院专家 39 人定期到医院坐诊、带教、查房。建立专家工作站 16 个，建立院士工作站 1 个。2023 年 7 月安宁市第一人民医院"一院两区"同步晋级为三级甲等综合医院，也是云南省第二家晋级为三级甲等综合医院的县级医院和首家以三级甲等综合医院为引领的紧密型医共体。

昆工附属医院建设有序开展。2021 年 7 月，安宁市人民政府与昆明理工大学签订《关于合作建设昆明理工大学附属安宁市第一人民医院的协议书》，合作以来，医院按照协议合作内容有序推进附属医院建设工作。一是共同设立"昆明理工大学附属安宁市第一人民医院管理委员会"，创新大学附属直属医院管理方式。二是健全管理制度，推动附属医院转型。先后修订完善《议事决策制度》《"三重一大"管理制度》《党政领导联系支部制度》等制度 15 个，落实党政领导干部"一岗双责"。

临床科研工作飞速发展。按照昆明理工大学规范的科研管理体系优化并完善医院各类科研项目、科研平台、人才等管理制度和办法。云南省兴滇英才支持计划"名医"专项、云南省院士专家工作站和云南省重点研发专项（生物医药）等省级科研项目和平台实现突破；昆明市"十百千"人才和技术中心平台项目中标数量显著提升；临床科研高水平 SCI 论文数量和质量新突破，发表影响因子 10 分以上的文章 6 篇，科技核心和北大核心期刊论文发表数量显著提升。设立"昆工附属安宁医院"联合科研专项的绿色通道，有力推动省级科研项目获得立项。

医院教学质量持续提升。设置 14 个教研室，58 个医、护、技课程组；成立教学指导委员会，组织各类教学督导 112 次；组织教师进行教学能力培训 6 期，培训教师 540 人；完成 371 名实习学生、昆明理工大学临床医学本科 281 名见习生、医教协同班 90 名学生、11 名研究生的临床教学任务。13 名优秀科主任被聘为昆明理工大学生命科学与医学方向硕士研究生导师。2022 年通过了省教育厅、省卫健委组织的直属附属医院专家评审。2022 年院级教育教学改革研究项目实现零突破，教育教改研究项目立项 22 项，省中医药大学项目立项 2 项。2023 年昆明理工大学教改项目成功立项 20 项，院级 10 项。从 2022 年开始分层递进开展了 10 期师资能力提升培训，培训教师近千人，教师教学能力明显提升。2021 年助理全科医生培训学员参加国家执业助理医师考试，首考通过率为 89.70%，结业首考通过率为 96.40%，均高于全省平均水平（≥85%）。医院投资 2.281 亿元建成 25 000 平方米的科研教学大楼。

差异化发展，大破大立资源整合提升中医医疗水平。坚持医共体建设"强中医"理念，"突出特色"打造医共体中医体系。2019 年重新规划定位了中医医院发展方向和重点临床学科体系，将医共体内三家市属公立医院中医特色资源大整合，突出中医特色打造国家级农村医疗机构中医妇科、省级重点学科中医骨伤，以及中医肛肠、糖尿病、老年医学等重点专病。差异化建立皮肤诊疗、康复、安宁疗护、敬老养老、青少年近视防治、心理健康、洗涤 7 个特色中心。建立名老中医传承工作室 2 个，引进国医大师医共体二级工作站 1 个。共享医共体区域影像、检验、心电、病理、信息"五大中心"资源，实现检验检查结果互认、专家与技术资源共享、运营管理同质化。新开展中医技术 100 余项，门诊、住院患者采用非药物中医技术诊疗人次占比逐步提升。2022 年 CMI 值在全省 77 家二级甲等中医医院中排名第 5，2023 年 3 月晋级为三级中医医院。与 2018 年同期相比，2023 年三、四级手术台次增长 17.70%，CMI 值增长 68.10%，固定资产增长 15.20%，门诊就诊人次增长 57.10%，出院人次增长 72.40%，总收入增长 100.10%。医共体中医药综合服务能力显著增强。

多措并举强基层，持续组团式帮扶提升基础医疗能力。安宁市第一人民医院、安宁市中医院 34 个专家工作站建到基层卫生院。选派 7 名副主任医师担任卫生院执行院长，8 名中职骨干医师担任副院长。医共体心电网络、影像、病理、检验远程诊断 100% 全覆盖。实现移动 CT、体检车等大型设备资源共享、信息互联互通、检查检验结果互认。组织开展乡村医生适宜技术培训 243 人次，推广中医适宜技术操作 30 余项。胸痛救治单元、中医馆、临床服务五大中心建设实现基层卫生院全覆盖。预防接种规范化门诊建设率达 100%。8 家基层医疗卫生机构全部通过国家优质服务基层行评审，其中 4 家医院达到国家推荐标准，4 家医院创建为社区医院，所有卫生院均达到云南省一级甲等标准。八街卫生院胸痛救治单元也是昆明市首家通过验收的单位。金方社区卫生中心"金医生"家医签约团队连续三年荣登国家"健康守门人"年榜，与 2018 年相比，2023 年门诊诊疗人次增长 117.45%；出院人次增长 109.34%；手术量增长 57.59%；医疗服务收入增长 52.09%；开展新技术、新项目 36 项；软硬件改善及投资增加 2.745 8 亿元，分级诊疗体系逐步形成。

抢抓医改机遇，深入开展"百县工程"建设工作。2021 年安宁市第一人民医院入选国家"千县工程"建设名单。20 余位安宁市医共体专家参加了国家"千县工程"10 个中心指南编写和云南省"百县工程"临床服务"五大中心"实施细则编写工作。2022 年 12 月在省内率先印发《安宁市医共体关于落实国家"千县工程"暨云南省"百县工程"县医院综合能力提升工作方案》，成为省内首家将紧密型医共体建设与"百县工程"融合单位，并建立总院长任组长主抓、各分管副院长任各中心主任具体抓、各中心副主任具体落实、领导小组办公室统筹督导日常工作的机制，高效推进"4+X"二十大中心建设。目前，依托紧密型医共体已初步建成资源共享中心 9 个、高质量运营中心 7 个、急诊急救中心 6 个、临床服务中心 5 个共计 27 个中心。

夯实发展基础，有序推动"医防融合"建设工作。连续五年制定人才培养计划，先后选派 720 余人次到美国、英国、荷兰等发达国家和北京 301 医院、四川大学华西医院进修学习。引进研究生以上高层次专业人才 106 名，设立内设研究机构和技术中心 9 个。成立医共体医防融合领导小组和办公室，积极推动将疾控、慢性病管理与妇幼保健纳入紧密型医共体协同；完成全民健康体检 25.6 万人，完成《安宁市人口健康白皮书》编制；完成安宁市第一人民医院妇科、产科、儿科整合，建立院中院——妇女儿童医院，为开展新医防融合改革奠定了坚实的基础。慢性病管理、精神卫生管理融合工作已取得初步成效，省政府主要有关领导现场调研并给予了充分肯定。

打造医改品牌，积极开展安宁医改经验推广工作。2021年下半年启动安宁医改成效与经验梳理工作，先后在中央、省级有关媒体发布信息136条，其中，云南日报、云南电视台、经济日报、中国医共体、人民网、健康报、中国医师报、中国县域卫生等均有安宁市医共体建设报道。2022年安宁市医共体抗疫经验被云南省疫情防控领导小组发文通报全省学习。成功承办改善医疗服务行动全国擂台赛——医共体医联体主题赛，来自全国各地医疗机构30余万人次参加线上线下活动，安宁市医共体选送案例11个，获奖8个。成功与云南省卫生健康委基层处、昆明市卫健委、玉溪市委组织部、云南省医院协会、广西医院协会等联合举办10余期紧密型医共体建设走进安宁经验交流活动，来自省内、广西、新疆、四川、甘肃、山东等地1 000余人次走进安宁市医共体现场交流。医共体核心管理团队受邀到省内外多个县市交流指导。自2018年以来，先后接待省内外有关单位到安宁市医共体考察学习241批3 132人次。牵头筹建云南省医院协会医共体分会，宋超院长当选为首任主任委员和云南省医院协会副会长。

四医联动显成效

安宁市医共体已建成管理、责任、服务、利益、文化、发展"六位一体"的独具安宁特色的紧密型县域医疗共同体。

"院校合作"提升医共体龙头医院内涵。安宁市第一人民医院2021年成为昆明理工大学附属医院，目前，也是昆明理工大学唯一一所附属直属医院。与中国人民大学合作建立云南现代医院高质量发展试验基地。与北京大学公共卫生学院联合开展国家自然科学基金课题研究，建立研究队列1项，发表SCI文章3篇。

成立医共体发展研究中心以研促建。整合医共体内部专家和国内专家，成立紧密型医共体内设发展研究中心，积极打造"医、教、研、产、学、用"六位一体的研究型县域医共体。安宁市医共体13人担任省级及以上学术组织副主任委员和常务委员职务。

积极探索推进深度"新医防融合"改革。探索将疾控、慢性病管理、妇幼保健纳入紧密型医共体协同，构建"大公卫、大疾控"服务，做实、做细基层卫生网格管理，推进医防深度融合。目前，安宁市政府已成立市医防融合领导小组及其办公室，安宁市医共体也组建相应机构，并积极推动基本公共卫生经费打包支付改革。

将紧密型医共体与国家"千县工程"双融合、双驱动。将"千县工程"纳入紧密型医共体"一盘棋"统筹，强化医共体高质量运营、医疗资源共享、急诊急救和临床服务紧密型医共体平台体系建设，深化县乡村一体化服务改革。

紧密型县域医共体、城市医疗集团、"千县工程"建设多试点单位。安宁市 2019 年被列入国家紧密型医共体试点县，2023 年被列为国家城市医疗集团试点单位和昆明市城市医疗集团试点单位。安宁市第一人民医院也是国家"千县工程"试点。"三合一"改革路径，将为全省，乃至全国医改提供安宁经验。

重构并成功实现县域卫生服务能力整体提升。安宁医改"一盘棋"规划、高位统筹推动改革、差异化发展定位、资源整合重组、人事薪酬制度改革、新学科体系建设等重构县域卫生新体系做法，真正实现了强龙头、强中医、强基层和分级诊疗的改革目标。

四医联动协同发展的建议

全面深化紧密型县域医共体建设。一是健全和完善紧密型县域医共体和城市医疗集团建设具体指南或规范。二是分类指导、因地制宜推进县域卫生建立符合本地实际的改革路径和发展策略，做实、做好县域卫生发展规划。三是提高县域医改在党委政府目标责任考核中的占比，激发改革动力。四是推广以省为单位组建医改专家指导组，强化医改专家指导。五是完善国家区域医疗中心、省级医疗中心及省、市级三甲医院与县域医疗集团的帮扶机制，分工协同、上下联动推动县域卫生短板学科建设和人才培养。

医共体与"千县工程"双融合推进。一是进一步压实责任，切实将医改作为党委政府、医改有关部门、县医院"一把手工程"，明确责任和时间表，强化绩效考核。二是以"二十大中心"建设为抓手，以临床服务五大中心和急诊急救五大中心为重点，上下联动，省、市、县、乡、村五级卫生体系协同，提升制约县域卫生的短板学科、短板技术、短板能力。三是加大政府对基层卫生发展的资金支持，设立专项基金，以奖代补，专款专用，注重实效。四是加强基层卫生人才培养和职称评聘向基层倾斜，建立长效机制，补齐基层卫生人才和技术短板。

深化医改关键机制改革和执行落地。关键机制改革和执行落地是县域卫生高质量发展的核心制约因素。一是深化医保打包支付改革。因地制宜推动农村地区按人头打包支付、城乡结合区"DRGs+总额预付"、核心城区多元付费，省市级医院以DIP或DRGs为主，实现医保支付与医疗机构功能定位相匹配，并向基层倾斜，提升医保使用效能。二是切实落实编制总量管理和人员编制备案制度。有关部门应切实加强督导政策落实，并指导县（市、区）把政策执行好、落实好。三是切实推动乡镇卫生院和妇幼保健院落实"两个允许"政策，实行"一类事业单位，二类绩效管理"，激活发展新动力。四是强化以慢性病管理和做实基本公共卫生为核心的医防融合改革，引导和鼓励公共卫生资金打包支付医共体，做实"专科＋全科＋公卫"机制，充分发挥公共卫生资金效能。

进一步完善医疗扶贫和医联体配套机制。一是在人才政策上，给予紧缺型特殊人才引进专项政策和资金；在偏远县区，推行优秀人才挂职（晋升）和组团式帮扶，给予政策和资金支持。二是医联体和专科联盟方面强化考核指导，以强县域、强基层、强学科结果为导向，完善绩效考核。三是完善县域中医医院能力提升和中医医联体建设机制，给予医保、人事薪酬、编制和中医药发展专项资金和政策倾斜。

建立紧密型医共体建设关键问题共识。一是在治理机制上，强化"医改双组长制"和"一把手负责制"，鼓励和支持医共体（医疗集团）"统一法人代表"，形成党委政府、卫生行政主管部门、医改有关成员单位、医共体"一把手抓医改、抓落实、抓发展"、强有力的医改推动机制。二是在运行机制上，结合全国2 800余个县市基本情况，借鉴全国医改成功经验，制定具体规范，推荐具有共性的运行机制，如医管委领导下的理事会负责制、理事会领导下的总院长负责制、管办分离办医机制等。三是在协同保障机制上，共识"一个县构建一个紧密型医共体（医疗集团）"或"百万人口以内县域构建一个紧密型医共体（医疗集团）"，推动因地制宜、科学规划，实现医共体内资源共享、错位发展、机制协同。四是在数字赋能层面，结合医疗信息化技术发展与医疗机构自身建设需要，开展信息化建设调研，制定《紧密型医共体信息化建设指南》及评级评价实施细则，指导县域因地制宜开展信息化建设。五是在考核考评机制方面，推动"全国一盘棋"紧密型医共体建设成效监测与评价，建立并切实落实国家、省级专家指导组职能，实施专家驻点指导、挂靠帮扶等机制和医共体建设政府财政"以奖代补"，推动县域卫生改革与高质量发展。

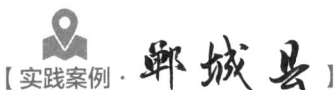

【实践案例·*郸城县*】

"四举措"推动"三转变"，郸城县四医联动显成效
——郸城县医共体四医联动现状调查报告

□郸城县卫生健康委员会

近年来，河南省郸城县坚持以人民为中心的发展思想，围绕基层群众"看好病、看得起病、少生病"的目标，于2018年年底全面启动紧密型县域医共体建设试点工作。通过改革先行，郸城县医共体改革实现了从"建机制治混乱、立制度堵浪费、强公卫树健康"的跨越，取得了人民群众得实惠、医保基金风险得防控、卫生健康事业得发展的成效，创造了全省乃至全国知名的紧密型县域医共体建设"郸城模式"，彰显了政府办医的公益性。县域综合医改先后被国务院办公厅表彰为"2019年度公立医院综合改革真抓实干成效明显地方"，被国家卫健委评为全国2020年度"推进医改、服务百姓健康"十大新举措，2021年被河南省委改革办评为党的十八大以来河南省优秀改革成果一等奖，郸城县医共体党委被河南省委评为优秀基层党组织，2022年被周口市委改革办评为周口市优秀改革成果创新奖。

四医联动的做法

创新机制，高位推动。 坚持将高质量推进紧密型县域医共体建设作为县委全面深化改革的一号工程，以强烈的改革担当精神推动医共体建设，组建以县委书记、县长为党政双组长，县委编办、财政、人社、卫健等17个部门一把手为成员的紧密型县域医共体管理委员会，县委书记、县长为改革第一责任人，亲自抓部署、抓方案、抓协调。同时成立医共体党委，县卫健委党组书记任医共体党委书记，将党建工作和医共体工作同规划、同部署、同考核。医共体党委下设"一办六部"（即党政办、运行管理部、公共卫生部、中医药服务部、信息化服务部、医保监管部、财务审计部），构建"党委统揽、政府主导、部门协同、整体推进"的工作推进机制，为高效有力推进医共体建设提供坚强保障。

资源整合，创新体系。坚持顶层设计、一体推进，从根上改、制上破、治上立，按照"县级公立医院为龙头、乡镇卫生院为枢纽、村级卫生室为基础、民营医院为补充"的改革思路，全面整合4家县级公立医院、19家乡镇卫生院、3家社区卫生服务中心、560个村级卫生所和26家民营医院，组建4个紧密型医疗健康服务集团。集团内部设"一办六部"，保障集团内部高效运转，实行人财物统管，责权利一体，推动县乡村三级医疗机构融合联动发展，实现管理、服务、责任、利益一体的紧密型共同体。

医保改革，激发动力。按照"总额预算、季度预拨、结余留用、超支不补"的原则，郸城县率先将城乡居民医保基金的90%打包拨付医疗健康服务集团购买服务，鼓励医疗机构主动控制不合理费用。对结余资金经考核后按照县乡村5∶3∶2的比例进行再分配使用，激发医院及医务人员合理用药、控制费用的内生动力。构建由"政府督察、行业管理、集团监管、社会监督"四级医疗基金监督管理体系，规范医疗服务行为，维护医保基金安全，推动医保基金从医院"收入"向医院"成本"转变，医疗行为从"治病"向"防病"转变，有效防范和化解了医保基金风险。目前，郸城县已连年实现医保基金结余，扭转了医改前医保基金年年亏空的局面。

加大投入，夯实基础。郸城县严格落实对公立医院和基层医疗卫生机构的投入政策，在原财政投入渠道、补助政策不变的情况下，足额安排各项补助资金。先后投资10.4亿元，建设县人民医院新区和县中医院新区，提升改造县中心医院和县妇幼保健院；投资2400万元提升乡镇卫生院基础设施和内涵建设，投资1186万元新建和改造村卫生室，全部达到"七室分开"，实现了标准化卫生所全覆盖，基层医疗条件得到极大改善；投资3500万元建成全民健康信息服务平台，推动"互联网＋医疗健康"，实行远程会诊。目前，全县4家医疗集团牵头医院对院内原有的信息系统已完成提升改造，20个乡镇卫生院和3个社区卫生服务中心均完成基层云HIS系统升级，并与全县全民健康信息服务平台对接，平台可以进行电子健康档案、电子病历、居民健康卡等数据的采集与交换、信息分类整理及共享等功能。群众就医实现"一卡通"，既方便了看病就医，又降低了治病成本。

四医联动的成效

推动优质医疗资源从"往上聚"向"往下沉"转变。通过建立县招乡用、乡聘村用、轮岗派驻等人才引进、使用、管理机制，推进人事制度改革，实行等额对调、专业管理人员和业务骨干下派、科室深度融合等提升基层医疗服务能力；通过推进医共体信息互联互通，推动基层检查、上级诊断，实现县域内检查检验结果互认。医共体建设以来，已下派乡镇卫生院院长18名、副院长19名，394名县级骨干医师长期在基层进行对口帮扶，为基层培养全科医生142人。16个乡镇卫生院与集团总医院开展科室共建，基层医疗机构"下转患者接得住"水平不断提升。

推动医疗服务能力从"县级强"向"县域强"转变。由河南省医学会牵线，郸城县政府一次性签约17位中原名医，打造了全省唯一的中原名医郸城工作中心。在各集团设中原名医郸城工作室，从学科建设、人才培养、技术指导等方面对各集团进行帮扶带教，让群众足不出县就能享受到全省顶尖专家的诊疗服务。同时，通过建强县域卒中、胸痛、创伤等医疗救治中心，结合"千县工程"，县医院综合能力提升，依托县人民医院，同步构建肿瘤防治、慢性病管理、微创介入、麻醉疼痛诊疗、重症监护临床服务五大中心，进一步加强重点专科建设，实现以专科强提升集团医院强，以集团医院强带动全县医疗服务水平强。通过医共体建设能力提升，县人民医院成功创建三级综合医院，县中医院成功创建三级中医医院，县中心医院成功创建二级甲等综合医院，两家乡镇卫生院成功创建二级综合医院。全县16家乡镇卫生院达到"优质服务基层行"推荐标准，15家乡镇卫生院中医馆被评为省级示范中医馆，已实现乡镇卫生院中医馆全覆盖，80%以上村级卫生所设有中医治疗室，中医药适宜技术在基层得到普及，县域医疗服务水平提升明显。

推动医疗服务行为从"治已病"向"治未病"转变。依托全民健康信息化服务平台，新建智慧家庭医生签约服务系统，组建111个家庭医生签约服务团队，强化预防为服务导向，为居民提供疾病预防、诊断、治疗、营养、康复、护理、健康管理等一体化、连续性医疗卫生服务，实现"日常管理在基层、规范指导靠团队、转诊救治在集团"的分级服务模式，提高慢性病健康管理率与控制率、基层门诊就诊率，降低重大疾病发生率，实现从"以疾病为中心"向"以健康为中心"的模式转变。目前，全县重点人群签约率为

100%，高血压患者规范管理率由医改前的 56.30% 提升到 75.81%，糖尿病患者规范管理率由 52.60% 提升到 80.27%。全县居民健康素养从医改之初的 3.50% 上升到 30.01%，以健康为中心的理念更加深入人心。

四医联动存在的问题

联动改革不到位。随着改革的深入、高质量的推进，医共体仍有很多问题需要继续探索破解。医管委成员单位的职能作用还未真正发挥，还未形成改革的真正合力。如"编制周转池"，医保基金市级统筹与医保基金对医共体支持政策的接续衔接尚未到位，还存在医保"结余留用"资金具体怎样使用、下转患者用药因受医保药品目录限制不能保障、医疗价格动态调整机制尚未完全建立、外出打工居民县内用药无法直接使用电子医保卡报销等问题，医保新政策进一步提高医保异地结算便利度，助长患者非理性就医选择权，使县域外就诊率居高难下。与医共体一体化管理机制有冲突，县级层面突破难度大，难以形成改革动力和助力。

医共体可持续资金投入机制尚未建立。对医共体建设的财政保障力度不足，牵头医院财政补偿偏低，多靠自身结余，缺乏减少服务数量和选择低价格服务的动力。医共体信息化、人才培养、专科建设等方面所需资金基本由牵头医院承担，压力较大，改革资金拨付滞后、挤占现象仍然存在。成员单位的医疗服务能力提升、设备的更新、硬件的提升，集团总医院帮扶投入有限，在一定程度上还是依靠医疗机构自身，发展受限，同质化管理难以实现。

信息化建设与医共体发展契合度不高。医疗信息化建设是实现县域医共体互联互通的重要基础，可为医共体内各成员单位提供连接和反馈的纽带。由于区域信息化建设相对滞后，医共体内牵头医院和成员单位的信息化水平参差不齐、建设标准不一、数据难以整合，以集团化的人、财、物统一经营为基础线、以围绕患者进行连续性医疗服务为核心线的两线相驱动的信息系统有待完善。医共体与医保经办机构、政府部门等外部信息系统尚未互联互通，导致整合连续的医疗服务缺乏强大的信息平台支撑。

四医联动协同发展的建议

从服务体系构建、治理体制、运行机制、服务模式、协同保障五个方面，建议医保部门出台切实可行的针对县域医共体建设的拨付保障政策，促使医保基金及时拨付，缓解医疗集团运行压力；出台相关政策，支持医保基金在保疾病的同时也保健康，鼓励拿出一部分医保基金用于疾病预防；建议将医疗机构开展远程会诊费用纳入医保报销补助，鼓励开展远程会诊；建议进一步加大定额报销补助病种范围，开展医疗机构同病同价，推进落实药品耗材带量采购，降低药品耗材价格，切实降低群众医疗费用负担。同时提高医疗服务价格，体现医务人员劳动价值。

从数字赋能方面，建议政府提供县域医共体信息化建设专项政策支持，为开展县域医共体信息化建设提供强有力支撑。

四医联动协同发展与治理的评价指标

评价指标要能量化且能评估：重要度、可靠度、辨识度、普适度，评价指标精简一些更有可比性。

评价指标选取可从以下方面着手：医疗服务质量评价指标、资源配置（分级诊疗）评价指标、医保基金使用效率评价指标、患者满意度评价指标等。

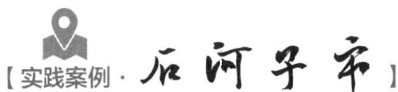

【实践案例·石河子市】

以"八个真"全面推进紧密型医共体建设

——新疆生产建设兵团第八师石河子市总医院
四医联动现状调查报告

□新疆生产建设兵团第八师石河子市总医院

新疆生产建设兵团第八师石河子市党委、政府以习近平新时代中国特色社会主义思想为指导，认真落实新疆生产建设兵团医共体建设相关部署，认真学习三明医改经验，不断完善医共体管理体制和运行机制，深化医共体内涵建设，通过"八个真"的改革，形成了"四个转变"的良好局面，医共体建设取得了显著成效。

四医联动的做法

师市党委真重视，医共体建设有保障

一是强化顶层设计，出台《关于推进八师石河子市医疗卫生事业高质量发展，加快医共体建设的实施方案》和《关于加快紧密型医共体建设　组建师市总医院的实施办法》两个指导性文件，组建了以石河子市人民医院为牵头医院，覆盖辖区内18家团场公立医院、3家市区基层医院以及99个社区卫生服务站和连队卫生室的师市医共体总医院，实现了编制、人员、资金、业务、药械、耗材等资源的一体化管理。

二是出台《医共体三方权责清单》，明确政府、卫生健康行政部门、医共体的三方责任边界，实现责任和权力同步下放、放权和监管同步到位。

三是持续推进医共体建设工作走深、走实，师市投入资金13.6亿元，用于改善医共体基础设施设备条件，将医共体建设事项列入师市党委的重要议事日程，遇到问题随时解决，持续推动医共体良性运转。

政府部门真放权，明确医共体管理自主权

一是按照师市党委的部署，编制、组织、人社、财政、医保等部门相继出台医共体管理的配套文件，增加备案制管理人员1 400余人。充分赋予医共体各项管理权限，包括医共体各成员单位机构和内设机构设置权、成员单位领导班子和中层干部的聘任权和调配权、成员单位财务和资产管理权、内部岗位设置权和聘用权、内部绩效工资自主分配权、人员公开自主招聘权、副高级职称评审和聘用自主权、内部绩效考核自主权、内部医保资金管理和分配权。

二是各相关政府职能部门与医共体建立常态化的联络机制，分管领导定期召开座谈会，了解医共体行使各项职权的落实情况，对于存在的问题各部门立即予以指导帮助解决，确保医共体各项管理权限落到实处。

三是为防止出现对医共体监督的缺位和管理的真空，师市建立放权与监督有机统一的工作机制，合理界定三方责任边界，实现放权和监管同步到位。制定医共体绩效评价方案，全面评价医共体运营管理情况和各项职权行使情况，与院长年薪挂钩，确保医共体在职责范围内合规履职。

一体管理真落实，医共体运营趋规范

师市总医院制定了医共体章程，规范医共体内部治理结构和权力运行规则，成立了19个医共体一体化管理中心，将管理职能延伸至所有成员单位，实现了总医院内部党政管理、财务运营、业务技术、药品物资、后勤保障等统一管理，切实提升成员单位管理能力和服务水平，提高服务效率，降低运行成本。

一是党建行政管理一体化。成立党组织管理中心、人力资源管理中心、群团管理中心、科研培训管理中心、综合治理中心对成员单位的党建、行政、编制、干部、人事、群团、科教、综合治理进行统一管理。牵头医院根据各成员单位的发展需要重新进行机构设置并划分编制控制数。人员招聘由医共体牵头医院统一组织实施，发布一次公告，全年有效。2021 年起由牵头医院组织医共体范围内的副高级职称评审工作。

二是财务运营管理一体化。成立财经运营管理、医保管理等中心对成员单位的财务运营、医保、资产进行统一管理，分户核算。师市财政局、医保局将各类一般预算资金、项目资金、医保资金等统一拨付至牵头医院，由牵头医院结合资金性质和用途统一管理、统一分配、统筹使用。医保资金按照"结余按比例留用、合理超支分担"的原则，建立激励约束机制，2020年医共体结余医保资金 1 500 万元全部留用。总医院建立医共体运营管理平台，已接入总医院 21 家成员单位的诊疗数据，接入 93 家公共卫生机构的基本公共卫生服务数据。通过以上数据的接入，生成涵盖医疗服务、公共卫生业务、三中心业务和疾病分析情况的四块大屏页面，可生成涵盖机构运营情况、门急诊收入情况、住院收入情况、门急诊和住院工作效率、医疗服务质量等维度的统计分析报表。

三是业务技术管理一体化。成立医疗质量管理中心、护理质量管理中心、公共卫生管理中心、远程医学中心、医学影像诊断中心、心电诊断中心、检验中心、120 紧急救援中心和信息网络管理中心，对成员单位医疗、公共卫生、医学技术等业务服务以及信息化技术保障进行统一管理。信息化以居民健康为主线，构建全民健康信息大平台：①在医疗信息系统建设方面，坚持高标准、一体化的思路，以"牵头医院实际医疗需求 + 成员单位互联互通"为基础，在医共体内部构建一套病历资料共享调阅、影像资料同屏预览、检验数据随时调取、医嘱信息实时同步的体系，促进不同级别医疗机构诊疗信息互通共享。②在医保信息化建设方面，推进实名制就诊及医保电子凭证在临床诊疗过程中的应用，这是最大程度保障居民就医过程连贯性、健康档案完整性和治疗用药安全性的基础，也是进一步推广日间手术和电子处方流转工作的前提；同时，与医保信息系统的良好对接，也是实现医保精准监管、医生行为管控、DRG 付费监控等措施的必要手段。③在医药系统建设方面，通过统一采购平台采购机制引入，可以为医院和患者节省大量的药品采买经费，电子处方流转与互联网诊疗技术的结合更能促进常规处方药品在院外药店的拿取与执行，极大改善了群众就医体验。④在医防平台建设方面，以患者健康为中心是医防平台建设的中心思想，也指导了医防平台功能规划的主要方向，建设能够覆盖从居民出生到死亡期间全生命周期健康数据记录的系统平台是必要的，其中包括十四项基本公共卫生项目的体现、重大公共卫生项目实施情况监测体系、传染病上报与临床对接机制等方面内容。

四是药品物资管理一体化。成立药品采购管理中心和设备物资管理中心，对成员单位的药品和设备物资的采购统一管理，按照"全药网"+"三明平台"+"备案采购"+"国谈目录药品"等方式进行网上采购，政府平台采购率 100%。2023 年药品采购成本较同期下降 45%，中药饮片价格平均降幅 10.88%，物资设备耗材价格整体下浮率约 15.35%，医疗设备较国内市场中标价节省支出 48.36%。充分发挥医共体内资源共享、统一调配，年度内完成总医院及成员单位 61 台闲置设备的内部调配工作，节约资金约 182 万元。

五是后勤保障管理一体化。成立后勤综合服务中心和洗消供应中心，对成员单位的基本建设、设备维修、消毒供应、医疗废物进行统一管理。提升基层医院后勤保障能力和质量，最大限度保证各项技术活动、服务工作高效运转。

牵头医院真帮扶，基层能力获提升

一是完善优势医疗资源下沉制度。牵头医院设立 1 000 万元医疗资源下沉专项资金，建立绩效分配和专家下沉激励机制。在保障下沉专家原绩效收入的同时，成员单位还可以根据其工作效率和效益，给予绩效奖励，保证下沉医务人员的绩效收入水平不降。

二是引导优质医疗资源主动下沉。建立医共体牵头医院高年资医师下沉及在基层医院开设专家门诊制度，制定工作目标及工作计划，根据基层医院实际情况进行帮扶，每年安排约 20 名高年资医师到基层医院开展至少为期半年的资源下沉工作并定期开设专家门诊。

三是联合基层医院加强学科建设。医共体牵头医院对 21 家成员单位通过建立专科联盟、专科共建、慢性病联合病房等形式带动基层医院医疗技术水平的提升。

四是重视基层医院适宜技术培训。医共体牵头医院积极开展中医康复适宜技术培训及现场手术示教。2023 年又以"师带徒"形式，遴选 9 个科室带 5 个中心团医院 10 名医生，进行"一对一"帮扶，提升基层医院开展新技术的能力，手术示教促进了基层医院一、二级手术的普遍开展。

基层医院真发展，百姓就医享实惠

一是基本建设和硬件设施设备得到全面加强。为每个基层医院配备了 DR 机和负压救护车并新建 1 个发热门诊，4 个片区的中心团场医院配备了 CT，5 个成员医院新建了核酸检测室。通过科技健康公益基金管理委员会投入 3 780 余万元为各基层医院统一配备了 61 个品种 326 件医疗设备，提升基层中医和全科诊疗能力。

二是基层人才断层和流失问题得到极大缓解。通过高年资主治医师下沉、免费医学定向生、开设名医门诊、师招团用、特岗医生等多种手段，完善基层医疗卫生机构人员结构，避免基层人员流失。多途径、多举措开展招聘工作，通过内引外联、搭建人才交流桥梁，突破传统的招聘模式，与五所内地高校（齐鲁医药学院、山东医学高等专科学校、甘肃卫生职业学校、重庆三峡医药高等专科学校、四川卫生康复职业学院）签订《"实习 + 就业"合作协议》，加强与内地高校紧密联系，以达到吸引人才、培养人才、留住人才的目的。2021 年、2022 年、2023 年分别为成员单位招聘 57 名、194 名、220 名专业技术人员。

三是基层医院服务能力得到显著提升。牵头医院 2022 年帮助基层医院开展新技术、新项目共计 22 个、实施 661 例，与 2021 年开展 62 个、实施 456 例相比，实施增加 205 例。2023 年上半年选派 22 名医护人员在基层医院任科主任或副院长，按照"片区服务 + 科室包干"形式提升基层服务能力。以"师带徒"形式，遴选 9 个科室带 5 个中心团医院 10 名医生，进行"一对一"帮扶，提升基层医院开展新技术的能力。2023 年开展新技术项目 97 项，通过影像诊断中心和心电诊断中心的建设，大大提高了影像和心电医师的诊断能力，诊断符合率由最初的 40.10% 上升到目前的 89.10%。

四是患者向基层医院回流成为趋势。通过硬件设施设备和人力资源的改善，基层医疗卫生服务能力获得提高，百姓对基层医疗卫生机构的认可度明显提升。2023 年床位使用率 87.96%，较 2022 年增加 36.42%；门诊患者 1 136 426 人，较 2022 年增加 95.95%；出院患者 47 017 人，较 2022 年增长 67.61%；手术人次 1 917 人次，较 2022 年同期增长 56.62%。

医防协同真融合，防治链条紧相连

一是加强医防体系之间的相互协作。牵头医院通过成立公共卫生服务管理中心，与疾控机构、精神卫生机构、妇幼保健机构签订医防融合协议书，建立预防、医疗、慢性病管理、康复为一体的健康管理机制。

二是建立牵头医院专科医师参加的"专＋全"家庭医生签约团队。实现资源共享、优势互补，提升签约服务水平。建立由牵头医院专科医师参加的"1+1+1+X"家庭医生签约团队，目前有签约团队 119 支，总医院有 91 名医生参与签约团队，并且不断拓展签约服务内容，签约率明显提升。

三是整合医共体内医疗资源和公共卫生资源。以慢性病管理为切入点，为居民提供平时有随访、就诊帮预约、出院勤追踪、康复有承接的服务模式，形成"防、治、管"的服务链条，全面提升服务质量。第八师石河子市实施智慧基层医生惠民工程项目，覆盖师市 115 个社区卫生服务站和连队卫生室，建立师、团、连三级医疗机构三网合一、数据共享、远程就医、分级诊疗的智慧化医疗服务体系，实现家庭医生对所辖居民的全面健康服务管理，解决了家庭医生签约"签而不约"的管理难题，填补基层健康服务缺失。实施智慧基层医生惠民工程以来，2023 年高血压规范管理率由 85.62% 提升到 88.73%，糖尿病规范管理率由 83.51% 提高到 86.48%。

职工收入真增加，薪酬改革初见效

一是加强绩效薪酬分配制度改革的顶层设计。师市先后出台了薪酬制度改革的总体方案及配套改革办法。总医院投入 98 万元聘请专业绩效考核管理公司，设计和制定了医共体点数法的绩效薪酬考核方案。牵头医院设立了 1 000 万元医疗资源下沉专项资金，建立了相关绩效分配的激励机制，保证下沉医务人员的绩效收入水平不降低。自 2021 年起，每年配套专项资金用于优质医疗资源下沉的各类支出，2021 年、2022 年、2023 年影像、心电远程诊断中心诊断劳务费支出分别为 14.78 万元、56.35 万元、107.60 万元；其他优质资源下沉专项支出 19.05 万元。

二是合理确定医共体牵头医院和成员单位绩效工资总量。根据年度预算结余情况，师市人社局对医共体牵头医院和成员单位绩效工资总量进行了核增。牵头医院 2021 年在 2020 年绩效工资总量 1.22 亿元的基础上增加了 1 301.11 万元，2022 年增加到 1.79 亿元，2023 年为 2.15 亿元。同时，根据医共体成员单位公益二类的性质，2021 年初次核定成员单位绩效工资基数为 7 925.59 万元，在 2020 年 5 271.19 万元的基础上增长了 50.36%；2022 年绩效工作总量为 12 009.1 万元，2023 年绩效总量为 1.45 亿元，逐年增长。按照"两个允许"的要求，牵头医院及各成员单位按规定将年度结余资金 60% 转入医疗盈余，用于医院发展使用；10% 转入职工福利基金，用于职工福利使用；30% 转入其他专用基金，用于职工奖励金。2022 年，牵头医院落实金额 1 363 万元，成员单位除了两家单位低于 7 万元，其余单位均为 10 万元以上，最高达 434 万元、人均 1.8 万元。为了进一步规范职工奖励金的核算与发放，制定了《职工奖励金发放办法》，针对发放范围、分配原则等作了进一步要求。

三是完善牵头医院新的绩效薪酬考核体系建设。牵头医院在系统总结了原平衡记分卡（balanced score card，BSC）绩效考核方案的基础上，制定了新的"点数法"绩效薪酬考核评价体系，建立以资源为基础的"相对价值体系（resource based relative value scale，RBRVS）工作量绩效 + 关键业绩指标（key performance indicators，KPI）考核"的绩效薪酬管理模式。针对考核结果，医院每月召开绩效考核专题会议，对相关问题进行梳理、分析、汇总，提出整改措施，强化医疗质量安全管理的持续改进。牵头医院专业科室自 2020 年 9 月开始执行新的绩效薪酬分配改革，新的管理办法《石河子市人民医院绩效工资薪酬管理办法》通过职工代表大会审议并执行；2021 年 10 月启动管理部门薪酬制度改革，制定《石河子市人民医院管理部门绩效分配办法》。2022 年在薪酬管理办法执行过程中根据工作实际结合科室反馈以及管理、发展需要，对考核指标、考核办法等进行调整、优化并不断完善，以进一步调动医务人员工作积极性，打破平均主义，提高工作质量与工作效率。专业科室新的绩效薪酬方案自推行以来，经过 2021 年、2022 年的运行、调整与优化，2023 年医疗质量得分率提高到 95% 以上，病案首页缺陷占比从 15.70% 下降至 0.50% 左右，门诊患者预约率由个位数增加至 20% 以上。2022 年三级公立医院绩效"国考"成绩全疆第五，兵团第二，师级医院第一。出院患者手术占比持续提高，2022 年达到 30.13%，较 2021 年的 28.15% 提升 1.98 个百分点；四级手术占比达到 18.11%，较 2021 年的 16.69% 提升 1.42 个百分点。

四是大力推进医共体成员单位薪酬分配制度改革。医共体牵头医院不断完善医共体成员单位的绩效薪酬和待遇保障机制，制定《医共体成员单位绩效工资薪酬考核分配办法》，统一成员单位绩效薪酬核算模式。基层医务人员的劳动价值得以体现，打破了以往吃"大锅饭"的格局，极大提高了医务人员的工作积极性和创造性。同时，为有效发挥绩效考核的激励作用，改变了以往绩效年度兑现模式，从 2021 年 7 月开始实现绩效月度兑现，缩短了医共体单位绩效兑现周期，让医务人员及时获得多劳多得、优绩优酬的劳动价值体验。骨干医生月度绩效近万元，成员单位 2023 年人均收入 12.36 万元，较 2020 年的 7.72 万元增加 60.06%。

五是落实医共体牵头医院主要领导实行年薪制。按照《主要领导任期管理目标责任书》，医共体牵头医院主要领导的年薪原则上不超过当年职均收入的 5 倍，约计 60 万元，纳入政府财政预算，不占总医院绩效工资总量和预算总额，由师市医改领导小组进行考核兑现。牵头医院的副职领导以主要领导的收入为基数，由医院党委根据实际分工和工作量确定分配系数，由牵头医院进行考核兑现，自行发放。

六是同步实行医共体成员单位主要负责人的年薪制。为进一步调动医共体成员单位领导班子的积极性，让想干事、能干事、干成事的人得实惠，牵头医院 2021 年配套下发《八师石河子市总医院成员单位医院院长年薪制实施管理办法（试行）》《总医院各成员单位绩效考核项目及细则（试行）》，合理确定了各成员单位班子主要领导的薪酬水平，以进一步促进医共体成员单位规范管理、提高医疗质量与运行效率。2021 年成员单位主要领导年薪为 15 万~30 万元，考核后 18 家成员单位兑现年薪；2022 年各成员单位主要领导年薪在 15 万~35 万元，考核后 21 家成员单位全部兑现。成员单位的副职领导以主要领导的收入为基数，由成员医院党组织根据实际分工和工作量确定系数，并根据考核评价结果及个人履职情况等，由成员单位进行兑现，自行发放。2022 年成员单位人均收入较 2020 年增加 42.30%。

百姓满意真提高，落实医改增动力

一是通过政府的大力投入，加强医共体的基础设施设备配备，百姓就医环境和就医体验得到了很大改善。

二是通过牵头医院的全力帮扶，促进优质医疗资源下沉，百姓在家门口就能享受到三甲医院的服务，卫生健康服务获得感显著增加。

三是患者的满意度不断提高，2023 年牵头医院住院患者综合满意度为 98.56%，较改革前 2019 年增长 5 个百分点；医共体基层医院住院患者综合满意度为 98.55%，较改革前增长 15 个百分点；医共体成员单位近 4 年收到患者感谢信、锦旗 260 余次，较前明显增加。老百姓切实感受到基层医疗机构的服务能力提升了，愿意去基层医疗机构看病就医并获得满意的体验，为分级诊疗制度的落实打开了局面。

四医联动的经验

当地政府部门重视，卫健、医保、人社、编办、组织等与医共体相关部门真放权，从政策上、资金上给予支持。

财政人员拨款： 医共体建设之前，财政部门使用以前核定的医院人数进行拨款，经过团场医院多年的运行，不断有医院人员退休或新增人员，上级部门在拨付团场医院人员经费时没有进行相应调整，有的医院存在人少而拨付的人员经费多，有的医院存在人多而拨付的人员经费少，在医共体统一管理后，这样的分配模式就显得不够公平合理。自医共体建设之后，总院打破传统的分配模式，将成员单位在职职工人数、离退休人数以及医院所处地域的服务人群数作为人员经费的分配衡量指标，除按成员单位在职与退休人数核定一部分人员经费外，向服务人群数少的医院多拨一些人员经费，向服务人群数多的医院少拨一些人员经费，此种分配模式可以保证医共体各家成员单位共同生存、共同发展。

医保资金拨款： 医共体建设之前，医保资金由医保部门根据总控额度按月平均拨付至成员单位，成员单位所收到的医保资金各月一致，职工缺乏劳动积极性。医共体建设之后，总院对成员单位不设医保总控额，所拨付的医保资金多少，根据医院所收治患者量而定，收治的患者多，总院对其拨付的医保资金就多，收治的患者少，总院拨付的资金就少，这样的分配模式极大地调动了成员单位的工作积极性，自医共体建设以来，总院已投入上千万元对成员单位进行医保资金补贴。

基本公共卫生资金： 医共体建设之前，所有公共卫生资金由上级部门一次拨付至基层医院，基层医院的公共卫生工作质量是否到位、数量是否达到，可能缺乏监督与考核。医共体建设之后，所有公共卫生资金由总院的公共卫生科，根据公共卫生资金绩效目标方案、以前年度基本公共卫生人均额及历史年度分配数作为分配指标，进行统一分配，初次拨付70%，年末根据成员单位公共卫生工作完成的数量与质量进行考核排名，依据排名发放剩余的30%资金。通过公共卫生资金的统一管理，极大地激发了基层医院公共卫生工作人员的积极性。

耗材药品回款： 医共体建设之前，医共体的耗材药品回款无论是否为集采和线下采购，均按合同约定3~6个月进行付款，医共体建设之后，为了保证集采供应商的权益，总院将线上集采与线下采购进行分类挂账，线上集采的部分在耗材药品到货后次月进行支付，保证了集采回款的及时性。

　　牵头医院勇于担当，对成员单位真帮扶，从一体化管理、资金投入、技术帮扶方面都能真付出。为进一步提升基层医疗服务能力，推进医共体建设和管理，本着为民服务、共同发展的原则，按照各单位功能定位，总医院采取"点面结合""中心团＋辐射片区"方式，有序开展对口支援、团场特色专科共建、慢性病联合病房、名医门诊、师带徒工作等项目，以提高总医院成员单位医疗服务能力，实现"双下沉、双提升"。加强分级诊疗、双向转诊管理，推进下转患者，以对口支援、团场特色专科共建、慢性病联合病房、名医门诊、师带徒工作、家庭医师签约等方式多效并举，开展分级诊疗、资源下沉、双向转诊工作。

　　基层医院愿意干，有政府部门政策的支持、牵头医院的真帮扶，基层医院能够结合医院实际情况，医院院长带领全院职工真抓实干，才能让当地职工群众满意，全面健康逐步落实。

　　建立牵头医院与基层医院的共同利益结合点，在有限的医保资金总额下实行"超支不补，结余按比例留用"原则，促使医共体为节省医保资金，主动将急性病恢复期患者、术后恢复期患者及危重症稳定期患者及时转诊至医共体成员单位继续治疗和康复；加强医疗卫生与养老服务相结合，为患者提供一体化、便利化的疾病诊疗－康复－长期护理连续性服务；通过医共体、远程医疗等形式，提供会诊并协助医共体成员单位制定治疗方案。对医共体成员单位进行技术指导、业务培训和质控管理。牵头医院从主观行动上开始落实分级诊疗，既保障了基层医院业务收入，又降低了卫生总费用，节约了有限的医保资金，形成良性循环。

　　信息化建设经验：一是医疗与医防联动能够有效提升居民健康管理水平，提高基层公共卫生工作管理能力。二是医保与医疗联动是规范医疗行为、便捷居民就医的必要条件，事前事中监管、线上实时结算等措施都离不开医疗与医保信息系统的联动。三是医疗与医药联动是互联网线上诊疗与线下执行相衔接的重要一环，监管药店进、销、存执行情况，对规范药店用药行为至关重要。

四医联动存在的问题

　　医共体牵头医院高质量发展还不够深入。新院区建设需要大量财政资金支持以保障按时完成建设并投入使用。现代医院管理体系不完善，人才的培养、使用、引进方面需要加强，打造专科联盟提高医疗服务水平等工作还需要提升。需要政府部门投入更多资金。

医共体成员单位基本建设和设备设施不能满足基层老百姓需要，医疗服务水平还需继续提升。执业医师数量不足、运营效率不高等问题依然存在。虽然紧密型医共体的建立促进了部分医疗资源下沉，但基层医疗卫生机构的能力提升还需要加强。

信息化建设问题：一是不同领域信息系统需求和侧重点不同，通过系统间连接和数据联动发挥协同作用最大的壁垒在于数据标准的不一致，导致数据清洗与传输存在很大障碍，为克服这些障碍，医院往往需要付出很多成本让软件公司做大量标准化接口对接工作。二是随着居民健康信息在信息系统中的记录不断增多和详细，这些信息的互联网应用需求也同步增加，如何保证信息从内网系统到互联网公网应用过程中的数据安全也是亟待解决和面临的问题。

医共体成立以来，上级财政部门对总院及成员单位的财政人员拨款调整幅度较小，2020—2022年医共体成员单位人员拨款总额为2.41亿元，2023年拨款总额为2.47亿元，成员单位基本拨款占人员经费的65%左右，总院基本拨款仅占人员经费的8%，每年医院各项支出及各项社会保险公和积金均有不同程度上涨，使得基本拨款占人员经费的比例越来越低。

医疗服务价格尚需调整。兵团没有医疗服务价格调整权，使得自2020年医共体建立以来，医疗服务价格几乎没有调整过。

四 医联动协同发展的建议

治理体制：医保监管机制尚不健全，对医保基金的使用和医疗服务缺乏有效监督和约束，目前医疗机构只能靠飞行检查和智能监控监管，手段较为单一。

运行机制：建议上级卫生行政部门按照公立医院高质量发展要求，尽快协调物价调整部门，做好医疗服务价格的调整，更好地提升医疗服务占比。

服务模式：建议DRG医保支付方式改革与目前医共体建设相结合，能够真正实现医保基金结余留用，医院回归公益性，把重点真正放到预防疾病上。

协同保障：加强财政资金保障，确保医共体牵头医院新院区建设按期完工并投入使用。上级部门不仅需要加大对成员单位房屋基本建设及医疗设备更新改造的投入，还需加大对成员单位人员基本拨款的投入。

数字赋能：从国家层面为四医联动信息系统建设数据接口标准和字典规范制定相应的行业标准，这有利于各地在统一的数据标准下开展系统对接工作，同时也是为业内信息系统厂商系统数据规范与接口规范性提供行业级标准，充分节省系统间接口的费用、降低对接难度。

四医联动协同发展与治理的评价指标

信息化评价指标

（1）牵头医院按照国家卫健委有关《电子病历系统应用水平分级评价管理办法》获得的评级等级。

（2）牵头医院通过国家卫健委有关《国家医疗健康信息医院信息互联互通标准化成熟度测评方案（2020年版）》获得的评级等级。

（3）牵头医院通过国家卫健委有关《医院智慧服务分级评估标准体系》获得的评级等级。

公共卫生评价指标（重要指标）

（1）高血压患者规范管理率≥88%。

（2）2型糖尿病患者规范管理率≥60%。

（3）严重精神障碍患者管理率≥85%。

（4）肺结核患者管理率≥90%。

（5）传染病和突发公共卫生事件报告率100%。

（6）满意度指标≥85%。

医疗服务质量评价指标

建议参照公立医院绩效考核，医共体成员单位中心团场医院要升二级医院，质量评价指标建议加入手术占比、并发症发生率、低风险死亡病例等指标，量化指标建议加上门诊人次与出院人次占比、室间质评项目参加率。

护理质量评价指标

（1）优质护理病房覆盖率。

（2）满意度。

（3）护理文书质量提高率。

（4）护理管理台账规范率。

药事管理评价指标

（1）药品集中采购：药品平台网采率≥90%。

（2）国家基本药物品种配备占比≥90%。

（3）处方合理率≥95%。

（4）抗菌药物控制指标：住院患者抗菌药物使用率不超过60%、住院患者抗菌药物使用强度不超过40 DDDS/百人天、门诊抗菌药物处方比例不超过20%。

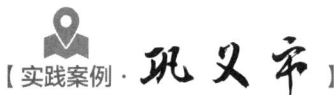

【实践案例·**巩义市**】

持续创新体制机制　高质量推进县域医共体建设
——巩义市总医院四医联动现状调查报告

□巩义市总医院

2019年5月，河南省巩义市被确定为国家紧密型县域医共体建设试点县（市）。四年来，巩义市坚持以人民健康为中心，持续创新机制体制，加快推进资源共享、分级诊疗、优势互补，不断提高群众健康素养，推动实现医疗卫生服务体系从"碎片化、低效能"到"整合型、高质效"的系统转变，公共卫生健康事业由"以治病为中心"向"以健康为中心"的根本转变，探索走出了一条符合县域实际、体现巩义特色的紧密型医共体建设新路子。

四医联动的做法

构建紧密型医共体管理体制

强基固本。成立由市委书记、市长任"双主任"，卫健、医保、人社、财政等部门组成的紧密型医共体管理委员会，党政一把手顶层设计蓝图，带领各部门统筹推进医共体建设。

创新"一盘棋"管理体制。组建由公办医疗机构全部参与的全市唯一——

个紧密型医共体——巩义市总医院。总医院班子由卫健委提名，组织部审核，医管委会通过。总院党政班子与市人民医院套合，成员单位班子由总院党委任命，成员单位党组织关系转入总院党委统一管理。"三重一大"事项由党委集体决策，实行党委领导下的院长负责制。

改革财务管理模式。实行"统一管理，分户核算"，统一财务制度，加强财务、成本、预算、价格、资产管理等工作，总院内设备按需调配，统一保养及维修，提高资产使用效率，对资产进行全生命周期管理。总院对药品实行"目录、采购、管理、支付、结算"五统一。

形成医保打包支付联审机制

按照"总额预算，结余留用，合理超支分担"的管理原则，于2020年起将全市城乡居民医保基金（管理范围包含全市公立及民营所有定点医疗机构）打包至总医院管理。制定县域外转诊转院政策，规范转诊转院标准，明确外转病种。建立总医院与二级民营医院专家组外转及病历联审机制，引进智能审核平台（事前提醒、事后审核），采用"人工＋智能"相结合的医保监管模式。实行门诊重症慢性病就近取药政策（定点医院从市区转移至就近卫生院），惠及慢性病患者3 000余人。开通双向转诊患者绿色通道，实行县域内医保免起付线、转诊患者免挂号费、陪诊导诊等优惠政策，实现连续三年双向转诊上转患者持续下降，下转患者大幅提升。

打造信息互联互通应用平台

搭建全民健康信息平台。依托牵头的市人民医院核心机房基础网络，建设纵向联通云平台、市镇村三级医疗机构信息平台，横向联通医疗、医保、公卫、妇幼、非税系统的医疗专用网络，着力打通"最后一公里"网络通路，实现横向到边、纵向到底的网格式互联互通。

建设巩义市远程医疗服务中心。整合医疗机构开展的医疗业务资源，建设远程会诊、心电、影像、区域检验等十大中心，深度推广"基层检查＋县级诊断"，其中远程会诊中心可以实现上联解放军总医院、郑大一附院等上级医院，医院内部科室间会诊，对下与卫生院、卫生室会诊。同时上线诊间支付功能，群众在家门口即可享受方便、快捷、优质的医疗服务。近三年共为基层提供心电、血压、影像等远程诊断80万例，为群众节省医疗费用5亿元以上。

设置医共体运行监管系统。职能部门线上实时对成员单位进行医疗、人力资源、财务、设备等质控，指导成员单位高质量发展。

实施"上联、自强、下带"帮扶工程

上联解放军总医院等知名医院，邀请专家周坐诊、查房、手术，优先发展外转率高、群众就医费用支出较大的薄弱专科，提升急危重症救治能力，实现"大病不出县"。制定基层单位错位发展规划，实行"一科帮一院"，开展驻扎式帮扶，下派业务院长和专家医疗队巡回指导，加快基础设施改造、技术水平提升、管理能力提高，实现"常见病、多发病不出乡"。打造标准化公有产权卫生室，加强村医培训及适宜技术推广应用，实现"小病不出村"。

完善医防融合六大发展体系

围绕群众全生命周期的健康需求，健康促进、预防、治疗、康复、护理、临终关怀等生命链服务，构建县乡村医防融合六大体系，建立健康促进体系、慢性病管理体系、妇幼保健体系、中医药疗服务体系、急救联动体系、医养结合体系，医疗服务由"以治病为中心"向"以健康为中心"转变。

四医联动的经验

创新体制，建成全市一个"管办分离"的医共体。 组建由公办医疗机构全部参与的唯一一家紧密型医共体，并将民营医院纳入医共体协作单位，实现区域内目标、管理、资源、权责、服务、利益的统一，提升整体医疗服务水平。

创新模式，构建"防治康管"县乡村"六大体系"。 医共体内各医疗机构明确功能定位职责，发挥比较优势，市医院、妇幼保健院、公立中医院分别牵头打造一通到底的县乡村三级健康促进、慢性病管理、急救、妇幼保健、中医药、医养结合"六大体系"，不同机构相关业务共建共享，有机融合，使碎片化服务资源得到充分整合，并主动发现需求、靠前服务需求、以需求为关注焦点，有组织地共同做好健康管理，强化医防融合，构建网格化、连续化、智慧化县域整合型医疗卫生服务体系。

创新技术，信息化一张网赋能四医联动。 牵头医院建立统一数据管理中心，成员单位共用一套信息化系统，打通医疗、医保、公共卫生系统和县乡村三级 HIS、LIS 和 PACS 系统，建成远程心电、影像、胎心、检验等十二大医疗服务中心，实现远程诊断、检查结果互联互认。用大数据智慧化平台辅助管理人员对医务人员实施全程监管，对抗菌药物使用强度、大检查等做到事前提醒、事中监管、事后审核，有效规范医疗行为，促进合理用药，确保医保基金安全。

四医联动存在的问题

医保基金支付方式不能更好地支持医院向以健康为中心转变。医保基金只能用于治病，不能用于健康管护。结余医保资金不能用于医院发展和提升医务人员工资待遇。

卫生院、卫生室缺医少护、设施陈旧、设备匮乏，不利于实施分级诊疗。

四医联动协同发展的建议

医保支付方式改革：提取一定比例医保基金专项用于开展健康防护工作，建立医保基金结余留用长效机制，激活医院发展活力。

加强政府办医职责：加大对卫生院、卫生室的投入力度，提高基层医务人员待遇，对卫生院人员实行一类财政保障，解决村医保障性待遇。同时，增加对卫生院、卫生室基础设施和设备的投入，提高硬件水平，改善就医环境。

"互联网＋健康"数字赋能：建立医共体大数据人工智能和信息化平台，建立县域居民健康状况和疾病谱调查数据库、脑卒中筛查与干预项目数据库，建立健全数据要素各参与方合法权益保护制度；建立完善的公共卫生管理体系，推动云计算、大数据、物联网、区块链、第五代移动通信（5G）等新一代信息技术与医疗服务深度融合；推进电子病历、智慧服务、智慧管理"三位一体"的智慧医院建设和医院信息标准化建设；大力发展远程医疗和互联网诊疗；推动手术机器人等智能医疗设备和智能辅助诊疗系统的研发与应用。

四医联动协同发展与治理的评价指标

四医联动协同发展与治疗的评价指标见表4-1。

表4-1　各卫生院、社区卫生服务中心评价指标

一级指标	二级指标	指标说明
医疗服务质量指标	1. 门、急诊人次	同比增幅≥5%
	2. 住院次均费用	同比增幅≤5%

一级指标	二级指标	指标说明
医疗服务质量指标	3. 床位使用率	≥60%
	4. 平均住院日	≤7.5 天
	5. 中医诊疗量占诊疗总量比例	≥30%
	6. 住院病历书写合格率	≥95%
	7. 手术安全核查、手术风险评估制度执行率	100%
	8. 病区管理质量	≥90 分
	9. 签约居民履约率	>70%
	10. 孕妇管理率	100%
	11. 高血压、2 型糖尿病患者管理任务数完成率	≥7.348%（高血压）、3.349%（糖尿病）
	12. 传染病疫情报告率、及时率	100%、100%
	13. 基本、急救技能培训专业技术人员考核合格率	≥95%
资源配置（分级诊疗）评价指标	1. 积极推进下转工作	根据双转办公室提供数据，每月至少接收牵头医院下转住院患者 2 例
	2. 远程服务开展情况	远程会诊、影像、心电、血压、胎心、检验（室间质评）、消毒供应等远程服务开展情况运行数据同比增长≥5%
	3. 优质服务基层行	全部达到基本标准，30% 达到国家推荐标准
	4. 引进推广新技术	每单位每年≥4 项
	5. 积极开展延续医疗护理服务	提供延续医疗护理服务，运行数据同比增长≥5%
	6. 加强卫生室管理工作	辖区标准化卫生室的管理、培训及考核记录完整度 100%，远程血压、心电、会诊使用情况、监管记录、处理结果完整度 100%
医保基金使用效率评价指标	1. 医保政策知晓率	100%
	2. 参保患者身份核实	100%
	3. 用药管理及出院带药符合规定	100%

续表

一级指标	二级指标	指标说明
医保基金使用效率评价指标	4. 落实三合理一规范	违规率 =0
	5. 医保目录外项目使用	基准值维持不变
	6. 住院次均费用	基准值维持不变
	7. 城乡居民医保补偿比	≥1%
	8. 门急诊就诊率	≥1%
患者满意度评价指标	1. 职工满意度	≥90% 职工满意度 = 评价满意的被调查职工人数 / 接受调查的职工总人数 ×100%
	2. 居民满意度	≥90% 居民满意度 = 评价满意的被调查患者人数 / 接受调查患者总人数 ×100%

【实践案例·故城县】

以全民大健康为核心，全力推动县域医共体建设
——故城县医院医共体四医联动现状调查报告

□故城县人民医院

河北省故城县医院是一所集医疗、急救、预防、康复、教学、科研于一体，临床与医技科室齐全的现代化综合性医院，2019 年 1 月纳入三级医院管理，目前正在创建三甲医院。医院于 2017 年即建立了河北省首家县域医共体，成为河北省医共体改革试验田，开展了一系列新举措，在促进分级诊疗、县乡一体、提升全县整体健康水平方面起到巨大的推动作用。故城县医院医共体目前下辖 15 个乡镇卫生院、572 个村卫生室。2019 年 9 月成为全国紧密型县域医共体试点县医院、"十三五"综合服务能力达标县医院。2021 年故城县医院医共体被评为"河北省典型县域医共体"。故城县医院医共体建设经验连续 2 年入选中国医院协会医共体分会《紧密型县域医疗卫生共同体实践案例》，至今已有省内外 30 余个地市来院学习交流。

四医联动的做法

2017 年年初，故城县先后列为市、省医联体工作试点县。市卫健委、县政府分别带队前往当时我国的县级样板——安徽省天长市人民医院医联体学习考察。按照天长模式，当年 6 月创建了河北省首家县域医共体之一——故城县医院医共体。2018 年开始医保资金支付改革，实行医共体内医保资金总额预付；着力建设七大远程服务中心（远程心电中心、远程影像中心、远程会诊中心、病理诊断中心、医学检验中心、消毒供应中心、物流配送中心）；县医院专家牵头组建家庭签约医师服务团队；进行慢性病试点管理。2019 年开始积极推进"人、财、物"统一管理的紧密型医共体建设步伐。2020 年至今持续构建医共体信息平台，进一步加强医共体人、财、物精细化统一管理，建设云 HIS。同时，医共体内统一规划学科发展方向，开展成员单位的"一院一策"特色服务能力建设。

故城县医院医共体四医联动的总体思路着眼于县域卫生健康总体治理，以县域内卫生健康医疗机构为工作对象，通过医保基金和基本公共卫生服务经费整体打包给医共体，由医共体牵头医院统筹规划，坚持预防、治疗、康复一体化管理，提升县乡村各级医疗机构服务水平，统一采购药品耗材，统一用药目录，实施上下联动分级诊疗，实现县域内健康素养提升、看病就医便利、就医花费低廉、群众满意率高的目标。

理清思路，精心布局，建立县乡密切连接机制

围绕全民大健康的核心，县政府设计了医共体建设的"567"总体路径和"两个五"具体措施。

五个主要目标：方便群众就医、降低医疗费用、提升医疗水平、用足用好基金、促进全民健康。

六个基本思路：三提升（县级医院管理提升、乡镇卫生院能力提升、村级卫生室服务提升）为基础、责权利一体为纽带、信息化建设为支撑、政策价格调整为导向、医保基金总额预付为主抓手、县乡村健康医疗一体化为用力方向。

七项机制建设：权责清晰的责任共担机制、业务指导工作机制、家庭医生签约服务制度、分级诊疗和双向转诊机制、信息化连接机制、政策激励导向机制、利益分配机制。

具体措施："五联五统一"。五联：双向选择联接、理事会联接、责任联接、信息化联接、利益联接；五统一：统一人事管理、统一财务管理、统一行政管理、统一医疗质量考核、统一绩效标准管理。

上下融合，规范提升，县乡统一管理促提质增效

围绕"大健康"上下紧密联动，按照计划实行医保基金总额预付，加快推进县乡村医疗健康一体化进程，实行了"963"举措。

"9"指九方面统一管理举措。统一行政管理、统一人事管理、统一财务管理、统一物资管理、统一发展规划、统一质量控制、统一绩效考核、统一利益分配、统一政策调控。如统一发展规划，医共体内谋划功能定位，形成"1+15"格局，即县医院是"1"，瞄准高精尖难技术，确保一般大病不出县；"15"是成员单位，确保两个基本保障（基本医疗服务保障、基本公共卫生任务保障）基础上，一院一策打造1~2个特色专科。绩效考核每半年一次，与奖励资金发放挂钩。

"6"指六方面带动乡镇能力提升举措。设备调配、骨干帮扶、检查质控、业务培训、提升管理、远程支持。启动医共体建设以来，县医院为乡镇卫生院投入各类设备100余台，共计800余万元。每年都依据卫生院需求，选派专业对口的业务骨干驻乡帮扶至少一年，并注重工作的延续性。日常各类远程诊断中心经常派出业务骨干深入基层指导规范检查。远程心电诊断中心迄今已平稳、高效运行五年，免费为基层患者诊断心电图24万例之多，为基层提供远程影像诊断2万余例。新冠疫情期间，故城县医院为每所乡镇卫生院派出一名院感专家，帮助建立一套院感控制体系，培训院感专职管理员。

"3"指三方面医防融合健康促进举措。健康宣教、体检预防、慢性病管理。2018—2021年故城县医院进行了四轮大型巡诊义诊，还利用各疾病日深入社区、学校、工厂、商场进行义诊宣教，抽调医务人员5 832人次，诊疗3.5万余人次，发放宣传材料4.3万份。在县电视台开设每周一期的科普讲座"健康360"。自2018年10月建立健康体检中心以来，共体检3.77万人次，个人自费体检人数以每年10%左右的比例增长。慢性病管理方面，党委政府高度重视，除门诊慢性病纳入医保外，2020年开始，县财政每年投入400万元采购防治高血压、糖尿病药品，由村医免费精准发放至慢性病患者手中。2023年县政府推进全民免费用中药措施，2023年1月31日至4月15日故城县医院共垫付中药费用16 378.09元。

数字赋能，管理增效，持续推进医共体信息化和五大中心建设

故城县医院医共体信息化建设稳步推进，远程心电诊断、远程影像诊断、上下转诊、远程会诊系统相继建成使用，人、财、物统一管理系统（云HIS）正在进行中。2022年，远程心电诊断网络实现了扩容，即为乡镇卫生院配备了动态心电图机、动态血压仪，并利用该网络传回原图进行诊断。2022年已诊断46例动态心电图。今后，该科室还将开展心电图远程实时监测项目，在该领域继续扩大战果。

2022年4月，国家卫健委发布《"千县工程"县医院综合能力提升工作县医院名单》，故城县医院成为国家卫健委首批1233家"千县工程"示范县医院之一。医院在自身建设中强化区域"龙头"作用，积极推进四个"五大中心"建设。

临床服务五大中心：肿瘤、慢性病、微创、疼痛、重症，后三种已经很成熟，慢性病正在形成体系。肿瘤治疗正在探索综合中心建设的模式。以前肿瘤的影像诊断、外科手术治疗、内科中医保守治疗、介入放化疗等都开展得很好，2022年4月医院成立了多学科门诊，制定肺结节多学科会诊机制。2023年4月16日聘请国家著名肿瘤防治专家、天津市肿瘤研究所所长郝希山院士来院建立院士工作站，直接带动了故城县医院肿瘤防治水平、学科发展、区域肿瘤防治中心的规范化建设，造福故城县及周边群众。

急诊急救五大中心：胸痛、卒中、孕产妇、儿童新生儿中心成熟运转。创伤中心正在建设中，通过硬件上加大投入、机制流程环节上强化整合，达到便捷、精准、高效、优质的创伤救治目标。

资源共享五大中心：检验、影像、心电、病理、消毒供应中心已较为成熟。心电远程诊断中心在全国开展最早，运行良好，2021年2月被国家卫健委办公厅评为改善医疗服务先进科室。

高质量管理五大中心：质控、人力、医保、运营、信息。医疗、护理、院感、药事都依托故城县医院相关职能科室建立了县级质控中心。乡镇卫生院职工退休、招聘临时工，均在故城县医院人事科备案。医共体医保基金总额按季度统一拨付至故城县医院，定期按照工作量拨付给卫生院。运营方面，目前规划了发展学科方向，今后还将采取更多的提质增效措施。信息方面，正在进行医共体信息化第三期建设，已有5家乡镇卫生院实现与故城县医院联网，实现人、财、物以及药品耗材进销存信息共享，并开展了部分业务的精细化管理。

四医联动的经验

医共体建设需要政府各部门大力支持和配合 县域医共体建设是一个系统工程，单纯依靠医院无法完成。改革需要调整以往管理、人事、财政等诸多方面，没有政府各部门的大力支持根本无法推进医共体建设。

医共体建设需要明确各方责权利关系 卫健部门、医共体之间监督与管理关系需重新厘清；政府各部门、医共体之间的关系需重新定位；尤其是牵头医院和乡镇卫生院之间，需要理顺管理权限、财务管理、人事管理、收入分配等诸多关系。

医共体建设需要大力推进信息化 没有信息化就没有医共体。2017 年以来依托信息化，先后建设了远程影像中心、远程会诊中心、远程心电中心等；尤其是远程心电诊断中心，覆盖全县所有 21 个乡镇卫生院，乡镇卫生院做心电图上传后，心电中心 3～5 分钟内可出具心电诊断报告传回。每年可为乡镇卫生院出具诊断报告 5 万余份。目前投资 3 000 余万元正在建设医共体信息平台，全面提升医共体信息化程度。让信息多跑路，让信息化提供准确数字，为精细化考核、精准施策打基础。

牵头医院必须有能力带动医共体成员发展 组建县域医共体必须选择综合实力强的牵头医院，否则不但起不到带动医共体全面发展、方便人民群众的目的，还会拖累牵头医院的发展。

四医联动的成效

从政府层面看 促使医疗机构将医保基金从业务收入转变为支出成本，主动控费，促进合理检查、治疗、用药；有效引导分级诊疗，合理控制医疗费用总额，保证医保基金不超支。"总额预付，结余留用，合理超支分担"，促使医院工作重点从以治疗为中心逐步向预防、治疗、康复一体化管理转变。故城县医院医保基金使用情况为 2018 年结余 208.78 万元，2019 年亏损 3 164.86 万元，2020 年结余 209.67 万元，2021 年结余 2 624.31 万元，2022 年结余 1 396.01 万元。近三年故城县医院医共体医保基金处于稳定盈余状态；近五年算总账，盈亏相抵，盈余 1 273.91 万元。

从全县看 县域内服务水平提升、就诊人次增加、费用降低也是医共体四医联动的重要成果。出院患者三、四级手术比例从 2018 年的 27.26% 上升至 2022 年的 50.56%（图 4-1）；药占比从 2018 年的 34.09% 下降至 2021 年的 26.24%；医疗服务收入占比从 2018 年的 24.66% 上升至 2022 年的 26.69%。县域基层门急诊人次占比由 2018 年的 46.20% 提升至 2022 年的 63.28%，县域内住院人次占比由 2018 年的 65.23% 上升至 2022 年的 72.72%，县域就诊率由 2018 年的 86.42% 提升至 2022 年的 94.56%（图 4-2）。

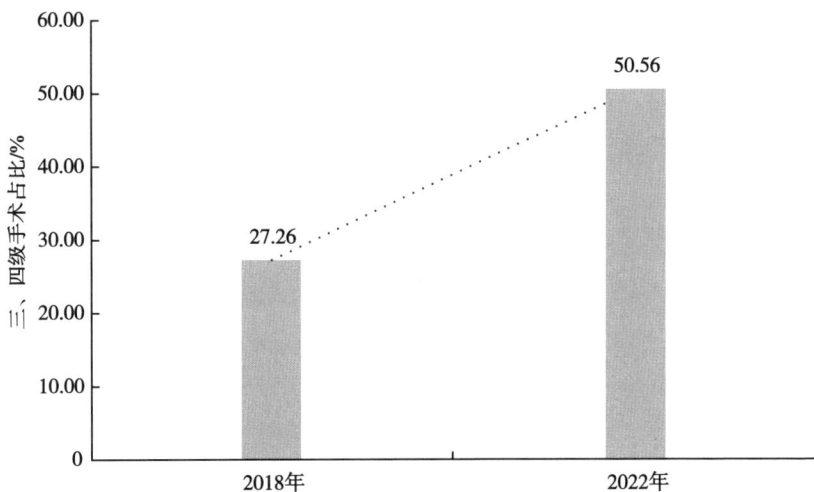

图 4-1   三、四级手术占比变化情况

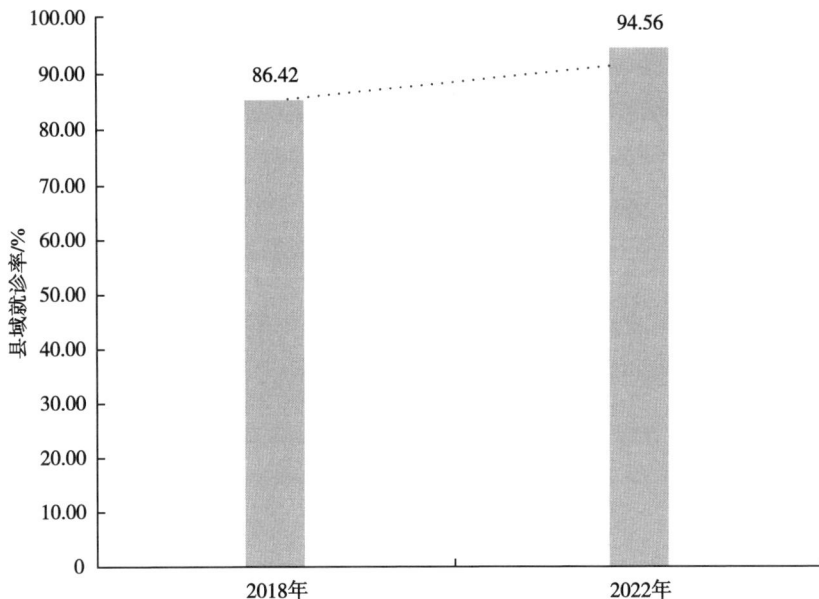

图 4-2   县域就诊率变化情况

从牵头医院角度看　医院主动控费，提升医疗服务能力，确保老百姓"大病不出县"。巡诊义诊、健康宣教的开展使老百姓少得病、晚发病。医院坚持与北京专家团合作，每周聘请北京大医院专家来院手术、讲课、带教，促进医院技术水平不断提高。县医院三、四级手术比例不断增加，从 2020 年的不到 46% 提高到 2023 年 3 月的 60% 左右；药占比从 2018 年的 33.36% 下降到 2021 年的 23%（最低）。近几年，故城县县外住院率在全市各县中最低，基本实现一般大病不出县。

从乡镇卫生院角度看　通过县医院建设七大中心远程支持、县医院专家坐诊培训、接收乡医进修等方式，乡镇卫生院技术水平、服务能力得到大幅提升；通过设备援助、结果质控等措施，使乡镇卫生院辅助检查广度、精度得到较大提升，常规检查实现结果互认；县医院常年派驻骨干医师兼第一副院长，全面帮扶，职能科室主任定期巡诊，规范管理，乡镇卫生院管理水平、员工精神面貌全面提升。医共体各乡镇卫生院门诊人次从 2017 年的 21.3 万人次，增长到 2022 年的 26.84 万人次，增长了 26%；门诊收入从 2017 年的 970 余万元，增加到 2022 年的 1 561.66 万元，增幅 61%。

从人民群众角度看　在家门口就可以见到县医院专家，免去奔波之苦，花费更少；慢性病管理试点可以接受更加专业、准确的用药指导和康复锻炼，管控更好；县医院组织的大量巡诊义诊、健康宣教极大地提高了百姓健康意识及防病治病知识；通过县医院体检中心检查及"双处方"可以做到疾病早预防、早发现、早诊断、早治疗。2022 年儿科住院人数为 3 137 人次，分别比 2020 年的 3 797 人次、2021 年的 4 497 人次减少了 660 人次和 1 360 人次，降幅分别为 17.38%、30.24%。原来两个儿科，现在一个儿科基本够用。脑出血住院患者数从 2019 年的高点 373 人次，逐年下降至 2020 年 326 人次、2021 年 319 人次，2022 年 279 人次，3 年年均降幅 9.10%，显示出故城县防控高血压的成效。

四医联动存在的问题

紧密型县域医共体的整合力度仍不够　紧密型医共体要求组织架构完整、工作体系清晰、职责分工明确。故城县还与三明、深圳等医共体医改较深的地市存在较大差距。紧密型的整合力度不够将制约医共体内部人、财、物的统一配置，不利于基层医疗机构能力的提升。

分级诊疗的就医秩序尚未形成　双向转诊进展不佳，下转患者较难。同时，由于河北省毗邻京津地区，外出就医仍然较多，给县域内就诊率的提升带来挑战。医保政策十分宽松，转诊手续十分简便，造成了一些县内完全可以解决的小病去京津治疗，小病大治，病小花费医保基金多，同时也造成了京津优质医疗资源的浪费，与国家分级诊疗政策矛盾。

医共体建设中的部门联动仍然不够　三明县域医共体改革，成功的根本经验是双一把手负责制和加强顶层设计。国务院推进医共体改革的文件也提到，党委政府高度重视，涉及的各部门才会及时跟进。故城县医共体建设中相关部门的联动改革不够，好多部门不仅是县委、县政府领导，还要服从省市归口部门政策框架，医保定价、医保支付、编制改革、人事政策、分配秩序、运行机制等的协调推进较难，如果省市没有授权，必将制约医共体改革的进程和质量，单纯靠县"单兵突进"不会走太远。

基层医疗机构发展的制约因素较多　基层医疗卫生机构条件艰苦、待遇较低、职业上升空间小，缺乏岗位吸引力，基层医务人员"引不进、留不住"情况仍然存在。短时期内在医疗服务能力上不会有较大改观。

四医联动协同发展的建议

服务体系构建　四医联动和紧密型县域医共体的目标是为患者提供整合型医疗服务，因此医共体的改革必须重视患者的就医体验，从患者角度审视医共体的医疗服务供给是否达到整合服务的目标。建议立足大健康的长远目标，建立县级健康促进委员会，统筹负责全县与卫生、健康、医疗有关的事务，由县委书记任委员会主任，相关部门参加。现有的医共体由牵头医院党委书记任理事长，仅能够实现对县乡村医疗机构有技术、服务能力上的帮扶指导，通过医保基金总额预付可以解决一部分节约基金、控制外转等问题。但无法改变一些机制上的问题，无法协调院外各部门，无法形成合力共同完成健康目标。

治理体制　体制上应健康促进委员会主管，卫健局总协调。现有的财政资金、医保基金、公共卫生经费、乡村两级人员工资，仍按原渠道筹集，统统打包给医共体；现有的全县各级各类医疗机构、疾控机构人员，同样由医共体统管，统一分配任务，统一考核，上述打包资金由医共体分配。县健康促进委员会负责对医共体设计任务指标，即把任务、人员、资金统统交由医共体管理分配，健康促进委员会负责支持、协调、服务、监督、考核、奖惩。

运行机制　医共体人员按现有办法晋升职称、调工资、缴纳社保等，但只是档案里有记载，实际执行由医共体另行出台办法管理，突出绩效。委员会为医共体保驾护航，提供政策支持、财政支持，提出逐步改进的年度建设目标，年终考核给予兑现奖惩。

服务模式　大致分为巡诊筛查、慢性病管理、疾病治疗、康复指导、健康宣教五大类。医共体统筹管理，提高全民健康素养。做好居民全生命周期的健康管理工程，使医共体四医联动的整合改革落实到患者的整合型服务体验中。

协同保障　发挥县委书记领导的健康促进委员会职责功能，建立不同部门之间的常态化沟通协调机制。建立医共体四医联动工作推进的通报、约谈机制，完善督导考核机制，完善效果评价和绩效考核机制，并与财政投入资金额度挂钩。建立"一把手"工程的推进机制和监督机制，推动不同部门间的协调联动。

数字赋能　信息化建设必不可少，通过"互联网＋"提升医疗服务效能，还可通过信息化建设实现精准计量和精准考核。

四医联动协同发展与治理的评价指标

巡诊筛查、慢性病管理、疾病治疗、康复指导、健康宣教五大类服务内容都要有具体指标，形成一个指标体系。评价指标包括：比如巡诊筛查，根据年龄设计每年一次体检套餐，每年对常住人口体检一次，能按时体检的人员覆盖率、体检阳性复检率；筛查出的慢性病人群，家庭签约服务率、经过规范管理后回归健康人群率、千人口死亡率等；医共体内上转／下转率、县域内就诊率、外出就诊率、使用医保基金结余率、健康宣教人群覆盖率、常规健康知识知晓率、依从率等。五大类服务都可以设置多个维度的满意率等。

【实践案例·江安县】

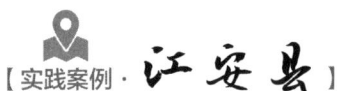

立足"四聚四化"改革模式
持续深化紧密型县域医共体建设
——江安县医共体四医联动现状调查报告

□江安县总医院

四川省江安县以"全国紧密型县域医共体建设试点县"为契机，因地制宜，先试先行，以"共"为理念，建体系优布局；以"医"为基础，强内功提能力；以"防"为目标，促融合保健康。探索推进县域医共体建设"四聚四化"新模式，取得了"强县域、强基层、惠群众"的积极成效。

四医联动的做法

聚焦覆盖城乡，构建医疗一体化服务新格局 着力构建县镇村一体化医疗卫生服务体系。一是重组县域医共体架构。2019 年 12 月，由县人民医院和县中医医院牵头组建 2 个县域医共体，通过近 3 年的探索运行，取得了较好的成效。为持续深化重点领域改革，2022 年 9 月，新成立江安县总医院，建设 1 个紧密型县域医共体，对 4 家县级医院和 14 个镇卫生院及所辖村卫生室实施统一运行管理。二是发挥县级医院引领作用。县级医院分别与 8 家省、市三甲医院建立多学科专科联盟和医联体 24 个，聘请 16 名专家担任学科主任和特聘专家，建设一批省、市、县级重点专科，重点增强县域外转病例较多的病种临床专科、专病建设力度，提升肿瘤、心脑血管疾病等重大疾病的诊疗能力。三是提升镇村医卫生服务能力。按照二级医院标准新建 2 个县域医疗卫生次中心，成为片区医疗救治、急诊急救、人才培训、技术指导和公共卫生示范中心。改扩建 4 个中心卫生院，规范建设 8 个一般镇卫生院，开展常规诊疗技术和下转患者的接续治疗、康复、护理等工作；按照"一院一特色"打造基层特色专科，开展全专结合、医防融合的健康管理服务；探索镇卫生院延伸服务，在偏远地区人口聚集区域建立镇卫生院延伸服务点 4 个，保障村级基本医疗服务供给。推进行政村卫生室标准化建设，打造 45 个村中医阁，提升基层防治能力，不断筑牢基层网底。

聚焦分级诊疗，探索资源常态化下沉新机制　促进优质医疗资源下沉，推动分级诊疗做细做实。一是推动人才下沉，把好能力"质量关"。通过开设专家工作室、建设特色专科门诊、开展巡回医疗、县级医院帮扶（多学科组团帮扶、单学科帮扶、骨干医师对口帮扶）等方式，提升基层医疗技术水平。总医院成立后，下派 76 名业务骨干到镇卫生院驻点帮扶，开展手术示教 54 台，组织各类会诊及疑难病讨论 88 例，教学查房 168 次，指导开展新技术 16 项。二是推动服务下沉，把好服务"效率关"。完成医共体信息平台一期建设，医共体内信息互联互通，共享调阅电子病历和健康档案。建立影像、心电、远程会诊等 6 个资源共享中心，实现基层检查、上级诊断和检验检测结果互认。探索形成"分院开单收费，总院接单检查，患者按照基层比例报销"的县镇"共诊"新模式，切实减轻群众负担和医保基金支出，同时，县级医院诊疗设备与镇分院共享使用，提高资源使用效率。通过数据分析，对医疗机构、医务人员、医疗行为实行全方位监管，提升医疗服务质量。三是推动病种下沉，把好救治"分流关"。以满足重大疾病诊疗需求为导向，推动基层胸痛单元、"心电一张网""肿瘤防治一张网"建设，完善县域急诊急救防治网络。明确县镇两级疾病诊疗目录和用药目录，引导群众合理有序就医，促进县镇医疗资源合理利用，做实分级诊疗。2023 年上半年，县级机构下转基层患者 7 161 人，下转患者数量占比 23.95%。

聚焦资源整合，创新院际差异化发展新路径　坚持资源整合、错位发展、同质管理，推动创新融合发展。一是整合行政职能，实现统筹管理。总医院内设"一办七中心"，对成员单位党群、人力资源、财务、医保、后勤、医疗、健康、信息等统一管理，构建医共体内一体化、扁平化垂直管理新格局。二是融合县级资源，实现错位发展。根据县级医院学科优势和专科特色，整合 24 个业务科室，构建"一科多区"管理模式，统一人员管理、业务排班、绩效分配，促进院区学科差异化、专业化发展，形成资源共享、协同发展、有序竞争的良好发展格局。三是建立质控体系，实现同质管理。建立医共体医疗质量控制体系，组建各专业质控小组 31 个，质控专家定期到医疗机构开展医疗质量控制、技术指导等工作，督促问题整改，实现同质化管理，切实提升县域医疗质量。

聚焦核心要素，建立资源集约化管理新模式　紧盯医共体建设核心目标，对医共体内人、财、物实行统一管理使用。一是统一人员管理，破解

"人才荒"。实行"基本编制 + 员额"制度，全县核定医疗机构编制 980 个、员额 1 293 个，由总医院统筹管理使用。建立"按需设岗、竞聘上岗、同岗同酬、合同管理"的动态机制，推进"县聘镇用"和"岗编适度分离"等人事制度改革，累计签约引进高层次人才 36 人，招聘卫生技术人员 384 人，为镇卫生院招聘 230 人。二是统一财务管理，打破"大锅饭"。设立总医院账户，对医共体成员单位收支统一管理、统一核算、单独设账。建立总会计师制度，加强医共体内审制度建设，强化资金流向监控，确保财政补助资金专款专用。优化薪酬分配制度，实行领导班子考核年薪制、高层次人才协议工资制、专业技术人员优绩优酬制、行政后勤人员"基础绩效 + 专项奖励制"，建立下沉人员待遇保障机制，打破"大锅饭"，激发干部职工干事活力。三是统一物资管理，推动"降成本"。建立总医院药械统一采购账户和目录，对各成员单位药品、设施设备、后勤物资、工程项目等实施集中统一采购和管理；实施药品耗材二次议价、联合采购、统一配送，有效降低药品耗材费用 15% 以上。

四医联动的成效

人民群众得实惠　县级医院专家下沉镇卫生院，群众在家门口就可以享受到县级优质医疗资源服务，就医更便捷；大型检查费用、药品耗材费用降低，就医负担减轻；医院环境改善，就医体验提升，2022 年县域内住院率为 89.70%，患者满意率达 93.60%。

医务人员受鼓舞　基本形成"感情留人、事业留人、待遇留人"的目标，医务人员工作环境改善，进修培训渠道更加便捷和多元化，县级和乡镇医务人员人均收入分别比改革前增长 5.70% 和 25.89%，医务人员满意率达 94.13%。

卫生健康事业得发展　构建起以"县级医院为龙头、县域医疗卫生次中心为骨干、镇卫生院为基础、村卫生室为网底"的医疗卫生服务体系。江安改革模式入选全国县域医共体实践价值案例，改革经验多次在全国和省级平台交流；2021 年，江安紧密型县域医共体改革绩效评价位列全省第一，2023 年共有 60 余批次省内外医改单位前来交流学习。

【实践案例·**介休市**】

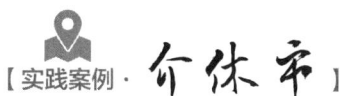

以人民健康为中心
推进县乡村一体化医疗体系建设
——介休市医共体四医联动现状调查报告

□介休市人民医院

近年来，在紧密型医共体改革的进程中，山西省介休市坚持以人民健康为中心，积极推进健康介休建设，推动形成"保基本、强基层、建机制"的基层卫生健康发展新格局，促进了健康事业高质量发展。

四医联动的做法

加大财政投入，夯实政府办医责任　把医疗卫生体制改革放在重要议事日程，坚持党政同责、一岗双责、有关部门履职尽责，形成强大工作合力。一是加强对牵头医院的投入，用"三步走战略"，实现"县强"目标。由政府出资新建市人民医院，配置与县级医院功能定位相符并能解决大病、重病的医疗设备，包括3.0T核磁、进口直线加速器、3D腹腔镜、高端激光设备等。持续重金保障"患者不跑专家跑"的人才柔性引进机制，为患者提供及时、可靠的会诊、手术。群众就医体验持续提升、就医环境得到极大改善，患者能够住得舒心、治得放心。二是加强基层医疗机构投入，夯实农村医疗底座工程，实现"村稳"目标。投资改扩建3家乡镇卫生院、1个社区卫生服务中心和60个标准化村卫生室，为每个村卫生室配置健康服务一体机等医疗设备。

统筹医疗资源，促进医共体高质量发展　一是横向整合，将市人民医院的妇产科、儿科全部整合到妇幼保健院。产儿科救治、全天候"5分钟"紧急剖宫产等医疗服务能力显著提升，孕产妇死亡率、新生儿致残致死率明显下降，有效解决了县域内妇女儿童看病难的问题。二是纵向下沉，将县级医院的医养结合科、精神病科、康复科等基层接得住、看得好的病种，全部开设到了乡镇卫生院和社区卫生服务中心。如介休市人民医院的康复科整建制下沉到宋古乡卫生院，同样的康复项目不仅收费低，而且报销比例高，为患者节省费用达 70%，有效解决了县域内特殊群体看病贵的问题。三是人民医院集中优势的人力、资源、空间，重点解决内科、外科、五官科、感染科大病、重病、急病、疑难病的救治，三、四级手术台次显著增长，牵头医院解决大病、重病能力得到有效提升。四是统筹推进联动改革，实现县域内人、财、物等"七统一"管理，医共体内医疗资源统一调配，提高资源利用率。县域内住院率、县域内医保资金的使用率明显提高，医保资金节余率达到 37%。

创新医防融合，建立公共卫生服务体系　全面推进以乡镇卫生院、社区卫生服务中心和村卫生室为载体的基层公共医疗服务体系建设。一是建设平急结合快速转换的公共服务体系，发挥平时服务、急时应急、战时迎战的作用。二是构建围绕全生命周期的健康服务体系，组建"四小"队伍，深入推进家庭医生签约服务，建立家庭签约服务"我的亲人我来管"新机制，构建"1+1+3+1+N"家庭医生签约服务团队模式。三是建立"五级响应"防控体系，保证疫情期间人民群众正常的就医需求。基层医疗机构公共卫生服务质量明显提升、管理效能全面增强。

狠抓健康促进，提高居民健康素养　引导医务人员主动开展健康教育、健康管理、防病治病等服务，使不生病、少生病、少住院、少花钱成为医生和群众的共同目标。一是逐村、逐社区开展"我是健康第一责任人"的健康沙龙。二是建立家庭健康明白人制。三是实行基于伙伴支持的慢性病网格化管理。推进医体融合，全面增强人民群众健康意识，提高自我健康管理水平。实现居民平均寿命 2 年增长 1 岁，高于全国 5 年增长 1 岁的"十四五"规划要求。居民住院率下降到 13%，远低于全国 17.50% 的平均水平，每年减少居民住院 2 万人次，让人民群众少得病、不得病的效应充分显现。

四医联动存在的问题

人力资源无论是在什么时期起到的作用都非常大。近年来在各级政府的引导下，医疗改革的条件在各方努力下不断完善，唯独人才建设、人才短缺的问题还是很明显。现阶段在很大程度上直接影响医疗改革发展，这一老大难问题，始终不能彻底解决。在医疗领域，基层更是无法满足实际需求，尤其是专业技术人才，技术人才的缺少已经成为医疗改革发展的软肋。

四医联动协同发展的建议

服务体系构建　利用紧密型医共体一体化的优势，建立医防协同机制，实现医防融合，践行以人民健康为中心。

治理体制　构建整合型医疗服务模式，减少过度恶性竞争和内卷。

运行机制　绩效考核为医共体赋能。

服务模式　横向整合，纵向下沉，增加医共体成员单位之间的黏性。

协同保障　自2019年推行紧密型医共体以来，县域医共体发挥了很大效能，但现在医保支付制度滞后于县域医共体发展，需要改革。

数字赋能　用信息化为乡、村卫生赋能，建立上连三甲、下连乡村的实用型信息化诊疗体系。

四医联动协同发展与治理的评价指标

评价指标要能量化且能评估：重要度、可靠度、辨识度、普适度，评价指标精简一些更有可比性。

评价指标选取可从以下方面着手：医疗服务质量评价指标、资源配置（分级诊疗）评价指标、医保基金使用效率评价指标、患者满意度评价指标等。

【实践案例·**西海岸新区**】

"四医联动"全面助推健共体建设
——青岛市西海岸新区人民医院健共体四医联动现状调查报告

□西海岸新区人民医院

近年来，山东省青岛市西海岸新区通过积极打造整合型医疗卫生服务模式，不断提升区域内医疗资源配置使用效率和医疗管理服务效能，着力解决新区群众看病就医难题，通过"医疗、医防、医药、医保"联动改革的策略全面推进健共体建设工作。

四医联动的做法

医疗方面：强基层，提能力，夯实为民服务的本领

把急诊救治能力建设放在首位。西海岸新区人民医院建设"六大中心"（国家级胸痛中心、省级卒中中心、区级创伤中心、区级危重孕产妇救治中心、区级危重儿童和新生儿救治中心、区级癌症中心）；各基层卫生院设立院前急救单元，建成胸痛分中心，健共体以"六大中心"为依托，形成了"上下联动、信息联通、综合诊疗、多科联合、防治康复"全链条的立体化医疗服务体系。2023年上半年，胸痛中心完成平台数据上报2 136例，STEMI再灌注治疗率稳步上升；卒中中心静脉溶栓200例，位列青岛市单个院区静脉溶栓数量第一名，DNT中位数36分钟，位于山东省领先水平，2023年2月和4月在全国卒中防治中心排名分别位列第七名和第六名。2023年上半年出院患者治愈好转率为96.71%，同比增加0.21%；出院患者死亡率为0.91%，同比下降10.98%；住院患者抢救成功率为93.78%，同比增长0.26%；急诊患者抢救成功率达95.90%。

建立急诊救治体系，提高救治水平。作为离群众最近的基层医疗机构，第一时间使危急重症患者得到救治，降低病死率和致残率，防止因病致贫、因病返贫是医疗的首要任务，是赢得老百姓信任的基础。

学科引领，人才战略，上下一体化发展。西海岸新区人民医院2022年新增神经外科、骨科、心血管内科、放射科、医疗美容科5个县域临床重点专科；2023年4月与山东省立医院合作成立了"泰山学者霍然工作站"；与北医三院、山东省立医院、上海肺科医院等国内知名医院开展深度合作，成立多个"名医工作室"；6月康复医学科加入省立医院专科联盟；重点专科相关的26项新技术、新项目"落地生根"，组织申报省、市、区级奖项13项、项目13项，立项2项；承办中国国际科技促进会国际学术交流工作委员会2023年学术活动；帮扶基层开展9个特色专科，开展新技术、新项目12项。2023年上半年，成员单位住院收入达5 189万元，同比增加1 809万元，增长54%；出院人次13 101人次，同比增加4 707人次，增长56%。

2023年上半年共招聘人才123人，其中博士、硕士研究生65人，高级专业技术人才9人，涉及创伤手足外科、心血管内科、重症医学等多个专业，极大完善了人才梯队建设，提高了专业技术能力水平。

发挥学科带头人在健共体学科建设中的引领作用。学科带头人为一级科室主任，基层单位学科主任为二级科室主任，学科上下一体、紧密联动、网格化管理，建立一级到三级分级诊疗体系无缝对接，以慢性病管理为切入点，以总院胸痛中心、卒中中心、临床重点专科建设为核心，以总院与省级知名医院建立的专科联盟为突破口，以学科建设推动医疗资源整合，实现医疗和健康管理的有机结合。

以学科建设为抓手，不断引进培养人才，上下一起联动，快速提升自身能力。

人员双向交流传帮带。西海岸新区人民医院选派到各成员单位担任中层以上干部和业务骨干 33 人，平均每年在基层长期下派人员 48 名，短期下沉 2 400 余人次。同时基层人员按计划到总院进修学习，形成健共体内上下双向交流提升。2023 年 1—6 月，总院专家下沉 1 295 人次，指导基层单位开展手术 906 例，二、三级手术占 2/3。

发挥医院健共体总院龙头带动作用，通过专家下沉下派、人才双向交流等方式实现健共体人才、技术全面共享，提高基层的医疗技术和水平，为基层提供医疗技术支撑。

紧抓等级评审，保障医疗规范和安全。西海岸新区人民医院正在进行三级医院评审，一家成员单位通过二级甲等综合医院评审，其他基层卫生院全部达标"优质服务基层行"推荐标准；积极参加医院等级评审，坚持"以评促建、以评促改、评建并举、重在内涵"原则，将等级评审作为提升医院内涵的重要手段，进一步完善医疗质量与安全管理制度及流程，严抓诊疗规范及核心制度的落实，实行医疗质量全程监督和控制，促进合理检查，严格执行药品、耗材集中采购制度并合理使用。

不断督导，不断改进提升。健共体质控管理中心以病历质控为抓手对健共体总院和各成员单位实行统一标准的医疗质量管理。每季度组织医疗、护理、院感、公卫、药械、医保、安全生产等督导检查，撰写质控简报反馈跟踪，定期组织召开质控员会议，形成质控环节的 PDCA 闭环管理。各成员单位病历质量稳步提升，目前甲级病历率提升 10.66%。护理质控管理中，基础护理合格率提升 32.13%，护理文书合格率提升 20.63%，高危药品管理合格率提升 24.89%，仪器设备完好率提升 17.10%。

多种措施手段，确保医疗质量。实施临床路径管理。自 2018 年以来，健共体内全面推进临床路径管理，总院进入临床路径病种达 570 个，基层医院进入临床路径病种 131 个，目前总院住院患者入径率已达 93.23%，出径率达 81.69%；基层医院住院患者入径率达 86.99%，出径率达 70.37%，控制了临床不合理医药费用增长，减轻群众看病负担，整体提升了医疗服务规范化水平。

检查检验资源共享。健共体建立远程影像中心、心电中心、会诊中心、检验中心，完全实现与基层医院的互联互通，为基层提供技术支持，检查检验结果与基层医院实时查阅、互认共享，医学影像中心每月为基层医院完成影像报告 2 600 余份，心电中心每月为基层出具心电报告 300 余份，基层医院每月送检标本 600 余份，远程会诊每月 100 余人。同时利用"互联网 + 医疗"技术，实现云胶片、云影像、云报告功能，患者通过手机即可查阅报告、胶片；通过微信"掌上医院"为患者提供预约挂号、检查、体检功能，为群众就诊带来便利。

健共体资源统一指挥调配。健共体成立一个健康指挥调度服务中心，开通"86190000"一部电话，承诺"健康问题全负责，一个电话全办好"，对总院各科室、各乡镇卫生院、村卫生室统一调度指挥，提供双向转诊、精准就医导诊、健康咨询等，一站式解决群众各类"急难愁盼"。对上联通三甲、对内联动科室、对下整合资源，年均处理各类问题共计 65 000 例，办理双向转诊 3 000 余例，所有诉求均得到妥善处置，群众满意率达 99.98%。

畅通监督投诉沟通渠道。坚持"刀刃向内"，健共体所有单位开通"院长热线"服务，在门诊楼大厅显著位置公示领导班子的职务、分管内容及个人电话，并在各科室护士站等醒目位置公示科主任、护士长信息及电话，通过规范"院长接待日"制度，"线上 + 线下"模式相结合，群众与医院管理层实现"零距离"对话，有效提高了患者就诊满意度。截至 2023 年，门诊科室满意达 98.74%，医技、窗口满意度达 99.14%，病房满意度达 99.18%，各项满意度测评数据大幅提升。

医防方面：医疗与预防并重，实施"健康中国"战略，开展全生命周期健康管理

做好健共体基本公共卫生服务。健共体辖区居民健康档案建档 296 324 人，丰富健康教育内容，使健康教育更具针对性和实用性，健共体内累计发放各类宣传印刷品 33.4 万份，主要场所设置健康教育专栏 416 块，版面更新 1 470 次，播放音像资料 3 246 次，开展公众健康咨询活动 75 次，举办健康知识讲座 1 447 次，居民基本卫生知识知晓率达 78.26%。

　　6岁以下儿童预防接种建卡率达到100%，居住3个月以上儿童建卡、建证率100%，共建证889位儿童；2022年产妇活产数899人，早孕建册861人，产后访视863人。按照服务规范要求开展新生儿访视、儿童查体工作，2022年0～6岁儿童10 702人，接受1次及以上随访者10 424人；新生儿889人，新生儿访视率100%；65岁及以上老年人健康管理工作，累计管理老年人61 225人，44 435名老年人进行了健康体检；对在家居住的重性精神疾病患者进行康复指导和规范化随访管理，共检出重性精神疾病患者2 305人，居家在管患者2 193人；2022年管理肺结核患者65人；共上报传染病141例，疫情报告率100%，及时率100%；开展0～36月龄儿童中医药调养服务3 176人，中医体质辨识47 411人。

　　基本公共卫生扎实开展，为医防融合打下坚实基础。

　　医防融合改造就医流程。健共体内所有成员单位进行了门诊标准化医防融合服务流程改造提升，诊前在门诊大厅设立分诊台和健康驿站，查看居民建档及签约情况，居民可直接在健康驿站接受健康服务；诊中在三高诊室或家庭医生工作室接受医疗服务，为患者提供医防融合规范化诊疗及远程协诊、转诊等服务；诊后再次到健康驿站，进行个性化健康教育、健康咨询、健康积分累积和兑换以及预约下次服务时间等服务。

　　提高辖区居民对健康管理的意识，激发居民主动做自己健康的第一责任人。

　　以慢性病为抓手，做好重点人群健康管理。在以前慢性病管理的基础上，开展"三高共管　六病同防"工作，健共体建成1处"三高中心"、9家"三高基地"、77处"三高之家"，为慢性病患者构建标准化、规范化、便捷化、一体化的三级协同服务体系。

　　设立专人专科。三高中心进行提升，在门诊设立专门的三高门诊，配备专业医护人员管理三高工作，制定工作方案、培训方案及技术指导方案，对"三高基地"与"三高之家"进行指导。

　　建立管理网络。通过疾控机构的流行病学调查和监测工作，引导医疗机构进行早期筛查和干预，将预防端口前移，以健共体总院慢性病专家团队及9家基层医疗机构、256个村卫生室为基础构建服务体系，建立区、镇、村三级医务人员共同参与的健康服务团队，为辖区全部居民进行健康状况摸排、评估，完善居民健康档案，完成人群健康状态的分级、分层、分类，以高血压、糖尿病等慢性病为重点，根据危险因素分级全程网格化应管尽管。

建立分级标准。根据疾病分级及危险因素确定管理对象，实施分级分层全程网格化健康管理。对于符合一级慢性病管理的患者，乡村医生负责健康干预和管理，乡镇医院医师协助管理。对于符合二级慢性病管理的患者，由乡镇医院医师日常管理为主，总院专科医生定期巡视为辅。对于符合三级慢性病管理的患者，由总院慢性病专家干预管理。病情严重的通过双向转诊平台，直接转入总院慢性病专家团队联合治疗，病情稳定后按流程转至家庭医生团队，根据病情按一级、二级进行健康管理并提供后续技术支持和业务指导。在区级成立慢性病防治管理中心，镇级建设慢性病专家工作站，村级建立慢性病专家联络点，通过区、镇、村三级打造慢性病管理网络。实现分级诊疗、逐层转诊、应急响应机制。

构建宣教融合新团队。一是各慢性病团队与慢性病患者建立微信沟通群，群内每天都有专门的医生针对患者提出的问题进行解答，每周五主任医师会在群内直播慢性病防控健康教育，实现对慢性病管理患者的实时、无缝对接。二是根据农村实际情况以更贴近老百姓的方式把健康知识带到百姓家中，邀请慢性病专家并抽调业务骨干，坚持每月深入村居，巡回进行健康教育讲座，2023年共开展健康教育讲座156期，参加讲座人数2 740人。三是以各大节日为契机，举办"百姓情、健康梦""医心向党、与爱同行""万名医护下基层"等系列大型义诊活动160余次，惠及群众12万余人次。

健康巡诊。医务人员、下沉专家，以及派驻基层的疾控工作人员，定期对不能按时健康体检的重点人群、行动不便的居民入户提供专业诊疗服务，提供个性化健康指导，提供危险因素监测，与居民良性互动促医防融合，将疾病早期筛查和干预、预防端口前移的工作落到实处。

全员、全程参与慢性病管理。医务人员人人参与慢性病管理，使患者从早期筛查到门诊就诊到住院治疗都接受专业的健康教育、指导和监测，实现患者与医务人员之间的紧密合作，提高患者依从性，共同管理慢性病，达到更好的治疗效果。

每个患者建立一档案、一方案、一对一管理，使慢性病管理个性化、精准化、科学化。截至2023年，三高中心纳入管理的三高患者共5 598人，管理率92.98%，有效管理率74.92%；长期下派38名慢性病专家到基层单位参与慢性病管理工作，健共体内共管理三高患者7.2万余人，管理率达83.46%，有效管理率达71.91%。其中高血压患者共管理4.3万人，高血压管理率92.07%；糖尿病患者管理率91.97%；冠心病管理率91.58%；脑卒中管理率 91.29%；慢性阻塞性肺疾病管理率 96.65%；肿瘤管理率 80.39%。通过调查居民满意度达 97.80%，主动健康管理的依从性达 64.30%。

建立以"三高共管　六病同防"慢性病为重点的、医防深度融合的三级协同紧密型健康服务体系，逐步完善工作体系、工作规范、工作标准和工作路径，逐步由"三高六病"管理拓展到其他慢性病管理，建立起慢性病患者多学科协同的筛查、诊疗、康复、管理的一体化服务体系，实现定期筛查、精准治疗、有效恢复和减少复发的目标，慢性病危险因素得到有效控制，群众的获得感和满意度得到提升。

医药方面：设立中心药房，统一调配管理

统一药品目录。健共体设立中心药房，健共体药事管理与药物治疗学委员会收集所有成员单位药品目录信息，组织专家根据区域内常见病、多发病、慢性病等用药需求，遴选循证证据充足、临床使用频度高、剂型规格适宜的药品进行初审，经委员会委员讨论通过后，修订形成《健共体基本用药供应目录》，健共体中心药房共有药品 824 种，下发至各成员单位执行。

统一药学服务。药学人员上下交流，总院下派临床药师到各成员单位工作，共计 30 余人次，各成员单位上派药师到总院学习。发挥总院临床药师的传帮带教作用，交流的药师参与临床查房、处方点评、用药咨询、合理用药等工作。规范基层医师临床用药习惯，提高临床合理用药水平，抗菌药物使用控制指标均趋于下降，住院患者抗菌药物使用强度由 62.88DDDS 降到 33.18DDDS；处方点评数每月逐步增长，点评数与点评占比均符合国家要求，点评合格率达到 96% 以上。

统一药品质量管理。每季度对各成员单位进行质控，各种记录、标识、储存要求、督导检查等方面进行统一，对发现的问题，能立即整改就立即整改，不能立即整改的，分析原因，制定整改办法，按整改办法进行整改，下次质控回头看整改效果。

开设药学门诊，关注孕妇、儿童及老年患者等特殊群体用药安全问题，完善用药咨询与用药交代，提高患者用药依从性。

统一培训，对医务人员进行药事法律法规及药学专业知识培训，尤其是麻醉药品、第一类精神药品、抗菌药物、基本药物等相关培训。

统一药品使用监测。各成员单位每月定期上报合理用药指标，通过横向与纵向对比，不断进行整改，反复优化，持续改进。药品不良反应监测工作的成员单位覆盖率为 100%，平均上报药品不良反应例次为 4.83 次/（月·单位）。

统一药品采购。健共体选取 9 家配送及时、服务优质等信誉度高的配送企业，各成员单位每周一根据《健共体基本用药供应目录》及实际用药情况制定采购计划，报采购中心，由采购中心审核通过后，报配送企业，由配送企业送达各成员单位，各成员单位负责接收。专家下沉或临床需用《健共体基本用药供应目录》外的药品，由下沉专家或成员单位相关科室负责人提出申请，各成员单位药事管理与药物治疗学组审核、健共体药事管理与药物治疗学委员会审批后，成员单位提报计划采购，或从健共体牵头单位药品采购中心调配使用。

目前能够实现药品全部网采的成员单位覆盖率 100%，药品到货率、到货时间等情况与开展试点工作前相比有所提高。

统一药品储备调用。药品采购中心负责对各成员单位的急救药品、短缺药品及临时采购药品、专家下沉所需药品的储备实行统一管理，各成员单位可通过内部调拨的形式解决用药需求。2023 年 1—8 月各成员单位从总院调拨了 128 个品种。

中心药房解决各成员单位药品不足、供应不及时问题，保障管理规范、处方合格、用药安全。

医保方面：医保打包付费试点稳步推进

医保打包付费试点稳步推进。2022 年 1 月，健共体与区医保局签订全市首家医保总额付费协议：一是确定"总额预算、年初预付、年终清算，结余留用、合理超支分担"结算原则。二是确定将服务区域内 22.8 万名参保居民和 4.4 万名签约职工的住院、门诊特殊慢性病、普通门诊全口径基金纳入总额付费范围。三是确定 2022 年总额预算为 3.48 亿元。四是赋予人民医院在基金分配、调剂、考核等方面自主权，区医保局加强过程指导和数据反馈。

2022 年，黄岛区人民医院医共体打包人员住院、门诊特殊慢性病、普通门诊费用分别为 32 240 万元、7 376 万元、2 542 万元，较去年同期分别增长 7 464 万元、1 551 万元、75 万元，超年初预算总额 7 335 万元。原因分析一是打包人群年龄结构失衡。医共体内居民参保以老年人居多，其中发病率较高的 50 岁以上人群 14.9 万人，占比达到 65.45%。50 岁以上参保人统筹基金支出增长迅速，统筹基金 2021 年支出 2 亿元，2022 年支出 2.71 亿元，同比增长 7 100 万元。二是基层诊疗能力提高。人民医院选派 38 名专家下派 7 家乡镇卫生院常年坐诊，带动基层医疗机构医疗技术水平明显提升。2022 年度医共体门诊和住院人次分别为 137.44 万人次、5.58 万人次，

同比增长 1.40%、0.40%；其中，基层单位门诊和住院人次分别为 434 373
万人次、1.74 万人次，同比增长 8.10%、11.30%。2022 年度医共体门诊和
住院医疗费分别为 27 223 万元、46 536 万元，同比增长 1.60%、-1.80%；
其中，基层单位门诊和住院医疗费分别为 6 392 万元、5 295 万元，同比增
长 20.10%、20.70%。基层单位就医人次及医疗费用增长率远超黄岛区人民
医院增长率。三是医共体内首诊与医共体外就医同比增长。四是人员流动性
加大，就医渠道发生变化。

DRG 支付方式改革试点成效明显。作为全市首批 DRG 支付方式改革试
点单位，通过紧抓病案首页质量，将 DRG 关键指标 CMI 值、组数、低风险
组死亡率纳入绩效考核等措施，有力保障 DRG 管理及提升落实到位。截至
2023 年医院 CMI 值突破 1.0，较 2021 年提高了 0.15，患者平均住院日降至
6.19 天，服务质效显著提升。

四医联动存在的问题

人才引进难、留住难　公立医院人才断层现象比较严重，招聘高端人才
的吸引力不足，导致县域临床重点专科人员临床研究能力弱、科研人才缺
乏、科研产出少，从而导致医疗服务质量提升较难，区域内看病就医满意度
不高、依从性不够强。基层卫生院、卫生室引进人才、留住人才更难，乡镇
医院人才严重不足，人才成长后留不住，尤其是基层医疗机构，路途偏远，
招人难度大。乡村医生队伍薄弱，老龄化严重，不能实现全方位、网格化健
康管理，服务质量难保证。

牵头医院缺乏支持，导致改革后劲不足　薪酬改革后人力成本急剧增
加，在改革试点中，牵头医院付出大量人力、物力、财力，目前健共体牵头
医院没有资金投入机制，在编人员仅"五险"享受财政拨款，公积金与工资
部分由医院自行负担，而基层医院医务人员享受全额"五险一金"及 90%
的工资拨款，这样长期会造成健共体牵头医院"牵头难"，没有财政、政策
支撑，难以保障可持续发展。

医务人员观念的转变难　医务人员是促进老百姓健康的主力军，医院不
只是看病的地方，患者需要的也不只是医疗。医务人员没有真正为老百姓进
行主动健康管理的理念，还是以传统的服务理念，坐等患者上门的办医模
式。没有观念和模式的率先转变，要实现"以治疗为中心"向"以健康为中
心"转变将缺乏基础。

四医联动协同发展的建议

服务体系构建：资源整合 深入推广三明医改经验，构建以人为本的优质高效整合型医疗卫生服务体系。根据人口分布和人民群众的实际就医需求科学合理规划医疗资源，高效利用和整合共享。一是实现对城区社区卫生服务中心、乡镇卫生院、村卫生室统一标准的带动扶持。二是实现资源共享、服务均等，实现管理、服务、责任、利益共同体，用提升的服务能力和服务规范引导就医秩序更趋合理，有效解决重复服务、过度服务和服务盲区等诸多问题。三是解决群众看病难、看病贵、看病远的问题，推动形成"基层首诊、双向转诊、急慢分治、上下联动"的分级诊疗模式，同时实现"三高"患者无缝隙管理。四是有利于高端人才的引进。五是业务的统一管理更有利于资源的高效利用和重点学科统筹布局。六是避免竞争性重复投资，财政扶持政策的调整和政府监管快速并向着正确的方向发展。

治理体制：政府主导 公共卫生健康专员（村居原计生主任）、镇村工作人员、社会网格员、基层医务人员，成立健康管理团队，通过健康专员、镇村工作人员参与国家基本公共卫生服务、家庭医生签约履约、义诊、慢性病管理等与基层相关的卫生健康等工作，对辖区全部居民进行健康状况全面摸排和管理，拉近与群众之间的距离，实现基层医院与镇村共建聚合力，携手为民办实事。

运行机制：指挥、调度、服务零距离 立足分级诊疗和全方位全生命周期健康服务需求，改变服务策略。成立集精准导诊就医、协调双向转诊以及提供健康咨询、电话预约、健康管理等功能于一体的健康指挥调度服务中心，对健共体内所有资源统一进行指挥调配，对上可联通三甲医院、对内统一调度指挥、对下服务群众，提供一站式健康服务，直至患者满意。

服务模式：整合、分级 整合是从高处对现有资源有目标、有逻辑、有秩序地整合，有效地组织。整合型医疗卫生服务体系，首先是体系，是提供与疾病轻重相匹配的服务，是围绕体系服务对存量资源分工合作的优化重置，以及依据存量资源利用情况对资源增量的优化配置。把基层首诊、双向转诊整合在整个疾病人群健康管理链条，向每个患者提供全程健康管理、全程辅助就医服务的分级分层临床诊疗服务，把区域医疗卫生资源以体系为抓手整合在一起。分级诊疗就是整合型医疗卫生服务体系，整合型医疗卫生服务体系就是分级诊疗。

协同保障：工作专班　创新医防协同机制需整个医疗卫生体系形成合力。卫健、医保、疾控、医院共同成立健康管理保障体系工作专班，并肩同行，仅靠医院推动，力量太小。当前，依然仍存在医疗归医疗、公共卫生归公共卫生、医保归医保、医药归医药的问题。当突发公共卫生事件发生时，这样的体系到处都是"缝隙"。加深医院和各部门的协作，医疗机构应医防并重。疾控机构的功能在"前端"，重点是防；医疗机构的作用在"后端"，重点是治。过于分离显然不符合健康中国战略要求，并且医院具有天然的疾病防控的职责，建议疾控机构加大和医院的合作。

数字赋能：消除关键部门之间的信息壁垒　各级疾控机构所应用的信息系统与其他公卫系统、医院信息平台各自为战，无法实现互联互通，信息"烟囱"和信息"孤岛"现象严重。关键部门之间应该消除信息壁垒。大医院和基层医疗机构之间也存在信息不畅通。建议加强数据应用，提速升级基层公共卫生医疗服务。通过远程医疗会诊、健康管理、健康教育等形式，提高基层医疗卫生服务的及时性、便捷性和精准性。

四医联动协同发展与治理的评价指标

医疗服务质量评价　①健共体制定基层成员单位医护人员到牵头医院进修轮转学习计划。②落实轮转培训，成员单位全覆盖或达到平均每个机构1人（专病机构除外）。③牵头医院帮扶基层单位开展二、三级手术。④组团内基层医疗机构能在本院常规开展二级及以上手术。⑤开展健共体建设后，牵头医院能够提供对基层帮扶开展业务，增添新科室。⑥开展健共体建设后基层成员单位与之前比较，门诊量、住院量、业务收入增长。

分级诊疗评价　健共体内建立分级诊疗病种目录，具体落实临床路径管理。①制定健共体内双向转诊流程及标准，畅通转诊通道。②制定对上转患者优先接诊、优先检查、优先住院等服务的文件或规定。③双向转诊有明确的路径，能体现健共体内基层检查、上级诊断、住院治疗的原则。④双向转诊有（上、下转诊）台账，有具体转诊统计数据。

医保基金使用效果评价　①与上年度同期相比，健共体各成员单位区域内和区域外参保人群住院率合理增减。②与上年度同期相比，参保居民健共体区域内门急诊就诊率合理增减。③与上年度同期相比，健共体内各成员单位住院次均费用合理增减。④与上年度同期相比，辖区居民医保患者在本院药品耗材占比低。⑤门诊统筹签约数量不低于去年同期人次数。

患者满意度评价指标　①门诊患者满意度。②住院患者满意度。③医务人员满意度。

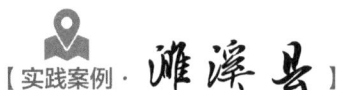

【实践案例·*濉溪县*】

"八举措"打造紧密型医共体"濉溪模式"
——濉溪县医共体四医联动现状调查报告

□濉溪县医院医共体

　　安徽省濉溪县位于安徽省北部，为淮北市唯一辖县，受地域南北狭长、周边三级医院众多、基层医疗机构服务能力不高等因素影响，老百姓在家门口就医效率不高。2015年年底，在县委、县政府及县卫健委的正确领导下，根据省医改办等部门下发的《关于开展县域医疗服务共同体试点工作的指导意见》等文件，按照"互尊意愿、双向选择"原则，组建濉溪县医院医共体和濉溪县中医院医共体。濉溪县医院医共体下辖12家分院及164家村卫生室，服务参保人口58.4万人。2019年9月，以全省紧密型县域医共体建设推进现场会在濉溪县召开为标志，医共体建设进入快车道。在建设过程中，濉溪县紧紧围绕"基层首诊、双向转诊、急慢分治、上下联动"这个核心，严格按照省政府《关于推进紧密型县域医共体建设的意见》（皖政办〔2019〕15号）文件中提到的"两包、三单、六贯通"的建设路径，稳步推进各项工作。经过近几年的努力，目前濉溪县医共体管理和工作取得阶段性胜利。

四医联动的做法

　　强化组织领导　成立由县政府主要负责同志任组长的县域医共体试点工作领导小组，统筹负责县域医共体建设工作。成立医共体管理委员会，办公室设在县卫健委，在全省较早（2022年2月）成立县委卫生健康工作委员会，作为县委派出工作机构，由分管卫生健康、医疗保障与市场监管的副县长兼任书记，协调推进医疗、医保、医药"三医联动"工作，做到党建业务工作一起谋划、一起部署、一起落实、一起检查。

坚持完善机制

（1）建立利益共享机制：实行基本医保资金和基本公共卫生经费按人头总额预付给牵头医院包干使用。把防病的钱和治病的钱都交给医共体使用，用好防病的钱，就要着力做好健康管理，让居民少生病；用好治病的钱，就要着力提升服务能力，留住患者。医防两端在"以健康为中心"的统一目标下协同发力，提升基金使用效率，才能实现包干经费结余的正向循环。2022年印发《濉溪县城乡居民基本医疗保险门诊特殊疾病保障创新试点工作实施方案》，在医共体按人头总额预付的基础上，实行城乡居民常见慢性病医保支付费用由乡镇卫生院按人头包干使用，结余留用，合理超支分担。门诊慢性病按人头付费结余分配比例为县、乡、村4：4：2。

（2）建立工作推进机制：针对开展帮扶、驻点、家庭医生签约履约服务、医共体进修管理、双向转诊、分院院长考核、急救站管理等内容出台《濉溪县医院医共体各分院及村卫生室帮扶实施方案》《濉溪县医院医共体县、乡、村三级师带徒指导意见》《濉溪县医院医共体包村医师管理办法》《濉溪县医院医共体分院和村卫生室医务人员进修管理办法》等文件并逐年更新，方案明确具体帮扶举措补助标准。出台《濉溪县医院医共体分院班子成员竞聘工作实施方案》《濉溪县医院医共体分院绩效工资指导方案》等，提高卫生院和卫生室建设枳极性。

（3）建立考核评价机制：一是明确考核执行主体。由医共体管理委员会办公室负责组织对医共体进行考核。二是统一绩效考核方案。根据县镇村三级医疗机构各自功能定位，牵头医院设置了33项考核指标，年终由医共体管理委员会办公室组织考核；卫生院设置了60项考核指标，由牵头医院在医共体管理办公室指导下按月考核；村卫生室设置了38项考核指标，由卫生院按照季度考核。三是明确考核结果应用。与牵头医院、卫生院、村卫生室包干结余经费分配、各项财政补助经费分配、薪酬总量核定挂钩。

做实分级诊疗

（1）落实基层首诊：基层首诊作为分级诊疗的开端，是分级诊疗制度的重要支撑。一是加强服务阵地建设，村卫生室全部配备有资质的村医执业，配置信息系统和基本设备，基层首诊的基础条件逐年改善。二是加强能力建设，通过医共体牵头医院多年的持续帮扶，特别是中医适宜技术的下沉，基层医疗服务能力得到有效提升。三是加强政策支撑，在乡镇卫生院执行大额门诊、日间病房、慢性病按人头包干政策。

（2）引导双向转诊：双向转诊制度作为我国卫生改革与发展的方向性问题，可以有效地引导患者合理流动，促进卫生资源合理利用。根据县镇村三级医疗机构功能定位印发《关于开展分级诊疗工作的实施方案》和《濉溪县县域医共体转诊管理实施细则（试行）》，建立了逐级转诊与医疗保障制度相衔接的配套政策，结合县内急救转诊体系，引导居民合理就诊。

（3）推进急慢分治：县级牵头医院成立慢性病管理中心，所有卫生院成立慢性病科，统一县镇医疗机构用药目录，依托医共体中心药房，将慢性病常规用药下沉至镇村，方便慢性病患者就近诊治，进一步推动了慢性病患者日常管理和康复逐步向基层转移。对于超出自身诊疗能力的急症患者依托急救分站及时给予转诊，全县形成了"15分钟医疗圈"。

（4）做实上下联动：一是着力引进县外优质医疗资源，提升县级医院能力。充分利用濉溪县医师培训统筹资金聘请县外专家来濉溪县手术、会诊、带教指导以及省内外知名专家在县级医院设立名医工作室。涉及的人员经费全部由濉溪县医师培训统筹资金支出，医院、患者不需要支出任何费用，为县级医院能力提升提供了支撑。二是推进县级医疗资源下沉，提升基层医疗卫生服务能力。医共体牵头医院将技术骨干派到镇卫生院进行带教和手术，帮助建设特色专科。

推深医防融合

（1）推动机构融合：公共卫生专业机构融入紧密型医共体建设。以两包经费为利益纽带，建立专业公共卫生机构参与医共体建设利益共享机制，医保资金结余的5%及公共卫生资金的5%用于医防融合。医共体管理委员会办公室下成立"基本公共卫生管理中心"，协同医共体牵头医院管理基本公共卫生工作。

（2）推动队伍融合：以做实做细签约服务为切入点，以重点人群管理为主线，全县专业公共卫生医师、县级医院临床医生参与"1+1+1"签约服务团队，服务中强化健康管理。

（3）推动工作融合：建立健全家庭医生签约服务保障制度，形成政府主导、部门协作、基层医疗卫生机构为平台、多种社会资源参与的工作机制，确保慢性病签约各项任务落实到位。

（4）推动服务融合：把健康促进和健康保护措施作为临床服务重要环节，推行医疗处方和健康处方"双处方"制度，充分发挥医共体牵头医院临床专科规范诊疗优势，促进重点疾病的预防控制，降低重点人群的发病率及重症率。

（5）推进信息融合：发挥居民电子健康档案的核心作用，初步实现临床诊疗、公共卫生、医疗保障数据在居民健康档案中的动态归集，通过全民健康平台对医疗机构诊疗信息的智能分析，可以实现医疗、公共卫生、管理等多维度的融合应用。

（6）推动政策融合：以开展健康促进县创建为统揽，以创建健康社区、健康家庭、健康促进医院、健康促进学校、健康促进机关、健康促进企业为抓手。通过强化跨部门协作，鼓励和引导单位、社区（村）、家庭和个人广泛参与健康促进活动，真正推动"将健康融入所有政策，人民共建共享"。相关部门制定重大政策文件、重大规划项目时征求卫生健康部门意见，坚持落实"将健康融入所有政策"要求。

加强支撑保障　一是加强全民健康平台建设。目前通过全民健康平台，已经初步实现县镇村相关业务的协同，为技术资源下沉提供了支撑。二是加强智慧医疗建设。"智医助理"在濉溪县基层医疗机构已经全覆盖，且已常态化使用，为基层赋能。三是开展互联网信息技术应用。依托县域全民健康平台，推行基本公共卫生和签约服务全程互联网信息技术应用，服务环节应用人脸识别，数据采集通过物联网直接上传，大大提升了服务工作的真实性，解决了基层长期存在的服务不深入、健康管理数据质量不高问题。

强化政策支撑

（1）成立医师培训统筹资金：制定《濉溪县医师培训统筹资金实施方案》，统筹 350 万元医师培训资金，其中县财政配套 200 万元，县医院 100 万元，中医院 50 万元，当统筹资金低于 50 万元后启动新一轮筹资。用于医师外出进修学习、聘请院外专家来濉溪县手术、会诊、带教指导以及省内外知名专家在县级医院设立名医工作室等经费补助，为县级医院能力提升提供了有力的政策支撑。印发《濉溪县乡镇医师培训统筹资金实施方案（试行）》，建立乡镇卫生院医师培训资金统筹制度，以乡镇卫生院每年事业发展基金的 5%～10% 为基础，主要用于县级专家下沉指导、基层人员进修学习的各项补助支持。

（2）构建急诊急救体系：根据人口密度、急救资源、服务半径、地理位置等因素，按照"一个中心、两个分中心、十四个急救站"模式组建三级急救网络，实现上车即入院。对辖区居民急救转诊全部实行免费服务，初步建立"15分钟医疗服务圈"。

（3）创新基层人员编制管理使用：按照"控制总量、盘活存量、优化结构、总体平衡"的原则，建立县域医共体内人员统筹使用和柔性流动机制，根据各卫生院业务发展情况，将空编优先向发展较好卫生院倾斜，编办每年动态调整一次卫生院编制。

（4）卫生院开展"大额"普通门诊、日间病房、安宁疗护试点：为进一步推动基层医疗卫生机构开展与自身功能定位相匹配的诊疗业务，充分发挥基层医疗卫生机构的特点，提升资源配置使用效率，濉溪县基层医疗卫生机构在试点大额门诊基础上，2023年又在市卫健委和市医保局的支持下开展了日间病房、安宁疗护试点工作。

加大投入保障　加强基础设施建设保障。近三年，累计投入22.6亿元，实施县医院补短板能力提升等7个项目，投入3.75亿元用于完善镇卫生院医疗服务基础设施，不断优化县域医疗资源布局。加强基层人员经费保障，全面落实乡镇卫生院"一类保障、二类管理"机制，卫生院人员经费实行财政全额保障。

深入探索创新

（1）门诊慢性病按人头付费：2021年，县政府办公室印发《濉溪县城乡居民基本医疗保险门诊特殊疾病保障创新试点工作实施方案（试行）》，一方面，通过家庭医生签约上门服务，方便了患者；另一方面，建立各镇卫生院常见慢性病门诊，通过医共体中心药房配药，大大提高了慢性病患者就医的可及性，通过加大对常见慢性病患者的健康干预力度，避免了慢性病患者一些不必要的住院。

（2）开展健康管理单元建设：以健康管理单元建设为基础，以健康促进和健康管理为手段，以控制慢性病危险因素和建设健康支持性环境为重点，开展健康知识普及、高危人群筛查与干预、重点疾病监测、慢性病患者管理，推进慢性病预防、治疗、康复、健康促进等全链条综合防控工作。通过强化防治结合和医防融合，建立有效工作保障机制，推动资源下沉至网底，不断提升基本医疗卫生服务公平性和可及性。以紧密型医共体利益共享机制为核心，通过健康管理单元建设，建立有效的健康服务模式和健康服务效果评价机制，推动预防、治疗、护理、康复有机衔接，形成"病前主动防，病后科学管，跟踪服务不间断"的一体化健康管理服务。

（3）开展"专家会诊服务中心"建设：以紧密型县域医共体建设为基

础，通过搭建医疗资源下沉平台，建立有效运行机制，坚持以患者为中心的服务理念，将医疗服务供给和需求精准对接，为就近诊治的患者提供专家服务，为有外出就医意愿的患者提供指导服务，有效降低患者异地就医的风险和经济负担，切实有效解决群众"看病难、看病贵"的问题。成立了两家高级专家会诊服务中心，分别设在县医院、县中医院，卫生院（分院）设置18个县级专家会诊服务中心，精准对接患者就医需求，希望通过这种方式实现患者的有序就医，推动分级诊疗落地。

四医联动存在的问题

医防融合在顶层制度设计方面还存在割裂。以居民健康档案为核心的县域全民健康平台在预防保健、疾病治疗、医疗保障等方面没有实现全面的信息动态归集和连续记录，在医防协同上没有形成强有力支撑。DRG付费对医共体建设究竟造成何种影响还未知。

四医联动协同发展的建议

医保实行市级统筹后，县级医保的政策权限被收回，医共体建设自主性受到制约，建议给予县级层面一定的医保政策调整权限。坚持医保基金打包、结余留用不动摇，是分级诊疗、医共体建设以及医防融合的基础。提升县域内报销比例，合理拉大县内、县外医疗机构报销比例，引导患者县内就医。

四医联动协同发展与治理的评价指标

可参照濉溪县依据紧密型医共体建设评价指标制定的评价指标体系（表4-2）。

表4-2　濉溪县紧密型医共体建设评价指标

一级指标	二级指标	指标说明	指标性质	指标分值
有序就医格局基本形成	1. 县域内住院人次占比 /%	县域内住院人次占比＝参保人员县域内住院人次 / 参保人员住院总人次 ×100%，85% 以上得满分 得分＝县域内住院人次占比 /85%× 分值	定量	

续表

一级指标	二级指标	指标说明	指标性质	指标分值
有序就医格局基本形成	2. 县域就诊率 /%	县域就诊率 = 参保人员县域内门急诊人次 / 参保人员门急诊总人次 ×100%，90% 以上得满分 得分 = 县域就诊率（%）/90%× 分值	定量	
	3. 县域内基层医疗卫生机构门急诊占比 /%	县域内基层医疗卫生机构门急诊占比 = 基层医疗卫生机构门急诊人次 / 县域内门急诊总人次 ×100%，65% 以上得满分 得分 = 县域内基层医疗卫生机构门急诊占比 /65%× 分值	定量	
	4. 县域内基层医疗卫生机构中医药门急诊占比 /%	县域内基层医疗卫生机构中医药门急诊占比 = 基层医疗卫生机构中医类临床科室门急诊人次 / 基层医疗卫生机构门急诊总人次 ×100% 得分 = 县域内基层医疗卫生机构中医药门急诊占比 × 分值	定量	
	5. 牵头医院下转患者数量占比 /%	牵头医院下转患者数量占比 = 牵头医院本年度向基层下转住院患者人次 / 牵头医院总出院患者人次 ×100%，同比增加得满分，下降 5% 以内按比例得分，下降超过 5% 不得分 得分 = 下降比例 /5%× 分值	定量	
	6. 慢性病患者基层医疗卫生机构规范管理率 /%	慢性病患者基层医疗卫生机构规范管理率 = 高血压、糖尿病患者规范管理人数 / 高血压、糖尿病患者年内管理人数 ×100%，61% 以上得满分 得分 = 慢性病患者基层医疗卫生机构规范管理率 /61%× 分值	定量	
	7. 基层医疗卫生机构人均收入与牵头医院人均收入的比值	基层医疗卫生机构人均收入与牵头医院人均收入的比值 = 基层医疗卫生机构人均收入 / 牵头医院人均收入，80% 以上得满分 得分 = 比值 /80%× 分值	定量	
县域医疗卫生服务能力提升	8. 牵头医院是否达到县级综合医院或中医医院综合能力推荐标准	牵头医院是否达到国家卫生健康委、国家中医药管理局印发的县医院、县级中医医院医疗服务能力推荐标准，达到得满分	定量	
	9. 牵头医院出院患者三、四级手术比例 /%	牵头医院出院患者三、四级手术比例 = 三、四级手术台次数 / 同期出院患者手术台次数 ×100%，50% 以上得满分 得分 = 比例 /50%× 分值	定量	

续表

一级指标	二级指标	指标说明	指标性质	指标分值
县域医疗卫生服务能力提升	10. 牵头医院帮助基层开展新技术、新项目的数量	开展新技术、新项目名称、数量、进展情况等佐证支撑材料。每一项 0.5 分，至少开展 2 项	定量	
	11. "优质服务基层行"活动达到基本标准和推荐标准的机构数量	达到国家卫生健康委、国家中医药局"优质服务基层行"活动《乡镇卫生院服务能力标准》《社区卫生服务中心服务能力标准》中基本标准和推荐标准的机构数量。全部达到得满分，一个没有达到扣 0.5 分	定量	
	12. 国家基本公共卫生服务项目实施情况	国家基本公共卫生服务项目实施情况绩效评价得分 得分 = 牵头医院体内卫生院基本公共卫生考核平均得分 × 分值	定量	
	13. 家庭医生签约服务	家庭医生有偿签约服务的续约率达到合理水平或较上年有提升，续约率达到 60% 以上得满分 得分 = 续约率 /60% × 分值	定量	
		县内住院占比率较上年有提升得满分，下降 5% 以内得分 得分 = 下降比例 /5% × 分值	定量	
	14. 基层能力建设	乡镇卫生院外科手术量较上年有提升，下降 5% 以内得分 得分 = 下降比例 /5% × 分值	定量	
医疗卫生资源有效利用	15. 牵头医院医疗服务收入占医疗收入的比例 /%	牵头医院医疗服务收入占医疗收入的比例 =（医疗收入 - 药品、耗材、检查和化验收入）/ 总医疗收入 ×100%，40% 以上得满分 得分 = 比例 /40% × 分值	定量	
	16. 基层医疗卫生机构医疗服务收入占医疗收入的比例 /%	基层医疗卫生机构医疗服务收入占医疗收入的比例 =（医疗收入 - 药品、耗材、检查和化验收入）/ 总医疗收入 ×100%，30% 以上得满分 得分 = 占比 /30% × 分值	定量	
	17. 基层医疗卫生机构床位使用率 /%	基层医疗卫生机构床位使用率 = 基层医疗卫生机构实际使用总床日数 / 实际开放总床日数（注：按编制床位测算）×100%，50% 以上得满分 得分 = 使用率 /50% × 分值	定量	
	18. 牵头医院人员经费占业务支出比例 /%	牵头医院人员经费占业务支出比例 = 牵头医院人员经费 / 业务支出 ×100%，占比 40% 以上得满分 得分 = 占比 /40% × 分值	定量	

续表

一级指标	二级指标	指标说明	指标性质	指标分值
医保基金使用效能提升	19. 医保基金县域内支出率（不含药店）/%	医保基金县域内支出率（不含药店）=（县域内医疗卫生机构医保基金支出 + 结余基金）/ 全县医保基金总额预付 ×100%，60% 以上得满分 得分 = 支出率 /60%× 分值	定量	
	20. 县域内基层医疗卫生机构医保基金占比 /%	县域内基层医疗卫生机构医保基金占比 =（基层医疗卫生机构医保基金支出 + 结余资金）/ 全县医保基金总额预付 ×100%，10% 以上得满分 得分 = 占比 /10%× 分值	定量	
	21. 医保考核结果	医保经办机构按照协议规定，对县域医共体或定点医疗卫生机构的考核结果 得分 = 考核得分比 × 分值	定量	
	22. 参保人员住院次均费用	参保人员住院次均费用 = 参保人员住院总费用 / 参保人员住院次数，年度增幅不超 10% 得满分，高于 10% 按比例扣分	定量	
	23. 住院费用实际报销比 /%	县内住院费用实际报销比 = 参保人员住院实际报销总额 / 参保人员住院费用总额 ×100%，70% 以上得满分 得分 = 县内实际补偿比 /70%× 分值	定量	
	24. 参保人员年住院率 /%	参保人员年住院率 = 参保人员年住院人次 / 参保人数 ×100%，住院率低于 12% 得满分 得分 =12%/ 住院率 × 分值	定量	
	25. 城乡居民基本医疗保险门诊特殊疾病保障创新试点工作考核结果	得分 = 试点考核得分 × 分值	定量	
医共体管理	26. 财政资金管理规范	财政投入资金是否按规定的资金用途安排使用，出现一笔未按规定使用资金的不得分	定量	
	27. 大额资金使用程序规范	镇卫生院大额资金使用是否由牵头医院按规定审批，有一笔未按照规定审批的不得分	定量	
	28. 成本控制	百元医疗收入消耗的卫生材料费用控制在 20 元以内得满分 得分 =20%/ 百元医疗收入消耗的卫生材料费用 × 分值	定量	

续表

一级指标	二级指标	指标说明	指标性质	指标分值
医共体管理	29. 建立健全内审制度	是否建立健全涵盖预算执行、财务收支、内控制度建立、资产管理、工程预结算、招标采购、经济合同执行等的内审制度	定性	
	30. 资产负债逐步降低	公立医院、镇卫生院资产负债率较上年减少，增加不得分	定量	
	31. 收支平衡	牵头医院能够实现收支平衡（总收入－总支出≥0），镇卫生院实现收支平衡的比例较上年有提升，不平衡不得分	定量	
	32. 患者（门诊、在院、出院）满意度	患者（门诊、在院、出院）满意度达到合理水平或较上年有所提升，90%以上得满分　得分＝满意度 × 分值	定量	
	33. 医务人员满意度	医务人员满意度达到90%得满分　得分＝满意度 × 分值	定量	
合计				

【实践案例·云县】

医改模式再升级，多举措打造健共体
——云县医共体四医联动现状调查报告

□云县医共体总医院

　　近年来，云南省云县医共体总医院坚持"以健康为中心"的理念，打造县域整合型医防融合卫生健康服务体系，促进分级诊疗制度的落地。在紧密型医共体模式下，实现医疗、医药、医保、医防四位一体的创新型医改发展新模式，全面推动"以治病为中心"向"以人民健康为中心"转变，以打造"医、药、养、学、研、康、旅"为一体的健康共同体为目标，建立起涵盖全生命周期的全方位、一体化、个性化的健康管理服务体系，切实满足人民群众对美好生活的卫生健康需求。

四医联动的做法

重构管理新机制，提升运行效率。一是组建紧密型医共体。破常规、创新局，科学整合县域医疗资源，县人民医院牵头成立云县医共体总医院，把县、乡、村所有医疗机构纳入总医院"一盘棋"管理，形成分工协作、优质高效的整合型医疗卫生服务体系。精准定位县级医疗机构服务功能，实现成员单位高质量发展。二是有效落实党委领导下的院长负责制。成立云县医共体总医院党委，以强化党建引领促改革发展，总医院党委归口管理成员单位的党委、党支部，建立各级党委会、院长办公会独立议事规则，把党的领导融入医院治理各个环节，党建工作要求得到全面落实，党组织政治核心和政治引领作用有效发挥。三是完善医共体内部构架。按照国家"千县工程"要求，构建 12 个医共体高质量管理中心、6 个县域医疗资源共享中心、9 个临床服务中心、5 个急诊急救中心，共 32 个中心负责对医共体成员单位进行业务垂直管理。实现医共体内人员和资源统一使用，财务和业务统一管理，人事薪酬制度和医疗服务质量同质化统一管理考核。

人力资源与医保支付改革，促医共体内涵式发展。一是持续深化人事薪酬制度改革。建立医共体人力资源管理体系，通过三轮人力资源改革，建立良好人力资源生态大环境。建立"乡编县用、县管乡用、乡管村用"的用人机制，实行"七统一"管理，统一招聘调配、竞聘上岗、以岗定薪、培训考核、任命聘用、工资标准、绩效标准，做到淡化身份管理，强化岗位管理，以及县乡人员无障碍柔性流动，实现县乡医疗卫生人才的纵向联动和横向流动。建立中层干部和乡镇卫生院院长公开竞聘竞争机制，县人民医院 5 名业务骨干竞聘到乡镇卫生院担任院长，培养了一支积极性高、勇于实践、善于创新、敢于担当的卫生人才队伍。认真落实"两个允许"，制定云县医共体绩效工资核算管理办法，实行绩效"定总量、划流向、二次分"管理。乡镇卫生院绩效由固定量绩效、基本医疗绩效、公共卫生绩效、医防融合绩效、临时性工作绩效五大部分构成。体现多劳多得、优绩优酬，全方位调动医务人员积极性，有效保障医共体高质量发展。二是医保支付改革，撬动就医理念转变。在紧密型医共体建设基础上，2019 年云县率先实施医保总额打包支付方式改革，按照"基金安全、总额打包、结余留用、超支自担"激励约束机制，通过结余留用撬动医院的逐利机制改变，使医生诊疗行为发生改变，实现"以治病为中心"向"以健康为中心"转变，医疗机构主动参与公共卫生工作,推进医防融合。医保基金连续 4 年均有结余,结余的医保基金按县乡医共体成员单位 4∶6 进行分配。医保支付方式改革撬动药品耗材采供改革,医保打包捆绑医共体利益,药品、耗材统一集中带量采购,成立耗材采购整顿专班及固定资产清理清算专班,其中骨科、透析科耗材挤出大约 20% 水分。先后开展三轮医疗服务价格调整备案,不断提高体现医务人员技术劳务价值的医疗服务项目价格以量换价控制成本成为自主行为。

医共体服务能力提升,增强群众健康幸福感。在医共体模式下,成员单位实现高质量错位发展。一是基础设施建设进一步完善。实现云县人民医院、云县中医医院、后箐乡卫生院整体搬迁,完成云县疾控中心业务用房建设项目,云县妇幼保健计划生育服务中心业务用房建设项目,云县 12 个乡镇卫生院改扩建建设项目,新建 77 个村卫生室,改造 117 个村卫生室,建成云县 12 个乡镇卫生院污水处理设施及医疗废物暂存点。二是县人民医院服务水平得到提升。2013 年云县人民医院晋级为二级甲等综合医院、2019 年晋级为三级综合医院、2021 年达到县级综合医院综合服务能力推荐标准、2022 年迎接云南省医疗服务质量评估中心现场三级医院评审、2023 年公布晋级为三级乙等综合医院。云县人民医院(官庄河院区)2022 年全面投入使用,新院区建筑面积 10.8 万平方米,配置 256 排 CT、3.0T 磁共振等大型医疗设备。成功申报 8 个省级临床重点专科,规范运营管理 40 个省级专家工作站,巩固提升急诊急救五大中心建设。三是中医药服务能力不断提升。县中医医院通过二级甲等中医医院提质达标验收,2021 年达到综合能力推荐标准,2022 年晋级三级综合中医医院筹备工作有序推进。建成省级中医特色优势专科 3 个,市级中医临床重点专科 6 个,建成省级专家基层工作站 20 个,专科联盟 15 个,2022 年县中医医院中医药服务收入占比达 43.09%。开展中医药治疗 HIV 项目,在临沧市首家尝试每周定期派中医医生到抗病毒门诊坐诊,探索运用中医药方法治疗 HIV 感染,取得良好效果。大力推广中医药特色产品,成立中医药特色产品研发领导小组和制作小组,累计研发中医药特色产品 13 类 85 种,获得国家专利 2 项("一种中药小肚兜""一种用于桡骨远端骨折的外固定装置")。县中医医院全盘负责县乡村中医药服务垂直管理任务,领导及科室一对一挂钩帮扶联系乡镇卫生院,指导 12 家乡镇卫生院提供中医临床诊疗和中医药适宜技术服务达 31 项,同比 2013 年增加 25 项,194 个村卫生室中有 95% 以上能够提供 6 项以上中医药适宜技术服务。四是乡镇卫生院能力得到全面提升。2020 年 12 家乡镇卫生院达到云南省甲级标准，2022 年全县 12 家乡镇卫生院有 5 家达到国家推荐标准、5 家达到社区医院标准、12 家建成慢性病管理中心、6 家建成心脑血管救治站。目前 12 家乡镇卫生院均设置规范手术室、配备 DR 机（其中 4 家中心卫生院配备 CT）、彩超、救护车、健康促进服务车。五是村级服务能力不断提升。云县辖区内共有 194 个村卫生室，村医 348 名，均持有乡村医生资格证。2017 年 194 个村卫生室达到标准化村卫生室，实现"五通四分开"。每个村卫生室均配备药品 80 多种，设施设备 20 余类，开展基本公共卫生服务 10 余项，常见病、多发病诊治 40 余种，基本实现"小病不出村、常见病不出乡、大病不出县"的服务体系。

打造智慧医共体，扎实推进医防融合工作。一是信息化数字赋能新医改。不断完善"云县医疗卫生机构区域信息平台"建设，整合县域医疗、医保、医药、公卫、妇幼、健康产业等数据资源，发挥"九大应用系统 + 互联网医院 + 健康商城"信息系统在智慧管理、智慧医疗、智慧服务板块的作用，实现医共体信息资源共享，检查检验结果互认，真正做到"让信息多跑路、患者少跑腿"，方便群众就医。"云县医疗卫生机构区域信息平台"有 17 个软件系统获得国家专利。《云县模式——紧密型医共体卫生与健康信息服务平台建设及应用》获得云南省科技进步奖二等奖。二是成立健康促进与管理服务中心。通过创新医防融合管理模式，打破机构壁垒，实现业务管理部门精准高效运转。挂牌成立云县健康促进与管理服务中心，用人员柔性流动的方式整合分散于县人民医院、县中医医院、县疾控中心、县妇幼保健院的公共卫生管理与指导人员。按照"重复科室精简，同类服务整合，重点难点强化"原则，将原来分散在各机构的 12 个科室整合为"3 部 8 科室 1 基地"。负责开展"1219"（基本公共卫生 12 项、重大公共卫生 19 项）和健康促进相关工作。2013 年全市公共卫生考核云县排列倒数第一，2022 年全市公共卫生考核云县排列正数第一。三是创新基本公共卫生绩效管理模式。实行费随事转、协议购买、不足托底。落实基本公卫资金、家庭医生签约资金打包管理使用，制定云县健康促进与管理服务中心绩效考核细则，不仅提升了医共体对资金的成本管控意识，还在破除逐利机制、规范医疗行为、提高医防融合效率的同时，做到"以事定费、费随事转、人随岗变"，有效破解了身份管理转为岗位管理的瓶颈，通过医保、公卫资金打包以及财政拨款整合，最大限度发挥卫生经费的规模效应。绩效工资由医共体总医院各成员单位的购买服务经费获得。四是实现医防融合业务精准高效。借助云县健康促进与管理服务中心，实施"333"医防融合策略，建立三级预防体系。建立"1+1+240"全员服务健康管理模式。依托"云县智慧医共体信息平台"，采用"乡村医生＋健康管理师（培训考核合格的医共体 1 623 名卫技人员）对全县居民（人均管理 240 人）开展健康管理服务。

四医联动存在的问题

医共体内资源重组科室的设置与等级评审、公立医院绩效考核相矛盾。绩效工资总额核定办法落实不顺畅。医防融合推进过程中缺乏复合型人才，医防融合无项目收费和专项经费。医疗机构编制不足，人才引进困难，留不住人才。村卫生室药品平台采购难以统一，药品营商环境混乱。村医待遇相对较低，医学院校毕业生不愿从事村医岗位，面临村医断层现象。

四医联动协同发展的建议

服务体系构建　一是政府主导，高位推动，明确各部门职能职责。二是明确医共体内各医疗卫生机构在四医联动协同中的功能定位。

治理体系　细化紧密型县域医共体建设考核方案，考核指标包括国家监测医共体指标、公立医院绩效考核指标、政府责任目标考核指标、单体医院运营核心指标，考核结果作为医共体班子任免和各机构绩效工资总量核定依据。

运行机制　一是建设医共体内部运行责任清单，按照国家"千县工程"要求，完成二十大中心创建，结合实际拓展创建其他中心，实行中心垂直化管理。二是加强利益分配，合理确定县级医院和基层医疗卫生机构之间的收入、成本、风险等分担方式，实行收入统一管理、结余留用、合理超支分担等激励机制，形成利益共同体。

服务模式　提高服务质量，增强医共体外部竞争力，提升县级医院和基层医疗卫生机构之间的技术水平、设备条件、管理水平等，减少县域外部的患者流失和资源外流现象。

协同保障　一是加快制度建设，为医共体建设提供法律保障。二是分类解决村医养老和医疗保障问题，保障医改"最后一公里"。

数字赋能　打通信息互通，应用大数据、人工智能、云计算等现代信息技术，推动医疗卫生体系信息系统的多元化建设、多层次布局，整合分散的医疗、健康监测、信息报告系统，建立区域健康信息中心。

四医联动协同发展与治理的评价指标

县域内住院人次占比 /%　县域内住院人次占比 = 参保人员县域内住院人次 / 参保人员住院总人次 ×100%。

县域内基层医疗卫生机构门急诊占比 /%　县域内基层医疗卫生机构门急诊占比 = 基层医疗卫生机构门急诊人次 / 县域内门急诊总人次 ×100%。

医保基金县域内医疗机构支出率 /%　医保基金县域内支出率（不含药店）= 县域内医疗卫生机构医保基金支出 / 全县医保基金总支出 ×100%。

县域内基层医疗卫生机构医保基金占比 /%　县域内基层医疗卫生机构医保基金占比 = 基层医疗卫生机构医保基金支出 / 全县医保基金总支出 ×100%。

参保人员年住院率 /%　参保人员年住院率 = 参保人员年住院人次 / 参保人数 ×100%。

第五篇

石河子专题

新疆生产建设兵团第八师石河子市秉承兵团精神，发挥兵地融合体制机制优势，迎难而上推进医共体建设进程，保障垦区百姓健康，走出了一条具有"石河子特色"的医共体建设之路。经过两年的医共体建设，师市整体医疗服务水平得到进一步提升。师级医院通过加强专科能力建设、引进优质专科人才、远程会诊等，有效提升医院常见病、多发病诊疗以及急危重症患者抢救能力；团场医院和连队卫生室通过引进上级医院专家资源、医疗技术下沉，极大提升了医疗服务能力和效率，牵头医院 2023 年帮助基层医院开展新技术、新项目共计 97 个，实施 1 661 例，逐步实现了"师强、团活、连稳"的医疗服务格局。

2020 年以来，第八师石河子市总医院全面实行预算管理，以公立医院绩效考核指标为导向，坚持"三医联动"下的支付制度改革，结合医共体建设实际需要，创新管理机制，建立并完善与医共体总院组织管理、运行模式相匹配的医共体绩效薪酬考核体系，不断完善考核方案，落实"多劳多得、优绩优酬"的分配制度，推进医共体绩效薪酬分配制度改革不断深入。与医共体绩效薪酬分配制度改革前相比，牵头医院出院人次较 2020 年同比增长 54.80%，门诊接诊人次较 2020 年同比增长 13.40%，手术人次较 2020年同比增长 54.30%，三、四级手术占比较 2020 年同比增加 17.73 个百分点（增幅 37.30%），四级手术占比较 2020 年同比增加 5.30 个百分点（增幅 39.20%），床位使用率较 2020 年同比增加 21.7 个百分点，人均收入较 2020年同比增长 37.31%；医共体成员单位出院人次较 2020 年同比增长 56.90%，门诊接诊人次较 2020 年同比增长 111.60%，床位使用率较 2020 年同比增加 32.50 个百分点，人均收入较 2020 年同比增长 57.74%。

石河子医共体建设系列专题的推出旨在萃取、分享石河子医共体建设屡获佳绩的新技术、巧办法、好经验，以期为其他地方全面、深入、高质量推动县域医共体建设提供借鉴。

【石河子专题·综述】

石河子，位于天山北麓古尔班通古特沙漠南沿，因遍地干滩乱石而得名。过去这里风沙肆虐，鸟兽绝迹，经过中国人民解放军 70 多年的屯垦戍边，昔日荒无人迹的砂碛石砾滩中，建起一座现代新城，从此兵团精神就像一粒种子，在这片土地上发芽、生根。一份誓词，代代坚守。如今，置身新时代，在习近平新时代中国特色社会主义思想指引下，八师石河子医改人发扬"热爱祖国、无私奉献、艰苦奋斗、开拓进取"的兵团精神，砥砺前行，不断推动石河子医疗卫生事业高质量发展，深入推进医共体建设，全面构建协同医疗服务网络，实现资源共享、优势互补、深度协作、共同发展的服务格局，全方位、全周期地保障石河子民众健康。

当前，石河子市师域就诊率为 90.91%，住院人次 10.6 万人次，门急诊人次 203.4 万人次，医疗服务收入占比 30.48%，人均预期寿命 80.2 岁，居民健康素养水平达到 22.58%。

高位推动，构建师域医共体建设新体系

2020 年，第八师石河子市被列为新疆生产建设兵团首批县域医共体试点师。师市党委高度重视，为顺利推进医共体建设，师市党委和政府出台了《关于推进八师石河子市医疗卫生事业高质量发展　加快医共体建设的实施方案》和《关于加快紧密型医共体建设　组建师市总医院的实施办法》等文件，组建了以石河子市人民医院为牵头医院的第八师石河子市总医院。第八师石河子市总医院覆盖辖区 18 家团场医院、3 家市区基层医院、82 家社区卫生服务站及 33 家连队卫生室，实现了编制、人员、资金、业务、药械、耗材等资源的一体化管理。同时出台《医共体三方权责清单》，明确政府、卫生健康行政部门、医共体三方责任边界，配齐配强医共体领导班子成员。秉持"一家人、一本账、一盘棋、一张网、一体化"宗旨，经过两年多的建设，第八师石河子市县域医疗资源持续优化，基本形成目标明确、权责清晰、分工协作、科学有序的分级诊疗格局。

医共体各成员单位法定代表人由牵头医院法定代表人，即第八师石河子市总医院党委书记、院长兼任。按照第八师石河子市党委部署，编制、人社、财政、医保等部门出台 11 份改革和管理文件，充分赋予医共体管理权限，包括机构和内设机构设置权、成员单位领导班子和中层干部聘任权和调配权、成员单位财务和资产管理权、内部岗位设置和聘用权、内部绩效工资自主分配权及医保资金管理和分配权等。

同时，第八师石河子市建立权责与监督工作机制，实现放权和监管的有机统一。第八师石河子市投入 13.6 亿元，用于改善医共体基础设施设备条

件，将医共体建设事项列入第八师石河子市党委重要议事日程，制定医共体绩效评价方案，全面评价医共体运营管理情况，且考核结果与医共体负责人年薪挂钩，确保其在职责范围内合规履职。目前，改革"组合拳"重塑医共体管理体制和运行机制，推动管理体制、服务体系、运行模式、就医流程等方面的调整和转型。通过医共体建设，充分释放改革红利，让高质量医疗服务普惠石河子广大群众。

重点推进，加速医共体一体化进程

尽管推进紧密型医共体建设任务重、难度大，但第八师石河子市在改革中扔掉花架子，坚持"一把钥匙开一把锁"，聚焦重点工作，按照"放管服"改革要求，在干部人事制度制定、财务中心建立、薪酬制度优化等方面加大改革力度，已取得初步成效。

总医院充分发挥医共体优势，深化人事制度改革，实行统一人事管理，对成员单位开展统一招聘模式，通过竞聘上岗的方式激活内部人才活力，秉承"用好现有人才，提拔年轻干部"的理念，形成"人员能进能出、岗位能上能下"的用人机制，进一步提升了全员履职能力。

医院党委大胆改革干部选任制度。改革前，医共体成员单位干部架构失衡，老龄化严重，一些人干事创业劲头不足。大部分团场医院领导班子成员年龄较大，年轻骨干的作用有待进一步发挥。医共体成立后，第八师石河子市总医院党委领导班子多次实地调研，深入了解成员单位领导班子和后备干部情况，并结合单位实际和个人能力，进行大刀阔斧的改革，增强了其凝聚力和向心力。

为适应第八师石河子市总医院内部财务统一管理、集中核算的财务体制改革要求，总医院设立"财经运营管理中心"，统一编制成员单位各项收支预算，初步形成各成员单位资产信息化流程统一管理。师市医保局根据确定的医保基金年度预算总额，以总医院作为一个整体预算单位，统一拨付至牵头医院。总医院针对医共体医保基金建立约束与激励机制，现已做到"以收定支，收支平衡，略有结余"。为发挥好绩效考核这一指挥棒作用，总医院按照"两个允许"的要求，逐步建立基层医疗机构"公益一类保障与公益二类激励相结合"的运行机制，以岗位为基础，以绩效为核心，打破单位、层级和身份区别，医共体自主分配医务人员收入，建立"多劳多得、优绩优酬"的分配机制。

第八师党委机构编制委员会和石河子市党委机构编制委员会核定师市总医院医共体人员控制总量为 4 156 名（含卫生事业编制 2 740 名），实行备案制管理。如果新招工作人员符合备案制条件要求，医院可为其申请备案制管理。备案制人员的待遇与在编人员相同。医共体内部真正实现了同工同酬，为更多人才的留用提供了政策保障。

在此基础上，第八师石河子市总医院制定"点数法"绩效薪酬考核分配方案，全面提升绩效考核"指挥棒"作用。总医院通过统一成员单位绩效薪酬核算方法，制定内部绩效分配办法，实现优劳优酬。自 2021 年 7 月起，基层医院按月发放绩效工资，骨干医生每月绩效工资近万元，职工人均收入从 2020 年的 7.72 万元增至 2023 年的 12.36 万元。合理提高医务人员的薪酬水平，使付出和待遇相匹配，极大地激发广大医务人员工作的动力和活力。

资源下沉，助推分级诊疗落地生根

"现在很多疾病在团场就能得到很好的治疗，不用特意往师市跑，真是太好了！"随着医共体的推进，这句话说出了石河子市很多团场百姓的心声。自成立医共体以来，第八师石河子市总医院大力推进人才、技术、管理和病种"四下沉"，努力提高区域整体医疗服务能力，全力打造"师强、团活、连稳"工作格局，助推优质、高效的整合型医疗卫生服务体系形成，逐步实现"大病不出师市，常见病、多发病在团场解决，小病在连队解决"的目标。

群雁高飞靠头雁。作为医共体总医院，石河子市人民医院始终立足高起点、高质量发展，聚力医疗技术进步，持续提升综合服务能力，做大、做强、做优，高效能发挥医共体"火车头"的引擎带动作用，凸显示范辐射能力，力促高水平"健康石河子"建设。医院先后创建了胸痛中心、卒中中心、创伤中心、危重新生儿救治中心、危重孕产妇救治中心五大临床急诊急救中心和远程医学检验中心、医学影像中心、心电诊断中心、远程超声诊断中心、消毒供应中心五大区域医疗资源共享中心。自 2020 年起，依托医共体平台，第八师石河子市总医院筹建心电诊断中心，与牵头医院内 36 个科室采集点、6 个移动采集点及医共体内 21 家医院、41 家卫生服务站建立密切联系。此举实现了居民就近检查，检查数据通过心电网络平台回传总医院，总医院心电诊断中心工作人员给出诊断结论的高产就诊格局。其中，检查项目包括静息心电图、动态心电图、动态血压等。

2020 年至今，心电诊断中心累计诊断、审核心电图 26 万多例。2022 年，心电诊断中心开通远程动态心电和血压检查，截至目前完成诊断 6 914 余例。各成员单位心电图诊断准确率已从最初的 40.10% 提升至 89.10%。通过两年多的实时互动与线上线下培训，基层医疗机构疾病认知水平及诊断准确率获得明显提升。

目前，心电诊断中心可在 45 分钟内出具诊断报告，10 分钟内出具急诊报告，且实行 24 小时值班制度。救治的患者中既有 24 小时内动态心电停搏时间 2 秒起、次数超过 400 次的老年人，也有突发室速、命悬一线的年轻人。该中心与总医院组建急救中心、胸痛中心，形成联动机制。一旦发现危急值报告，心电诊断中心工作人员会一键启动急救中心和胸痛中心应急抢救预案，并立即通知采集单位。自心电诊断中心成立以来，总医院发现危急值心电病例 2 000 余例，这些患者均通过绿色通道得到及时救治。

远程心电诊断只是第八师石河子市总医院带动基层提升的冰山一角，为了切实提高团场医院的医疗卫生服务水平，总医院建立牵头医院高年资医师和管理人员下沉制度，投资 1 000 万元设立医疗资源下沉专项资金，建立绩效分配和专家下沉激励机制。在保障下沉专家原绩效收入的同时，总医院与医共体成员单位根据下沉专家的工作效率和效益，给予绩效奖励，保证下沉医务人员绩效收入水平不降低。同时联合基层医院加强学科建设，对 21 家成员单位通过建立专科联盟、专科共建、建立慢性病联合病房等形式带动基层医院学科水平。

更大财力和物力向基层倾斜，切实提升基层服务能力。第八师石河子市总医院投入 559.02 万元购置了 115 套智慧小屋物联设备，率先在兵团范围内实施智慧基层医生惠民工程，基层医生对辖区百姓通过"八师医疗"APP 进行慢性病监测和健康管理，打通了便民就医的"最后一公里"。

同时，医共体内部通过上级医院帮扶下级医院"既输血又造血"理念，发挥医共体内医院、医生双重医资力量，更好地满足患者基本医疗服务需求。第八师石河子市总医院遴选 9 个科室的医师，带 5 个中心团场医院的 10 名医生，以"师带徒"的形式，提升基层医院开展新技术的能力。通过手把手手术示教、疑难病例讨论、业务大查房和学术讲座等方式，不断提升团场医院医生的专业理论知识及手术操作技能，手术示教还促进了基层医院一、二级手术普遍开展。自医共体建立以来，在牵头医院的帮扶下，基层医疗机构开展新技术 104 项，完成一、二级手术 2 125 例次。

医共体建设优化了医疗资源配置，提高了资源的利用率，引导患者合理、科学就医，提升患者临床治疗的有效率和治愈率。团场医院作为上下转诊的枢纽，既要学习总医院的新技术，还要惠及基层群众，提升连队卫生院常见病处理及慢性病管理能力。

医防融合，打造新型智慧健康服务体系

对慢性病进行积极、有效的防治，一直都是国家健康战略关注的焦点。石河子市在"以治病为中心"向"以健康为中心"转变的过程中，将基本公共卫生服务与基本医疗深度融合，积极推进慢性病防、治、管整体融合发展，发挥居民健康守门人的作用，努力使群众不生病、少生病，将石河子市医共体建设取得的成果惠及每个群众的健康生活之中。

为加强医防体系之间的相互协作，牵头医院与疾控中心、绿洲医院、妇幼保健院建立预防、医疗、慢性病管理、康复为一体的健康管理机制，不断更新技术、规范服务。建立了119支由牵头医院专科医师参加的"1+1+1+X"家庭医生签约团队，以慢性病管理为切入点，为居民提供平时有随访、就诊帮预约、出院勤追踪、康复有承接的服务模式，形成"防、治、管"的服务链条，提升签约服务水平，拓展签约服务内容。

为了给职工群众提供覆盖全生命周期的医疗健康服务，自2021年6月起，第八师石河子市卫生健康委员会开始实施智慧基层医生惠民工程，第八师石河子市总医院建立起一套智慧化医疗服务管理平台，职工群众、基层医生、各级管理者都从中受益。

目前，第八师石河子市各社区卫生服务站和连队卫生室配备了115套便携式医疗设备，基层医生可以在社区卫生服务站、连队卫生室或者上门为居民提供日常健康监测服务，并将信息及时上传，提高了基层医生的工作效率。各社区卫生服务站和连队卫生室还与师市总医院呼吸、心内、消化等10个常见病临床科室和团场医院建立了远程视频问诊专线，基层医生可通过远程视频问诊系统，及时连线上级医院帮助解决诊治问题，让社区和连队居民在家门口就能享受到医院专家的服务。

智慧化医疗服务管理平台创新了基层卫生健康服务模式。每套便携式医疗设备均配有智能手机，可以将职工群众的健康数据和服务现场同步传到智慧基层医生管理平台。每一层级的管理权限不同，可以实现各层级管理人员对每位基层医生工作进行实时分析与动态管理，可以解决家庭医生签约"签

而不约"的管理难题。通过对每位基层医生工作进行量化，将工作量转化为绩效积分，智慧服务绩效考核管理系统精准记录每日绩效积分情况，将积分与绩效工资挂钩，基层医生工作主动性大幅提高。智慧化医疗服务管理平台不仅方便了职工群众看病，而且提高了基层医生的收入，有效激活了现有基层医疗体系。

诊疗能力不断提升、诊疗方式发生改变，第八师石河子市不少高血压、糖尿病等慢性疾病患者都感受到了医共体建设带来的便利。职工群众不出社区、连队，就可享受到师、团医院医生的看病问诊，降低了出行和诊疗费用；诊疗更高效，可通过视频、声音、文字、图片等多种方式和专家"面对面"交流。

目前，第八师智慧化医疗服务管理平台已拥有25.76万余名用户，为职工群众提供健康体检、预防保健、中医理疗等服务191万余次，上传图文数据7 777万余条；通过远程问诊平台培训基层医生250余次。如今，第八师各社区卫生服务站和连队卫生室不仅是职工群众看病就医的场所，还能提供养生理疗、营养保健、健康养老等服务，在这里，医生与职工群众的感情更加融洽、沟通更加顺畅，职工群众的健康意识明显增强。

对慢性病提前预防和干预，有效防范慢性病的发生，减轻职工群众的家庭经济负担；做好重点人群医疗健康服务；实现与师市的公共卫生管理平台数据对接，将慢性病居民的日常监测数据实时上传到公共卫生管理平台，可以让基层健康"守门人"的作用得到更好发挥。

【石河子专题·人才建设】

奏响"引育留"三部曲，开创人才工作新局面

□第八师石河子市总医院

基层医务人员招不来、留不下，是长期困扰地方医疗发展的桎梏。石河子市医共体成员单位招聘困难的问题由来已久，医共体成立之前，团场医院长期处于人员缺乏、辞职人员多、招聘难的状态，且成员单位卫生专业技术

人员年龄普遍偏大，人员断层问题明显，急需要补充卫生专业技术人员以满足临床工作的需求。为破解医疗卫生人才短缺的困境，确保医共体人事制度改革有序推进，石河子相关部门发布《关于第八师石河子市总医院医共体人员控制总量的通知》《八师石河子市医共体人事管理办法（试行）》，核定人员控制总量，推行"放管服"改革工作。

第八师石河子市总医院依据上级部门颁布各类文件精神，紧紧围绕人才引进、培养、激励等关键环节，对医共体人员控制总量实行备案制管理，扩大招聘自主权，创新招聘方式，建立"定向评价、定向使用"的评价机制，最大限度实现人才价值，着力构建"人尽其才、才尽其用"的用人机制，进而为医共体高质量发展提供强大动能。

拓宽引才渠道，让招聘多元化

医共体成员单位招聘困难的问题由来已久，长期处于人员缺乏、人员年龄偏大、辞职人员多、招聘难的状态。结合这种情况，总医院根据医共体发展需求、学科发展方向、人员梯队建设、床位使用率等情况及用人需求，制定并发布总医院招聘公告，牵头医院统一招聘，发布一次公告，全年有效，积极做好专业技术人员招聘工作。多次参加疆内外各大高校医疗专场校园招聘会，宣讲医院现状及发展前景，加大人才改革宣传力度。突破传统的招聘模式，通过与内地多所院校进行深入洽谈与交流，分别与内地五家高等医学院校签署"实习＋就业"协议，接收"实习＋就业"实习生，为实习生就业开辟新的实习与就业途径，既推进院校双方优势资源融合发展，同时也为医共体成员单位输入更多的医疗人才提供支持和保障，达到吸引人才、培养人才、留住人才的目的。

总医院人力资源管理中心抓紧人才招聘"黄金期"，加班加点梳理人员简历，核查应聘人员信息，面对应聘者量大及无法参加现场面试等情况及时沟通调整，有针对性合理地进行线上视频面试，加大工作力度。截至2023年6月，共进行7场专业技术人员招聘工作，吸引3 000余人报名，参加面试人员达871人，总医院共录取112人，医共体成员单位共录取178人。按照流程及时办理录用人员报到等工作，保障人员招聘工作有序高效进行。医共体建设以来，2021年、2022年共补充183名专业技术人员至成员单位，及时解决成员单位的人员断层问题，极大地缓解成员单位用人紧缺的现状。

自医共体建设以来，总医院根据相关配套人才政策，引进多名专业技术人员，包括博士及兵地融合人才。制定《石河子市人民医院高层次人才引进办法》，推进人才引进工作，并按期完成引进人才的试用期考核、年度考核。

建立"育才路径"，让人才全面发展

培养人才队伍、建立人才梯队，为总医院的高质量发展提供强有力的支撑和源动力。为适应医共体发展的需求，总医院在提升人才总量、实施人才战略计划及推进人事制度改革、提升医院发展内驱力方面提出发展目标和具体措施，着力提升人才素质，以科学、规范的育人机制，促进医共体人才队伍的健康可持续发展。

根据学科发展方向、人员梯队建设等情况，总医院制定《石河子市人民医院在职人员学历提升管理办法》，落实脱产上研人员支持保障措施，规范在职人员学历提升管理。同时，建立起以能力、业绩为导向的卫生专业技术人才评价机制，突出德行、能力、业绩为主导的人才评价标准，进一步树立正确的人才发展导向。按照兵团及师市扩大职称评审自主权的要求部署，组建第八师石河子市师域范围内卫生系列副高级职称评审委员会，成立工作领导小组，圆满完成 2021 年度和 2022 年度师域范围卫生系列副高级职称评审工作，为师市培养造就一支政治过硬、医德高尚、业务精湛的高素质医疗卫生人才队伍，推动优秀人才脱颖而出。

按照兵团及师市下发的相关文件，推荐兵团少数民族科技骨干特殊培养人选，报送"全国专业技术人才先进集体""全国杰出专业技术人才""最美基层高校毕业生"，做好各类人才申报和推荐工作，促进学科人才脱颖而出，为医共体发展提供强有力的支撑。

制定"留人机制"，让人才留住又留心

近年来，基层人才流失严重，尤其是年轻人才，真正能留住人才才能提高医院核心竞争力，如何留住人才也是需要认真思考的问题。总医院结合医共体实际情况，根据编制文件，创新医共体编制和人事管理，进一步优化人力资源配置，打破身份限制，按照师市总医院人员控制总量，实行备案制管理，实现同岗、同薪、同待遇，激发广大医务人员积极性。为有效吸引人才，着力留住和培养人才，激励人才，创造更好的人才待遇，营造良好的待遇留人环境，总医院制定《石河子市人民医院硕博士人才津贴发放办法》，

提升在院在职硕博士人员的待遇，鼓励硕博士人员立足本职工作，积极进行技术创新，提升临床、科研、教学能力，发展新技术新项目，为医院发展作出贡献。

医共体成立以来，总医院根据各成员单位的实际情况及发展需要，对医共体内人员控制总量进行统筹调配使用，合理划分各成员单位人员控制数，坚持因事设岗、按需设岗、科学合理、精简效能的原则，切实为以岗用人、以岗管人和日常人事管理工作提供有效依据。结合工作性质、任务和工作人员岗位实际，制定规范的人员聘用工作方案，制定人员使用办法，科学量化考核标准，细化考核要素，进行全员竞聘上岗。竞聘上岗后，按照岗位以岗定薪、岗变薪变，严格按照所聘岗位和规定执行工资及相关待遇。

在总医院统一招聘后，人员分配存在双向选择问题。人力资源管理中心总结近两年招聘人员情况，召开医共体招聘工作培训会，鼓励成员单位采取积极措施吸引专业技术人员，加强对新招聘人员的关心关爱，并根据实际情况提供基本生活保障及工资待遇标准，做好医共体成员单位"引才""留才"工作。149团医院在医共体改革前，医院人员数量少，老龄化严重，严重限制医院的发展。近几年依托总医院在招聘方面的大力支持与帮扶，该院通过分析医院现状，打破格局，制定切实有效地工资待遇政策，为各类人才提供必要的工作、生活、服务保障，解决新员工后顾之忧，大大稳定了医院人才队伍，使医院人才队伍趋于年轻化，各方面业务能力明显提升。150团医院严格落实在编与聘用人员绩效分配改革，聘用人员与在编人员绩效工资同工同酬政策，改善聘用非本地人员住宿待遇，向团机关新申请医院职工宿舍十间，装修完毕免费向新聘非本地人员提供住宿，真正做到待遇留人。

集聚高层次人才，推动医共体高质量发展，是实现医院高质量发展的前提。石河子市总医院将以更高的站位、更宽的视野、更开放的姿态全力推进人才工作，让能干事、干成事的人才脱颖而出，为第八师石河子市总医院的发展"添火加柴"。

【石河子专题·**薪酬改革**】

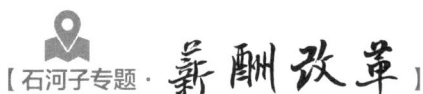

以绩效薪酬制度改革为突破口，高效推动医共体建设

□第八师石河子市总医院

2020 年以来，第八师石河子市总医院全面实行预算管理，以公立医院绩效考核指标为导向，坚持"三医联动"下的支付制度改革，结合医共体建设实际需要，创新管理机制，建立并完善与医共体总院组织管理、运行模式相匹配的医共体绩效薪酬考核体系，不断完善考核方案，落实"多劳多得、优绩优酬"的分配制度，推进医共体绩效薪酬分配制度改革不断深入。

与医共体绩效薪酬分配制度改革前相比，牵头医院出院人次同比增长 15.99%，门诊接诊人次同比增长 28.91%，床位使用率同比增长 8.31 个百分点，人均绩效工资收入同比增长 23.23%；医共体成员单位出院人次同比增长 5.20%，门诊接诊人次同比增长 7.47%，床位使用率同比增长 6.24 个百分点，人均绩效工资收入同比增长 50.70%。

加强顶层设计，凸显医共体"一盘棋"优势

医共体绩效薪酬改革是一项系统工程，也是一项崭新而艰巨的工作，而绩效考核在医院管理过程中，发挥着指挥棒和风向标的作用。根据《关于加强三级公立医院绩效考核工作的意见》《兵团关于开展公立医院薪酬制度改革试点工作的实施方案》《八师石河子市公立医疗卫生机构绩效考核办法（试行）》《八师石河子市公立医院薪酬制度改革实施方案（试行）》《关于推进八师石河子市医疗卫生事业高质量发展　加快医共体建设的实施方案》等文件，总医院党委高度重视，成立了以党委书记、院长任组长，副院长和总会计师任副组长，相关职能部门负责人为成员的医共体绩效管理领导小组，进行顶层设计，周密安排，为医共体绩效考核工作的稳步推进夯实了基础。

为建立医共体科学的绩效管理评价体系，总医院投入 98 万元聘请专业绩效考核管理公司，设计和制定医共体绩效薪酬考核方案，建立了以公益性

为导向且适应新医改政策和建立现代医院管理制度的考核评价体系，制定以工作数量、服务质量等 16 项关键考核指标为基础的"点数法"绩效薪酬考核分配方案。同时，为了带动成员单位医疗技术水平的整体提升，总医院设立了 1 000 万元医疗资源下沉专项资金，建立相关绩效分配的激励机制，保证下沉医务人员的绩效收入水平不降低。总医院在保障下沉专家原绩效收入的同时，成员单位还可以根据其工作效率和效益，给予绩效奖励，极大地调动了总医院人员下沉基层医院的积极性，以慢性病联合病房、名医门诊、中医康复专科共建等为载体，进行带教查房、诊治患者、技术培训，在提升团场医疗机构医疗服务水平的同时，还使团场百姓不出团就能享受到三甲医院的诊疗服务，打通了职工群众看病就医的"最后一公里"。

创新绩效薪酬模式，"点数法"推动医院学科发展

总医院在系统总结原平衡计分卡（BSC）绩效考核方案的基础上，全面实行以医疗质量、患者服务、学习成长三个维度为主体框架，以病案首页、医疗核心制度、负性事件和风险事件管理、手术并发症发生率和 VTE 评估、院感管理、病历质控、科室质控、临床路径管理、单病种管理、门诊质量、合理用药、患者满意度、医疗服务收入占比、卫生材料占比、医保管理、持续发展共计 16 项关键业绩指标为内容、新的"点数法"绩效薪酬考核评价体系，建立了以资源为基础的"相对价值体系（RBRVS）工作量绩效 + 关键业绩指标（KPI）考核"的绩效薪酬管理模式。

在绩效核算中，根据医院不同诊疗服务项目，结合医务人员的劳动价值相对系数、执业风险系数、技术难度、劳动强度和风险，分别赋予诊疗服务项目点数。每月通过信息化提取数据，在月度绩效总额范围内，结合以缺陷扣分为主导的 KPI 考核结果，兑现各科室绩效总量，科室根据二次分配方案兑现到个人，实现绩效分配院对科、科对人的院科两级分配模式。

针对考核结果，医院每月召开绩效考核专题会议，对相关问题进行梳理、分析、汇总，提出整改措施，强化医疗质量安全管理的持续改进。新的绩效薪酬体系更加注重医务人员医疗服务行为的价值评价，绩效分配向临床一线、急危重症、高风险岗位、特殊岗位倾斜，合理拉开档次，稳步提高医务人员薪酬水平，引导医务人员向高精尖专业技术领域探索和突破，推动医院学科建设发展。

发挥牛鼻子作用，推进主要负责人年薪制

自 2021 年起，总医院主要领导实行年薪制，按照《八师石河子市总医院院长任期目标管理实施方案（试行）》，签订《主要领导任期管理目标责任书》，落实管理责任主体，院长年薪标准为 60 万元，与个人履职、医院运营等情况直接挂钩，并纳入政府财政预算，不占医院的绩效工资总量和预算总额，由师市医改领导小组进行兑现。总医院的副职领导以主要领导的收入为基数，由医院党委根据实际分工和工作量确定分配系数，由总医院进行考核兑现，自行发放。

总医院同时配套下发《第八师石河子市总医院成员单位医院院长年薪制实施管理办法（试行）》《总医院各成员单位绩效考核项目及细则（试行）》，逐级签订目标责任书。根据考核分数、职均收入、团场服务人口、医院规模以及职务调节系数等方面，合理确定各成员单位班子主要领导的薪酬水平，2021 年各成员单位主要领导年薪在 15 万~30 万元之间，2022 年达到 15 万~35 万元，进一步调动医共体成员单位领导班子的积极性，让想干事、能干事、干成事的人得实惠。

落实自主分配权，"四个维度"考核激活基层活力

医共体成立之前，各基层医院在长期以来的"大锅饭"分配现实下，医务人员人浮于事，没有动力，更没有活力，干多干少都一样，更谈不上服务能力、技术水平的提升，绩效不仅少而且一年仅在年终进行一次发放，失去了绩效的指挥棒与激励作用。

医共体成立后，总医院在摸底了解各成员单位的实际现状、绩效核算与发放水平基础上，结合基层医院实际情况，制定《医共体成员单位绩效工资薪酬考核分配办法》，将成员单位绩效薪酬核算模式进行统一。为强化各医共体成员单位绩效薪酬管理，建立"BSC+ 结合目标管理 +KPI"的绩效考核体系，从财务管理、患者服务（满意度）、业务流程、学习成长四个维度由医共体成员单位自行组织考核，各成员单位在不突破绩效工资总量和不亏损兑现绩效工资的前提下，由牵头医院确定绩效发放总额，成员单位自主发放。

为更好地发挥各成员单位自主管理能力，各成员单位结合工作实际，在广泛征求本院职工意见的基础上，各自制定了内部绩效分配办法，充分发扬

民主，充分体现医、护、技、药、管等不同岗位差异，向关键和紧缺岗位、高风险和高强度岗位倾斜，向基层业务骨干倾斜，打破了以往"大锅饭"的格局。有效发挥绩效考核的激励作用，改变以往绩效年度兑现模式，过渡到季度兑现，最终于 2021 年 7 月实现按月度兑现绩效，缩短了医共体单位绩效兑现周期，让医务人员及时获得多劳多得、优绩优酬的劳动价值体验，极大地提高了成员单位医务人员的工作积极性和创造性。

医共体建设过程中，在牵头医院的带领下，石总场（北泉镇）医院奖励性绩效不仅在发放时间上有了质的飞跃，并且在绩效总量上有了大幅提高。石总场医院 2020 年绩效总量为 571.45 万元，人均绩效 2.4 万元；2021 年绩效总量达到 1 146.92 万元，人均绩效 3.6 万元，同比增长 1.2 万元（增幅 50%）；2022 年绩效总量达到 1 533.25 万元，人均绩效 4.6 万元，同比增长 1 万元（增幅 28%）。2023 年奖励性绩效总额 1 797.23 万元，人均奖励性绩效 3.98 万元；医务人员收入提高了，工作积极性得到激发，工作量也逐年攀升，2021 年门诊人次 2.55 万人次，较 2020 年增长 11.20%；住院人次 4 087 人次，较 2020 年增长 3.70%；2023 年门诊总量 83 841 人次（其中医院 31 394 人次，社区门诊量 52 447 人次）；出院 5 583 人次；2023 年，分院外科通过兵团首批专病特色科室建设项目，开展新技术项目 5 项，引进腹腔镜设备，开启微创手术，三级手术占比达 9.18%，三级手术占比较改革前增长 64.5%。

石河子市总医院的绩效薪酬制度改革让医生拥有合理的报酬收入，真正让公立医院回归公益性质，减轻群众就医负担；真正让医生回归看病角色，把精力聚焦到诊疗技术水平的提升上。医共体医疗质量安全管理水平显著提升，医疗质量缺陷率逐月减低，医疗服务能力明显增强，牵头医院住院患者综合满意度达 97%，较改革前增长 2 个百分点；医共体成员单位住院患者综合满意度达 95%，较改革前增长 15 个百分点。

【石河子专题·**药品配送**】

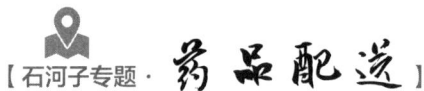

同质化药事管理，助力基层能力提升

□第八师石河子市总医院

药品、医用耗材等医药服务供给是实现医疗保障功能、增进老百姓健康的物质基础，是人民群众普遍关切的最直接、最现实的切身利益。由于新疆处偏远地区，第八师石河子市总医院开始药品统一配送前，配送企业比较分散，同一药品不同配送企业价格不一，且药品价格虚高，价格变动频繁，时常出现药品供应不足或不及时的情况。

为高质量推进石河子市紧密型医共体建设，加快建立师市医疗卫生管理新体制、服务新体系、运行新机制，总医院实行县域医共体内药品耗材统一采购配送，实现对师级医院、团场卫生院、连队卫生室等各级医疗机构药品、耗材采购业务的统筹规划和集中管理，通过信息化管控手段提高医共体内部运行效率，进一步降低药品、耗材采购成本，挤掉药品、耗材流通环节的水分，最终实现降本增效。

优化管理机制，实现药事管理同质化

为使药品统一配送顺利进行，第八师石河子市总医院设立了药品采购管理中心，具体负责总医院各成员单位药品采购使用管理工作，统一各医疗机构药品采购管理制度，建立公开、便捷高效运行机制，规范开展相关工作。助力药品由原来的各自为政、各自采购、各自管理向医共体集中采购、统一管理、降本节耗模式转型，重构医疗机构采购新格局。

总医院通过建立"五统一"管理机制，实现药事管理同质化。统一药品目录及配送管理，制定《医共体成员单位药品采购管理办法》，成员单位药品从师市采购平台发起采购计划单，师市中标配送企业统一配送；统一中药饮片招标采购结果，成立第八师石河子市总医院中药药事管理质控中心，对160种常用中药饮片面向社会进行公开招标，全面执行中药饮片的招标结果；统一药事管理标准，制定《医共体成员单位药事管理与药学服务绩效考核项目及细则》，编印《总医院及医共体成员单位药事管理通讯》；统一国家集采药品管理，对医共体成员单位国家集采药品采购管理工作进行督导，严格执行确定的配送企业、确定的价格、确定的任务量；统一药品不良反应报告与监测评价，针对医共体成员单位药品不良反应报告与监测数量少、质量低等现状，总医院对该项工作进行月度指导与督导，并将药品不良反应报告与监测工作纳入医共体成员单位院长年薪考核方案。

同时，药品采购管理中心切实加强药品遴选、采购、审核、调剂、临床应用和评价等各个环节的全过程管理，结合大数据、云计算等新技术，汇聚行业采购大数据，实时洞察分析药品供应市场状况，提高医共体抗风险能力。

优选采购平台，着力解决药品价格虚高

为完善师市公立医疗机构药品集中采购工作，减轻人民群众用药负担，作为兵团试点改革城市，第八师石河子市成为药品耗材联合限价采购三明联盟中最早一批加入的成员。师市又与深圳市建立公立医疗机构药品跨区域联合集中采购合作关系，加入深圳全药网集中采购平台。

加入三明采购平台和全药网，药品价格普遍下降（GPO目录中456个品规为常用药品种），其中最大降幅为72%，以某生物制药生产的人纤维蛋白原（0.5g）为例，原来的供应价格为970.4元/支，加入平台后价格为699元/支，价差271.4元，有效节省了医保资金。

通过平台的优选和管理的优化，石河子医共体成员单位提质增效成效明显，政府平台采购率100%，药品采购成本较同期下降45%；中药饮片质量层次明显提升，价格平均降幅10.88%；坚持优先使用国家基本药物，国家基本药物品种配备占比由60%提升至90%以上；医共体成员单位处方合理率由70%提升至90%。控制指标圆满完成，国家集采药品任务完成率100%。不良反应上报率稳步提升，2021年上报药品不良反应400例，较2020年143例增幅179.72%，报告病例的数量和质量进一步提升，总医院及成员单位7个集体和18名个人在2021年获师市市场监督管理局通报表扬，总医院荣获全国药品不良反应监测先进单位。

多维度帮扶，提升基层药学服务能力

针对医共体成员单位药事管理、麻醉精神药品临床应用管理、抗菌药物临床应用管理、药品不良反应规范化报告以及临床用药存在的问题，以师市

继续医学教育培训班的形式，总医院举办了医共体成员单位药事管理与持续改进、麻醉精神药品临床应用管理、抗菌药物临床应用管理、药品不良反应规范化报告管理、抗微生物药物临床应用及规范化管理 5 个培训班，对医共体成员单位进行远程培训 13 次。常态化监管医嘱用药合理性及医保限用药管理，每月安排临床药师对医共体成员单位医嘱用药的合理性及医保限用药管理情况抽查点评并公示。

同时，制定医共体成员单位服务能力提升实施方案 7 个，将抗菌药物临床应用管理、麻醉精神药品临床应用管理、药品不良反应报告与监测、国家基本药物临床应用管理、抗微生物药物临床应用管理、处方审核与处方点评、提高成员单位合理用药水平等工作纳入重点提升方案。定期组织高年资药学专业技术人员对 21 家医共体成员单位药事管理及药学服务进行现场检查、指导与帮扶。开展药事管理短期进修培训班，累计接收医共体成员单位药学人员短期进修培训 22 人。通过一系列文件的出台、一系列措施的开展，在降低医院运营成本的同时，促进了总医院内各成员单位临床药品的合理使用，提高了医疗质量，保障了医疗安全，进一步减轻了患者费用负担。

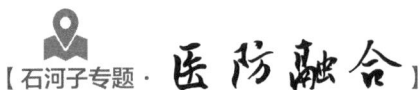

【石河子专题 · 医防融合】

构建医防融合服务体系，
打造建设"健康石河子样板"

□第八师石河子市总医院

第八师石河子市总医院成立之前，社区卫生服务站及团场医院等基层医疗卫生机构的基础设施相对薄弱，药品种类不全、卫生技术人员技术水平与慢性病管理服务能力不高、慢性病管理的覆盖面不够广、慢性病管理的服务内容较为单一、慢性病患者参与基本公共卫生服务项目和家庭医生签约服务的积极性不高。

在医共体改革背景下，第八师石河子市总医院坚持以人民健康为中心的工作理念，筑牢基层健康网底，加大健康宣教力度，着力补齐健康领域短板，多措并举全力推动"以疾病为中心"向"以健康为中心"理念转变，全力打造适合石河子当地发展的医防融合新体系，为广大居民提供全方位全周期健康服务，使群众的幸福感、获得感不断增强。

精细化管理提质量

随着 2021 年第八师石河子市总医院的成立，21 家基层成员单位成为"一家人、一本账、一体化"管理，在慢性病管理方面设立连续医疗服务，逐步建立了分级、分标、分片管理体系，内部双向转诊绿色通道，依托信息技术组建顺畅的信息流通机制，完善工作流程。

根据双向转诊临床标准，本着"急慢分治、治疗连续、科学有序、安全便捷"的原则，引导建立患者配合、运行顺畅的双向转诊渠道，可提供专家联系、出院后到社区卫生服务站进行慢性病患者健康管理等服务，对慢性病患者建立了分级诊疗的闭环管理服务。

社区卫生服务站及连队卫生室形成三级预防的网底，片区家庭医生则是场镇居民群众的第一守护神，为更好地落实"预防为主"公共卫生服务理念，总医院创新管理模式，结合社区实行网格化管理，分片到人，每季度均以"敲门行动"走访入户，通过访视每位家庭医生做到各类患者底数清、情况明。杜绝了管理盲区，做到了无缝衔接，有效地夯实织密了防控网底。

除了每季度一次的大走访，片区医生根据主管人群的具体情况，按照基本公共卫生服务规范要求，主动到户提供相应医疗服务，改变之前"互相依赖"的问题。同时通过家庭医生签约入户宣传公共卫生服务政策，使居民了解自己应该享受哪些服务项目，清楚自己的家庭医生是谁，从而让服务对象更加有归属感。通过一系列的举措，切实将慢性病管理从"管过程"向"管结果"转变，实现管理效果和老百姓的获得感同步提升。

为确保服务质量，总医院科学制定了片区医生的考核机制，运用月报工作量化表，结合公共卫生管理区域平台、智慧基层医生惠民工程进行考核，将绩效与公共卫生服务完成的数量、质量、满意度挂钩，生成每位家庭医生的绩效考核，实现月考核、资金月发放。此外，实现谁服务谁录入、谁录入谁收益，最终达到多劳多得、优绩优酬。从根本上提高基层家庭医生对公共卫生服务工作的积极性和工作效率，既解决了公共卫生绩效考核量化难的问题，又确保了资金的安全使用。

经过不懈努力，石河子市慢性病管理水平得到显著提升，总医院辖区

2020 年、2021 年、2022 年高血压患者规范管理率分别为 67.69%、74.20%、85.50%，2 型糖尿病患者规范管理率分别为 71.30%、77.79%、85.71%。

创新工作见成效

2021 年 10 月总医院启动智慧基层医生惠民工程，通过"智慧基层医生惠民工程"的信息化手段，实现健康数据的互通共享，助力家庭医生签约服务项目实施，取得显著成效。

利用"智慧基层医生惠民工程"手机 APP 为慢性病患者建立健康档案，并与总医院后台系统对接，将"死档案"变为"活档案"，实现慢性病管理动态化、智能化和同步化，远程健康管理依托医疗资源信息化构建、大数据技术应用和以家庭为单元的无线设备，将互联网技术融入慢性病健康管理中，从而使此项工作突破地域限制，动态收集慢性病患者的各项数据，记录患者在家的用药、治疗情况及病症改善状况，并逐步实现慢性病患者被动监测向主动监测转变，同时为重点人群提供各种日常健康物联监测和各种中医理疗、远程问诊、处方问诊、慢性病筛查、健康干预等智慧医疗服务，解决"看病难""因病致贫""病无所医"等难题。

智慧基层医生惠民工程的实施使公共卫生工作慢性病管理及重点人群管理得到实时监管，服务质量得到有效保障，这项工程与公共卫生服务平台互通互联后，减少了疾控科公共卫生服务人员录入各项信息的大量工作，提高公共卫生服务效率，同时通过物联设置可以科学有效地统计公共卫生人员服务的各项数据，为绩效核算提供有力依据。其成为家庭医生签约服务的有力助手，使居民在家门口就能直接获得总医院甚至更高级别优质医疗问诊服务。

签约服务暖人心

医共体成立以来，总医院充分发挥家庭医生作为居民健康"守门人"的作用，结合基本公共卫生服务项目工作实际，全面推行家庭医生签约服务。制定《第八师石河子市总医院家庭医生签约服务工作实施方案》，成立以院长为组长的工作领导小组，成员由总医院公共卫生管理中心、成员单位负责人及其他相关职能科室人员组成。截至 2023 年 5 月，建立"1+1+1+X"的组合签约服务模式，组建签约队伍 251 支，其中对接第八师石河子市总医院专家 91 人，涉及科室及团队 30 个，组织义诊、坐诊 301 场次，派出专家共292 人，服务社区 39 个，上门服务残疾失能居民 2 万余次，服务市区人群约 22 万人。

签约居民中，以老年人、0～6 岁儿童、孕产妇以及高血压、2 型糖尿病、严重精神障碍、肺结核患者、计划生育特殊家庭等重点人群为主，充分体现了家庭医生签约服务对重点人群的健康守护作用。通过签订家庭医生服务协议，不仅开展常见病诊治，还对慢性病患者进行健康全周期管理服务，主动帮助签约家庭养成良好的生活习惯，起到预防疾病的发生、建档管理、签约联系卡、网格化管理的作用。总医院通过各社区及成员单位义诊活动，着力探索基本公共卫生、基本医疗、家庭医生签约等服务融合机制，大力促进基层医防融合。同时，家庭医生团队配备中医类别医师，将推拿、按摩、针灸、拔罐、刮痧、康复等中医药服务项目融入签约内容，获得居民好评。

通过家庭医生团队从随访、服务、诊疗、监管一系列闭环管理流程，慢性病患者均得到了有效管理。目前，石河子市重点人群签约服务覆盖率增加至 96.56%，远高于国家标准要求。覆盖面稳步扩大，实现了家庭医生签约服务制度的全覆盖，服务质量和水平有效提升，群众认知度、感受度、满意度显著提高。

第六篇

安宁专题

安宁市是昆明市下辖县级市，总人口48.46万人，是国家紧密型医共体试点县、"千县工程"名单县。安宁市以"千县工程"为契机，依托紧密型医共体，构建了县医院综合能力提升工程"5+X"27个中心，全面提升县域医疗综合能力。安宁市第一人民医院是安宁市医共体牵头医院，第二名称为"昆明市第四人民医院"，是昆明理工大学直属附属医院，设有金方、连然两个院区，是一所集医疗、教学、科研、预防、保健、康复、急救于一体的三级甲等综合医院。医院编制床位1 329张，职工数1 676人，设有国家级临床重点专科建设项目1个、云南省级临床重点专科7个、昆明市级临床重点专科8个，是国家药物临床试验基地、临床药师培训基地、助理全科医生培训基地。

医共体牵头医院安宁市第一人民医院2023年门诊量较2018年同比增长19.94%；出院量同比增长15.13%；住院手术量同比增长15.23%。安宁市中医医院成功晋级为三级中医医院，2023年门急诊人次较2018年同比增长11.70%；出院人数同比增长28.31%；手术台次同比增长21.97%，医共体中医药事业取得历史性突破。医共体所属基层卫生医疗机构迈入高质量发展新阶段，2023年门急诊人次较2018年同比增长52.34%，出院人数同比增长75.64%，手术台次同比增长74.35，业务收入增长123.51%；4家卫生院通过国家"优质服务基层行"推荐标准，4家卫生院创建为社区医院，金方社区卫生服务中心连续三年荣登国家健康守门人年榜。

安宁市医共体建设系列专题的推出旨在萃取、分享安宁市医共体建设屡获佳绩的新技术、巧办法、好经验，以期为其他地方全面、深入、高质量推动县域医共体建设提供借鉴。

【安宁专题·千县工程】

医共体高位统筹，"5+X"多中心协同，
全面提升县域综合能力

□安宁市第一人民医院

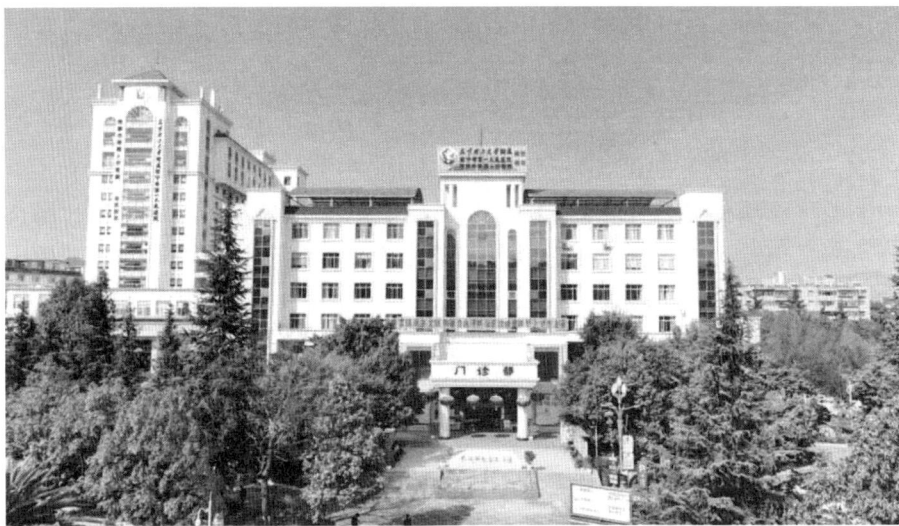

紧密型医共体与"千县工程"双融合，高位统筹推进

依托紧密型医共体平台，将医共体内涵体系建设与"千县工程"能力提升有机融合。建立医共体总院院长任组长、各理事为成员的"千县工程"建设领导小组；组建高质量运营、资源共享、临床服务、急诊急救5个管理委员会，下设1办27中心；建立以党委书记、纪委书记为组长的督导组，形成了医共体总院院长主抓统筹、各分管副院长任中心主任具体抓、各中心副主任具体落实、领导小组办公室日常督进的工作机制，高效推动"千县工程"建设。

因地制宜制定"5+X"中心建设方案，全面提升综合能力

2022年12月印发《安宁市医共体落实国家"千县工程"暨云南省"百县工程"县医院综合能力提升工作实施方案（2021—2025年）》，组建5个

临床服务中心、8 个资源共享中心、6 个高质量运营中心、6 个急诊急救中心，以及内控审计、科研与技术转化中心等 27 个中心。各中心按照医共体要求制定了具体的《中心建设实施方案》，细化目标任务、实施路径、质控要求，形成了以医共体为平台、以市医院为核心、覆盖县乡村三级医疗体系的区域化、平台化中心。

以临床服务能力提升为核心，构建整合型医疗服务新体系

以肿瘤科为基础，打破专科协同壁垒，设立肺癌、乳腺癌、甲状腺癌、癌痛姑息、血液肿瘤等 10 个专业诊疗单元（MDT 专业组），开设"日间化疗中心"，建立"防、筛、诊、管、康"一体的肿瘤防治中心，构建"全人群、全周期、全社会"的"三全"管理模式，较 2022 年同期门诊量增加 24.62%，出院人次增长 71.48%。整合慢性病防治相关科室、中医治未病、基层卫生院基本公共卫生管理、家庭医生团队，建立县乡村三级医疗机构上下联动、业务协同，专科医师、全科医师和家庭医师"三师协同"，以糖尿病、高血压、脑卒中、慢性阻塞性肺疾病、慢性肾病为基础，扩展高尿酸症、痛风、骨质疏松、癫痫等病种的"6+X"慢性病管理体系，慢性病标准化管理率达到 93.40%，增长 17%。以国家重点学科疼痛科为基础，以麻醉科为核心，引入数字化医疗服务，建立多学科融合的诊疗团队，建成涵盖脊柱关节疼痛、神经疼痛、癌痛、临终关怀等病种的麻醉疼痛中心。由医共体影像中心介入血管外科组牵头，联合心内、神内、神外、超声、疼痛等专科成立微创介入中心，开展主动脉腔内修复术、颈动脉狭窄（carotid artery stenting，CAS）、动脉瘤性蛛网膜下腔出血（subarachnoid hemorrhage，SAH）等技术 277 种，开展新项目 10 项，较 2022 年同期介入手术台次增长 8.45%。重症监护中心定期举办"健康安宁——重症基层行"活动，对基层医师进行培训及查房指导，加强对危重疾病的早期识别、临床指导、安全转运。完成 24.6 万户籍人口的全民健康体检和《安宁市全民健康白皮书》编制。

以紧密型医共体资源整合为抓手，夯实区域医疗服务基础

整合医共体牵头医院、中医医院资源，建成医学影像、医学检验、区域病理、区域心电、消毒供应、临床药学、设备耗材管理、洗涤 8 大资源共享中心。医学影像中心覆盖全市医疗机构，"5G+ 远程影像"辐射"一带一路"缅甸、老挝等东南亚国家和省内 20 余个县（市）。病理诊断中心年

标本量为 15 000 余例，诊断准确率达 99.50%，高于三级医院平均水平。医学检验中心是云南省第 4 家、县级医院首家通过 ISO 15189 认证的检验中心，开展检验服务项目 579 项，其中中国合格评定国家认可委员会（China National Accreditation Service for Conformity Assessment，CNAS）认可 90 项。建成覆盖医共体县乡村三级医疗机构的"全市一张网"区域心电网络，静息心电采集时间在 2 分钟以内，常规十二导联心电图报告平均时间 5 分钟以内，疑难心电图、远程会诊心电图均由二级质控医师在 30 分钟内及时回复。消毒供应中心采取集中管理方式，承接区域内 15 家医疗机构的消毒供应服务，清洗量增长 32.01%，灭菌量增长 30.47%。临床药学中心统一医共体药事管理，开展 42 项 GCP 研究。2019 年以来，资源共享中心共计节约固定资产投资 8 000 余万元。

以急诊急救中心复评审为契机，建强区域急诊急救能力

通过云南省"急诊急救五大中心"复评审，胸痛中心、卒中中心通过国家标准版验收、八街卫生院通过胸痛单元验收。急性心肌梗死患者急诊冠状动脉介入治疗平均入门至导丝通过时间 60.45 分钟；发病时间在 12 小时内患者再灌注治疗率达 95% 以上。组建院前急救中心，加强院前急救网络建设，为卫生院新配置标准救护车 8 辆，医共体 34 个专家工作站下沉卫生院开展技术帮扶、带教、查房。

以精细化管理降本增效为手段，加强高质量运营管理

建成全市"一张网"互联互通的医共体信息数据平台和 37 套业务系统，远程医疗上接解放军总医院、华西医院，下接村卫生室。实行医共体规划、行政、人事、财务、绩效、质控、医保、药械、运营、业务、基层"十一统一"管理。推行全预算管理、全成本核算，统一人、财、物管理。将 74 名运营助理、运营秘书派驻临床科室和医共体成员单位，运营效率大幅增长，2017 年以来累计节约各项支出 3 000 余万元。定期组织开展同质化医疗质控检查。实行"DRGs+ 总额预付"医保支付方式，医保监管和服务延伸到村卫生室，自 2019 年来，医保基金节约 4 382 万元。推行医共体编制总量管理、编内编外同工同酬。引进紧缺学科北京、上海专家 39 人定期到医院坐诊、带教、查房。建立专家工作站 16 个、院士工作站 1 个，其中 34 个专家工作站下沉基层。2022 年三级综合医院"国考"中排全国 305 位、云南省第 9 位。

【安宁专题 · *强基层*】

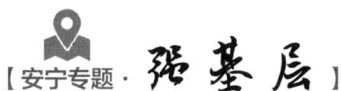

"上联下强"，安宁市医共体八街卫生院突围之路

□安宁市第一人民医院

安宁市医共体坚持"保基本，强基层，建机制"基本原则，以"优化服务体系，完善运行机制，深化服务内涵"为导向，"上联下强"促进优质资源下沉，初步形成"首诊在基层，疑难重症在县域"的就医格局（图6-1）。

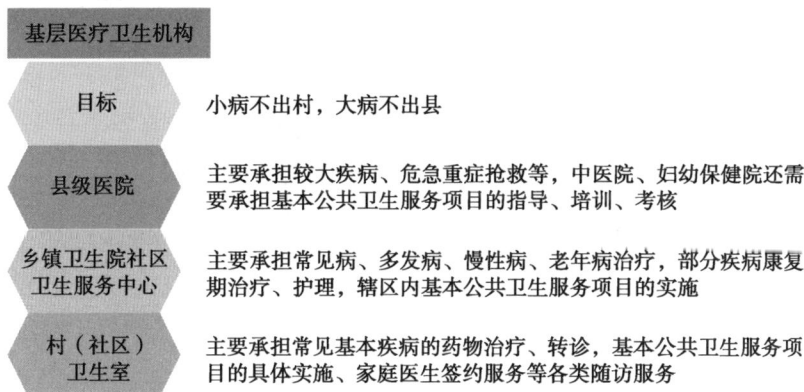

图 6-1　安宁市医共体就医格局

毗邻省会城市，基层医疗发展困难

安宁市是全国百强县（市），基础条件较好，几乎村村通"高速"（一级路）。八街中心卫生院始建于1953年，距离安宁市区三级医院（安宁市第一人民医院）38.8公里，与最近的省级三级医院距离70公里。市内医疗机构208家，其中三级综合医院2家，二级综合医院3家，二级中医医院1家，医疗机构间竞争形势严峻。2014年前，卫生院年收入不足300万元，年住院人数不足800人次，副高以上高级职称人数为0，医疗服务全部为常见病门急诊和基本公共卫生服务，病源严重外流，医院面临生存困难。

"上联下强"突围，实现医疗收入不断增长

为破解生存困境，2019 年以来，八街卫生院主动出击，与昆钢医院建立技术协作。紧密型医共体试点建设启动后，积极融入，主动与医共体牵头医院建立紧密型合作关系，签订胸痛联合救治协议，建立医共体内双向转诊机制，开通绿色通道，提升医务人员诊疗技术能力，确保患者能在 30 分钟以内转上级医院接受优质治疗。2020 年 7 月，成立输血科，全年急诊输血共 14 人次，实现卫生院不能输血"零突破"。2021 年 2 月，首例急性心肌梗死患者溶栓成功，急危重症患者救治能力再上新台阶。2021 年 5 月，与云南省急救中心、医共体牵头医院签订合作协议，建立健全基层卫生院院前急救体系。积极创建胸痛救治单元，打通胸痛救治"最后一公里"，组织医务人员到群众中开展心肺复苏大众培训，2022 年成功通过胸痛救治单元验收，并成为昆明市首家授牌单位。对内加强技术和服务能力建设，选派骨干医护人员到医共体牵头医院、省级医院进修；投资购置全自动血球分析仪、全自动生化分析仪、全自动血凝仪、呼吸机、麻醉机、全科诊疗仪及二氧化碳激光治疗机等医疗设备，不断提升诊疗和服务能力。2022 年卫生院实现业务收入 1 223 万元，较 2014 年同期增长 4 倍，门诊人数呈逐年递增趋势。

医共体总院人才赋能，夯实高质量发展基础

为进一步加强基层医疗服务能力建设，2017 年以来，不断改进卫生院人才结构，目前全院现有在职职工 72 人，其中卫生专业技术人员 67 人，占全院职工的 93.06%；执业（助理）医师及以上 26 人，其中注册为全科医学科的医生 13 人，执业护士 26 人；卫生专业技术人员中主任医师 2 人，副主任医师 5 人，副主任护师 5 人，副主任技师 1 人，主治医师 1 人，主管护师 5 人，主管药师 1 人；为 21 个村、社区配备乡村医生 43 名，其中 1 名取得执业医师证，10 名取得乡村全科执业助理医师证。2020 年 4 月医共体将 1 名急诊科主任医师下派到八街卫生院担任院长，促进基层医疗卫生服务能力提升，并在医共体支持和帮扶下建立了心脑血管、呼吸内科、普外科、妇产科 4 个基层专家工作站，由医共体长期派出专家到卫生院门诊坐诊、住院查房、业务技术指导，学科建设和诊疗技术水平得到大幅提高。

严把质量考核关，保障医疗质量安全

依托医共体建立三级质控，卫生院内建立一级、二级质控自查，明确责任，形成"人人有职责，工作有考核，考核有标准"的管理体系，三级质控以医共体每月组织总医院质控管理中心、医务部、药学部、检验科、院感办、护理部等专家到卫生院进行医疗质量督导，规范诊疗行为，提升医疗质量，保障医疗安全，对检查中存在的问题，针对性地培训和辅导，从根本上堵住风险漏洞，形成以评促建、以评促改的模式。

用足用活医共体共享资源，持续提升卫生院服务能力

与医共体县乡村一体化信息平台实现信息共建共享、互联互通，极大地方便医务人员。接入远程医疗平台，实现县乡村三级医疗远程会诊，让群众在家门口就可以享受三级医院的专家诊疗服务。与医共体五大中心建立区域协作，医共体区域检验中心将卫生院不能开展的检验项目通过物流车统一送到区域检验中心进行检测，患者在卫生院就可以拿到检验结果，为临床医生准确诊疗提供技术保障。医共体影像诊疗中心安排"移动 CT 车"每周到卫生院开展 CT 检查，现场将检查情况上传影像诊疗中心，上级医师分析后现场打印报告单，变"患者跑"为"移动 CT 车跑"。依托医共体心电中心实现上级专家与本院医技"双融合"，有效解决了疑难重症基层筛查和临床指导，群众满意度逐年提升。

推进"医防融合"，多措并举提升公共卫生服务水平

将公共卫生慢性病管理纳入基本医疗临床管理之中，依托医共体慢性病管理中心和专业信息系统，建立基层慢性病管理中心。将"医疗 + 预防"理念融入基本公卫服务项目，积极开展辖区慢性病患者全生命周期精准健康管理，公共卫生系统慢性病管理率达 99% 以上。按照"1+N"模式，建立"群众需求，家医响应"机制，打造"家庭健康守门人"。实施基本公共卫生网格化管理，建立区域疾病谱和重点疾病诊疗目录，关注母婴健康，定期对签约居民进行健康随访。在两癌筛查基础上，增加肺结节、甲状腺、心脑血管疾病项目，推进肿瘤防治和心脑血管疾病早防、早查、早治。推广八段锦等健身操，利用展板、公示栏、微信群、抖音、视频号、居民健康小屋、健康处方、门诊科普等，开展多种形式健康宣教，提升群众健康素养。

通过紧密型医共体建设，群众就医获得感和满意度明显提升，帮扶成效不断突显，卫生院基础设施条件不断改善，卫生健康服务功能得到增强，人才队伍不断发展壮大，健康服务能力整体提升，"基层首诊、双向转诊、急慢分治、上下联动"的分级诊疗新格局逐步形成，让辖区群众健康更有"医"靠。

【安宁专题·中医医院】

医共体模式下中医医院高质量发展的探索与实践

□安宁市中医医院

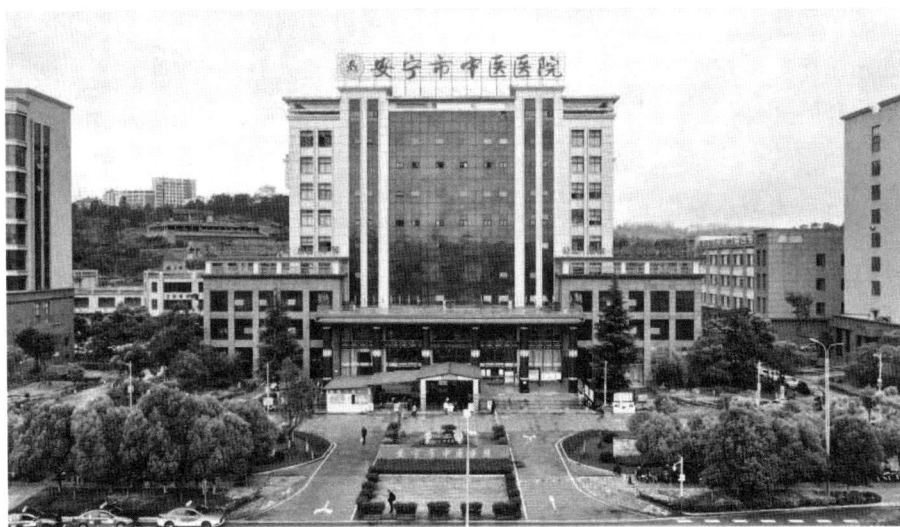

安宁市中医医院在紧密型医共体建设背景下，按照"政府主导、医共体统筹、突出特色、资源整合强中医；科学定位、紧密融合、错位发展、功能互补惠民生"原则，自 2017 年 9 月以来，医院党总支实施"1543"战略，全面提升专业技术水平和综合服务能力，实现中医医疗跨越式高质量发展。

1 条主线：坚持和加强党的全面领导

牢牢把握"坚持和加强党的全面领导"这条主线，严格执行"党总支领导下的院长负责制"，实行党总支书记、院长分设，完善议事决策规则，严格按照"4+2"议事决策机制，对医院发展过程中的重大事项、"三重一大"事项进行集体讨论、集体决策，深化集体领导和个人分工负责制度，支持院长依法依规独立负责行使职权，切实把党的领导融入医院治理全过程、各方面、各环节，充分发挥"把方向、管大局、做决策、促改革、保落实"的领导作用。

5 个整合：大破大立实现中医医疗资源重组

"一条心"，人才结构大整合。由医共体总院院长担任中医医院法人代表、院长，实行中医院独立法人、自主经营权。医共体调配 4 名院级领导组建中医院领导班子，实施中层干部竞聘上岗。通过整合，人才结构进一步优化，领导班子和中层干部精神面貌焕然一新。

"一盘棋"，资源共享大整合。统一规划，组建信息、检验、影像、心电、病理"五大中心"，将中医医院接入医共体区域数据平台，并与医共体其他医疗机构实现互联互通、资源共享，严格控制非必要设备资产投资，减少资源浪费。

"一个目标"，中医特色学科大整合。盘活存量，实现医共体背景下中医药差异化发展，确立"11+4+X"（完善和健全 11 个必备临床科室，突出中医特色打造 4 个重点学科，打造 2 个市级重点专病、5 个特色专科）学科建设规划，突出中医特色，打造优势重点专科和老年病、慢性病等重点专病。整合医共体人才和技术，差异化打造皮肤诊疗、青少年近视防治、中医康复、安宁疗护、敬老养老、心理健康诊疗、肛肠病诊疗 7 个中医特色专科中心。

"一套体系"，同质化管理大整合。按照"一家人"管理与服务共同体要求，对中医医院实行行政、人事、财务、信息、绩效、业务、医疗质量、药品耗材管理"八统一"同质化管理，提升中医医院经营管理水平。

"一家人"，文化理念大整合。通过组织开展医院文化执行力培训、党建带群建文化活动、打造丰富多彩的"中医风"医院文化，推行"有温度的中医院"建设，营造积极、进取、向上的文化氛围。贯彻按劳分配，实施同工同酬，激发干事创业热情。

4 项促进：为中医医疗可持续发展探新路

教科研促进，夯实中医药发展基础。与云南中医药大学等 5 所大中专院校合作，建立中医人才实训与教学基地，每年接收中医药见习生 230 余人，医疗、护理实习生 140 多人。建立"中医全科助理医师培训基地"，开办"乡村医生中医适宜技术培训班"，培训乡村医生 243 人次，推广中医适宜技术操作 10 余项。加强科研工作，实现核心期刊"零突破"，发表科研学术文章 41 篇，申报各类科研项目 17 项。

赋能基层促进，建立中医医联体。与乡镇卫生院、社区卫生中心建立中医医联体，选派 12 名副高以上专家在全市 6 个街道卫生院、2 个社区卫生服务中心建立专家工作站、中医馆和中医门诊。同时，与普洱市镇沅县中医医院、临沧市沧源县人民医院、德宏州陇川县人民医院等州市医院，建立对口帮扶关系。

非医依赖新业务促进，拓展中医药发展思路。开展医养结合、安宁疗护业务，探索中医特色医养深度融合模式，形成"医养结合"安宁实践，积极探索中医治未病、中医药院内营养膳食、老龄保健、院内制剂，每年开展安宁市中小学生视力检测 4.8 万余人次，开展从业人员预防性健康体检 4.5 万余人。

健康宣教促进，开展中医治未病惠民行动。组织中医药服务进社区、进校园、进单位，开展中医药文化传承与义诊，举办科普进社区大讲堂，制作新媒体健康科普，规划建设中医药文化传承百草园，开展多矩阵中医药文化和中医治未病健康宣教。

3 个提升：夯实医共体中医药发展基础

"内培外引"提升人才队伍。实施"510"人才培养计划，即连续 5 年，每年选派医院中青年骨干不少于 10 名到海外、省内外三甲医院进修学习。引进紧缺人才 41 人，其中副高以上职称 11 人，硕士研究生 30 人。

建立专家工作站提升中医药发展能力。成立基层名老中医药专家传承工作室 2 个，引进国医大师张震二级工作站，新建成名医专家工作站 7 个，涉及肛肠、针灸推拿、妇科等多个学科。

中西结合新技术应用提升服务水平。大力引导、鼓励开展新技术、新项目，成功引进超声引导下关节神经、肌肉、滑膜疼痛治疗，自体浓缩血小板、富血小板血浆年轻化治疗，超声引导下介入治疗，中药熏蒸疗法联合BB 光治疗干眼症，妇科腹腔镜微创手术，VDW 根管治疗仪根管治疗等新技术，建成中药饮片智能煎药中心，中医药特色技术服务能力不断提升。

改革举措见成效，能力提升得民心

在紧密型医共体模式下，医院通过科学、合理的战略规划，有效运用新机制，带领全体职工努力奋斗，绝处逢生，在专业技术水平、综合服务能力、综合运营等方面取得长足进步，患者满意度不断提高。

学科建设成效显著。 临床医技科室由 18 个增加到 36 个，诊疗范围明显拓宽，专业技术人员由 200 人增加到 430 人，研究生及副高以上学历人员由39 人增加到 69 人，人才队伍壮大、人员结构得到优化。

敬老养老中心无缝对接医疗和养老，将"医疗、康复、养生、养老、临终关怀"融为一体，"医养一体化"的医养结合模式初具规模，在安宁地区得到了老百姓的高度认可和赞扬，取得了良好的社会效益，荣获云南省"2022 年度医养结合优质服务单位"称号，受到国家、省、市级多家媒体采访报道，获评昆明市第五届"最美医者团队"，推进中医药与养老服务相结合，以医促养、以养助医，形成中医特色医养结合品牌。

皮肤诊疗中心医务人员由 2 名增加至 47 名，门急诊量增长 139.52%，诊疗收入由建设初期的 55.18 万元增加至 2 500 万元，申报成为云南省中医特色优势专科，开设毛发门诊、痤疮门诊、慢性创面门诊，承办省、市继续教育班及各类学术交流活动，知名度和影响力进一步提升。

康复中心申报成为云南省中医特色优势专科，全面、深入开展中医药特色治疗，同时结合现代康复医学治疗方法，为老年病、脑血管疾病、骨关节疾病、神经系统疾病等康复患者提供全方位的服务。

中医综合服务能力显著提升。 自医共体建立以来，医院"一步一脚印"实现跨越式发展，2018 年通过云南省卫健委组织的二级甲等中医医院复审，2020 年通过云南省县级中医医院综合服务能力提升达标验收，2023 年 3 月成功晋级为三级中医医院，全院新开展医技新技术 100 余项，中医适宜技术 50 余项，中医药占比增长 38.13%，CMI 值增长 68.12%，三、四级手术台次增长 17.77%，通过电子病历系统应用水平分级评价四级评审。2023 年8 月通过三级中医医院（三级不定等）评审。

医院经营情况持续向好发展。 医院门急诊人次、出院人次逐年增长，

2022 年较 2018 年分别增长 57.09%、60.38%；医院收入较 2018 年增长 114.70%。

医院临床服务能力逐年提升。 2020 年平均住院日 8.18 天，时间指数 1.11，费用指数 1.05；2023 年平均住院日下降至 7.54 天，时间指数下降至 0.84，费用指数下降至 0.95，医疗效率显著提高。

患者满意度不断提高。 随着医院综合服务能力的提高、就医环境的改善，患者对医院满意度保持在较高水平，2022 年患者满意度达 99.57%，较 2018 年增长 3 个百分点。

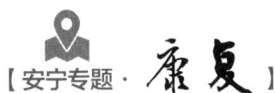

【安宁专题·康复】

医共体康复联盟建设"四步走"新模式铸就新成效

□安宁市第一人民医院

为引导优质医疗资源下沉，提升基层服务能力，推动医疗资源的均衡，安宁市医共体高位谋划，将云南昆钢医院、安宁市人民医院、安宁市中医医院康复医学科进行人、财、物资源高度整合，坚持准确定位、差异化发展的理念，打造安宁市医共体康复医学中心，实现管理、服务、能力、发展共享，逐步建成安宁市三级康复体系，努力实现"小病在基层、大病不出市"的目标，同时实现资源效益最大化。

医共体康复医学中心自 2020 年 6 月成立以来，安宁市第一人民医院接收二级医院、乡镇卫生院上转患者 302 例，下转患者 368 例，病床使用率由 2018 年的不足 80% 上升至 2022 年的 105.60%；安宁市中医医院病床使用率也从不足 60% 上升至超过 90%；2022 年医共体康复医学中心业务总收入较 2020 年增长 101.12%，门诊量增长 108.32%；2022 年 CMI 值为 1.92，位于全院前 5 名，设备使用率从原来不足 80% 提高至 93.15%。吸引硕士研究生 8 人，科研课题立项 11 项，发表论文 36 篇，申请专利 5 项，2022 年被评为云南省重点专科建设项目。

探索康复联盟建设

安宁市紧邻昆明市区，交通发达，县域百姓到省级医院就诊仅需二三十分钟。作为全国综合实力百强县市，百姓经济条件普遍较好，拥有医疗机构206家，其中，三级医院2家、二级医院4家。2017年，安宁市每千人口床位数为10.4张，每千人卫生技术人员为9.38人，远高于全国平均水平，医疗资源高度饱和，使用效率却不高，床位使用率仅为72%，远低于全国平均水平。

在内忧外患困境中，安宁市政府积极响应国家分级诊疗政策的迫切需求，同时基于对安宁医疗卫生现状的深刻分析，2017年11月，将云南昆钢医院、安宁市人民医院、安宁市中医医院等医疗机构纳入医共体管理，组建了以1家三甲医院（安宁市第一人民医院金方院区）为龙头，2家二级医院（安宁市第一人民医院连然院区、安宁市中医医院）为核心，8个基层卫生院、64个村卫生室为基础的"1+2+X"整合型县域医共体安宁模式。2021年，为持续推进安宁市医共体建设，云南昆钢医院更名为安宁市第一人民医院，撤销安宁市人民医院，整建制划入安宁市第一人民医院，设金方（原云南昆钢医院）、连然（原安宁市人民医院）两个院区，"一院两区"同质化升级打造三甲龙头。

康复医学科也同样面临亚专科缺失、区域内康复治疗方法重复、三级诊疗模式开展不充分、双向转诊实施困难等诸多问题，在安宁市医共体建设之初，就率先把安宁市第一人民医院、安宁市人民医院、安宁市中医医院三家医院的康复医学科进行整合建设，积极探索康复联盟建设新模式。

同质化管理

面对文化底蕴、发展历程、思维理念等都存在巨大差异的三家医院3个康复科室，关键是实现同质化管理，而最大的挑战是理念同质化。经过3年多的康复联盟建设探路，康复医学中心主任坚持贯彻"一家人、一本账、一盘棋"原则，遵循"工作统筹部署、人员有序流动、信息资源共享"的工作模式，中心由安宁市第一人民医院牵头，科主任统一部署工作，坚持人、财、物统一管理，从医疗文书生成到康复治疗和康复护理的执行，进行全流程数字化管理，同时对康复器械和耗材的使用效率进行跟踪与核算，从而实现人、财、物的统一管理，资源共享。其中，人的问题是难点更是重点，中心建设之初就关注和解决大家最关心的利益分配问题，考核机制实行多劳多得、优绩优酬；医疗技术以及管理的同质化则通过培训、跟岗、轮训、进修，三家医院之间人员交叉轮换、有序流动，促进医疗服务同质化；理念同质化是最大的挑战，耐心引导很关键，通过调研、培训、会议等各种形式，引导大家逐渐形成理念趋同，让原本的"各自为政"真正成为"一家人"。

差异化发展

面对"内忧外患"的困境，为了打破区域内医疗服务能力不强、同质化竞争严重的"怪圈"，中心实行同质化管理的同时，根据三家医院医疗资源现状、疾病谱等不同特点，明确各医疗机构定位，谋划出差异化发展的新路径，实现有限医疗资源的合理配置。

安宁市第一人民医院金方院区以提升三级综合医院关键技术能力为目标，致力于早期、重症、疑难康复建设，重点发展重症、心肺、神经等亚专业，同时为中心发展不断输送人才及技术支持。

安宁市第一人民医院连然院区以"安宁市妇女儿童医院"院中院的建设为契机，整合妇科、产科、儿科等资源，聚集人员、设备优势，重点发展妇科、产后、儿童康复，突出妇女儿童的健康管理、疾病预防、诊治特色。根据学科发展需求，2023年11月成立了安宁市医共体盆底康复中心，致力于解决患者因盆底肌障碍所致的漏尿、便秘、盆底器官脱垂和盆底疼痛等问题，科室已拥有一个布局合理、分工明确且科研临床两手抓的盆底障碍康复团队，满足临床需求。盆底康复中心建设以高质量发展为基石，以康复供给侧结构性改革为主线，通过模式创新与流程再造，加快优质康复资源扩容和区域均衡布局，促进区域康复整体发展。

安宁市中医医院根据其特有的中医特色重点发展中医传统康复，负责承接上级医院疾病恢复期需康复治疗的患者，加强老年病康复、神经康复、骨伤康复亚专业建设，同时积极推进各类中医适宜技术康复应用，提升中医康复内涵。

三家医院根据发展优势加强学科亚专科建设，形成良好的双向转诊趋势，更好地促进医疗资源下沉，促进各级医院发展，提升区域专科特色优势，为患者提供更多康复医疗服务，最大限度满足广大人民群众的康复需求，推进分级诊疗，实现大病不出县，真正做到患者"走进来、留下来、不出去"，引领康复科步入学科发展快车道。

信息化互联

信息化建设是康复联盟建设的"纽带",康复医学中心发展离不开信息化的强力支撑,安宁市以智慧医共体建设为抓手,打造"一张网"惠医便民工程。先后投入信息化建设资金 8 000 余万元,医共体共建共享"一个数据中心"。将医共体内所有医疗机构接入数据平台,实现数据集中管理、资源共享。通过大数据分析,对医共体运营情况、医疗行为等提供实时、动态监管。上与昆明区域卫生平台、华西医院、中国人民解放军总医院联通;下与基层医疗机构远程会诊全覆盖;横向与安宁市域内医疗机构连接,为辖区全民健康电子档案建立提供信息化支撑。医共体内统一 OA 办公、绩效管理、综合运营管理等系统,实现无纸化、跨地域移动办公,中心依托医共体信息平台和专业信息系统,积极引进康复快线平台,更好地实现三家医院康复治疗标准化管理,实时监测医共体成员医院运行情况,管理精细化,减少工作量及失误率,实时刷卡治疗确认,保障医保支付安全(图 6-2)。

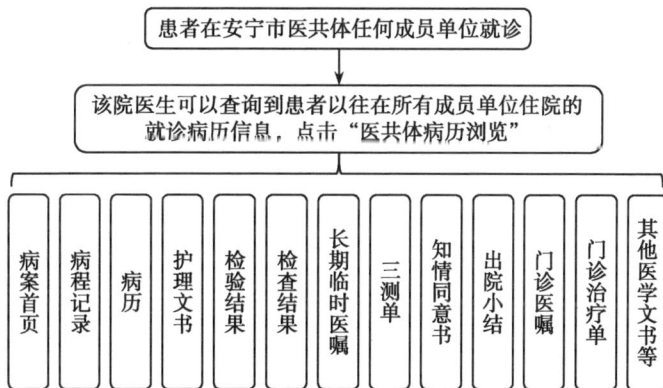

```
┌─────────────────────────────────┐
│    患者在安宁市医共体任何成员单位就诊      │
└─────────────────────────────────┘
              ↓
┌─────────────────────────────────────┐
│  该院医生可以查询到患者以往在所有成员单位住院的   │
│  就诊病历信息,点击"医共体病历浏览"           │
└─────────────────────────────────────┘
```

病案首页 | 病程记录 | 病历 | 护理文书 | 检验结果 | 检查结果 | 长期临时医嘱 | 三测单 | 知情同意书 | 出院小结 | 门诊医嘱 | 门诊治疗单 | 其他医学文书等

图 6-2 电子病历信息共享

人才建设一体化

人才建设是学科发展的"强心剂",中心坚持"引进来、走出去"相结合,依托医共体建设平台,根据安宁市高层次人才引进政策,近年来积极引进高层次硕士、博士人才 8 名,充实人才队伍,优化聚才环境,解决人才在工作生活中的难题,优化人才生态环境,助力学科高速发展。积极举办康复人才论坛,建立专家工作站 2 个,积极选派青年医师成为张震国医大师学术继承人，定期联系专家工作站对康复亚专科能力提升、集中化患者管理、科研及临床提出指导。

此外，中心根据亚专科建设需求及个人专业方向积极选送人员至深圳市第二人民医院、复旦大学附属华山医院、南方医科大学第三附属医院等国内知名三甲医院进修学习，积极填补技术空白，不断提高科室诊治水平。同时，进修人员返回中心后定期进行授课教学，做到技术共享、共同进步。

【安宁专题·*临床药学*】

"药"有所为，探索区域药学立体发展新模式

□安宁市第一人民医院

安宁市医共体临床药学管理中心自 2020 年 5 月 6 日成立以来，基于紧密型医共体模式，以合理用药为核心，以临床药学为中心，整合优势资源，加大临床药师培养和岗位培训，加强药学信息化建设与支撑，加快临床药学高质量融合发展；以临床药物试验研究和临床药学实验室建设运行为发展导向，不断拓展和丰富临床药学工作领域；通过专业技术服务增加经济创收及提高药师绩效分配收入水平，调动药师工作积极性，充分体现以增加知识价值为导向，着力体现药学人员技术劳务价值，探索医共体区域临床药学工作新模式，铸造安宁区域药学特色，致力于在安宁市医共体临床药学管理中心架构下探索实践，持续优化符合云南实际的县域区域药学服务新模式。

医共体临床药学管理中心下设临床药师工作室、合理用药办公室、TDM 和 PCR 实验室、国家临床药师规培基地、医共体区域审方中心、区域静脉用药集中调配中心、Ⅰ期临床试验研究中心、基层药学部以及中药智慧煎煮中心等。中心现有专业技术人员 130 名，其中博士 1 名，硕士 13 名，硕士生导师 5 人（图 6-3）。

组建医共体临床药学管理中心，实现同质化管理

医共体临床药学管理中心在成立之初，以紧密型医共体建设的 10 个评

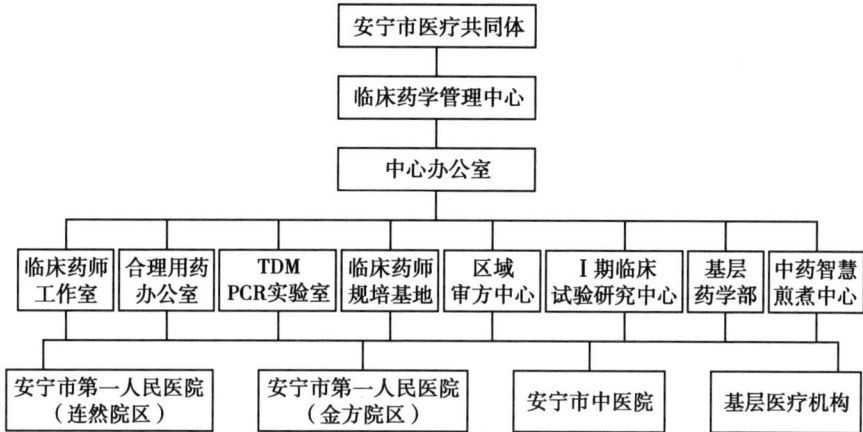

图 6-3　安宁市医疗共同体组织架构

判标准为方向，构建药品统一管理的一体化平台，以优先配备使用基本药物为引领，实现龙头医院与基层医疗机构用药目录衔接、采购数据共享、处方审核流转、一体化配送。优先配备使用国家组织药品集中采购中选品种，药价明显降低，患者药费负担减轻，患者满意度提升。优化药品目录，8 个基层卫生院药品目录合并后共有 1 982 个品规，经过筛选目录衔接品种 557 个品规，其中基本药物 489 个品规（基本药物占比较之前提升 8.40%）。统一药品采购配送，明确配送企业、配送期限和配送范围。落实集采政策，申请云南省集中采购平台交易账号并由主账号统一监管，将带量指标分配到临床，与绩效考评和晋升评优挂钩，第一批集采药品共 22 个品种（多为慢性病患者用药），第二批集采药品共 18 个品种，第三批集采药品共 28 个品种，第四批集采药品共 32 个品种（图 6-4）。

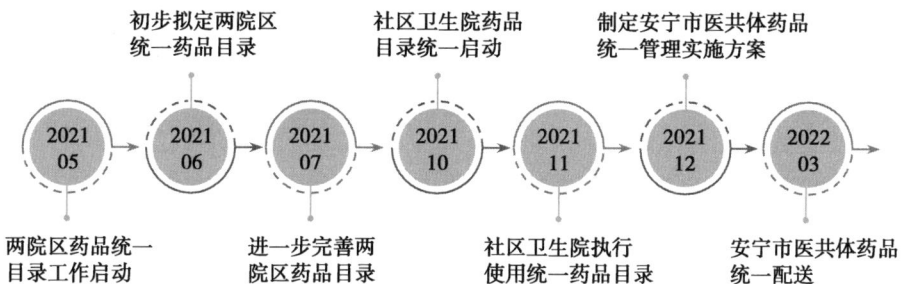

图 6-4　安宁市医共体药品统一管理工作

立足合理用药，拓展药学服务

2020 年起设置临床药师药物咨询药学门诊并定期开展药物科普活动，为患者提供多元化用药咨询与科普。药师加入志愿者工作站，定期到各机构开展安全用药、合理用药科普宣传活动。加强药学实验室建设，开展血药浓度监测 28 项、药物基因检测 14 项，2020 年 5 月—2023 年 5 月服务患者 17 000 人次。开展药学查房、药学会诊、药学随访以及居家药学服务，设立驻科临床药师，住院患者药学监护率提高 6.85%。整合区域内药学资源，推进区域药师资源共享，促进优质药师资源下沉到基层，每月对 6 个基层卫生院和 2 个社区卫生服务中心进行药事管理和合理用药质控监督检查，每季度到临床药学中心建设项目培育单位的 4 个分中心进行建设工作季度推进会及相关指导交流活动，医共体基层药学质控体系基本建立。牵头成立云南省药学会医共体药学专委会、昆明市药学会医药信息专委会、昆明市药学会药物警戒专委会，医共体临床药学中心是这 3 个省市学术专委会的主任委员单位，为全省基层药师在医共体药学建设、学科发展、人才培养等方面提供资源共享和专业交流的平台。自医共体临床药学中心成立以来，药学服务范围及水平显著提高，成为云南省临床药学中心的建设项目（培育单位）。

"互联网 + 智慧药学"

2020 年 11 月顺利创建为国家药品不良反应监测哨点医院，医院安装部署了中国医院药物警戒系统（CHPS），2020 年以来全院 ADR 上报数超 500 例。为促进合理用药，建成医共体区域审方中心，借助互联网医院和智慧药学服务建设，做到处方前置审核 100% 覆盖，缩短审方时间，进一步提高审方效率，现有专职审方人员 4 名。为加强医共体药品采购、存储和质量管理，充分利用信息化手段，建设贴合本区域的药品临床综合评价平台、区域冷链药品智能化监控管理平台，以及区域智能麻精药品管理平台等，做到药品流通全流程质量精细化管理。此外，中心正在探索建设药物临床试验全流程信息化管理平台，做到从伦理审查到受试者、药品、经费、质控和研究人员资质审核，均实现全流程高效信息化电子管理。

加强药学人才培育，建设国家临床药师培训基地

重视临床药师规范化培养和基地申报建设工作。2022 年 1 月正式获批

中国医院协会临床药师培训基地，申报当初为抗感染药物、ICU 和心血管内科 3 个专业，2022 年 10 月获批国家紧缺人才（临床药师）培训基地。目前，临床药师培训基地拥有规范化培训的临床药师 19 名，临床药师带教师资 7 名，首批 4 名学员已顺利结业，在培学员 4 名。此外，医院成立临床药学教研室，目前有带教师资 47 名，其中骨干教师 25 名，青年教师 16 名；参加全国信息药师培育 4 名。2022 年和 2023 年围绕合理用药、药学服务和信息药师等主题，主办国家级继续教育项目 4 项、省级继续教育项目 4 项、市级继续教育项目 1 项。2022 年 7 月"云南（昆明）贺震旦药学专家工作站"落户医院。建成精准用药实验室，开展基因检测项目 14 项、血药浓度检测 28 项，2020 年 5 月—2023 年 5 月服务患者 17 000 人次，检测收入约 230 万元。省市级科研立项 10 项；发表论文 32 篇，其中 SCI 文章 1 篇、核心期刊文章 9 篇、普刊文章 22 篇；申报实用新型专利 4 项。

建设 GCP 体系，重点发展 I 期临床试验研究中心

2020 年 6 月，医院顺利通过国家药物临床试验机构平台备案建设，GCP 结构包含伦理委员会和机构办公室，设有 I 期临床试验研究中心、肾内科、肿瘤、疼痛、消化、神经内科、心血管内科、骨科、胸外科、内分泌和呼吸危重症科共 11 个专业组。其中，建成 I 期临床试验研究中心占地面积 1 000 余平方米，拥有研究床位数 40 张，全职研究人员 14 名，包含研究医生 2 名，研究护士 3 名，临床药学人员 9 名。机构自建成以来共立项 43 项，实际收入 2 684 万元。

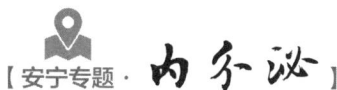

【安宁专题·内分泌】

紧密型医共体内分泌疾病防治"破局"探索

□安宁市第一人民医院

近年来，随着紧密型医共体建设，基层医疗资源的配置得到改善，内分泌系统疾病的防治和健康宣传方面也备受重视，尤其是糖尿病、甲状腺疾

病、痛风等慢性疾病的预防和管理。安宁市第一人民医院内分泌科立足慢性病管理与其他亚专科协同发展，探索出一条紧密型医共体内分泌疾病"破局"新模式。

立足常见慢性病，做好基础慢性病管理

为管理好糖尿病这一内分泌第一大病种，安宁市医共体于2019年7月成立血糖管理中心，将全民（免费）健康体检、门急诊等途径发现的糖尿病患者，依托信息化建设纳入血糖管理中心数据库。中心依托全院血糖管理系统在管好院内血糖的前提下，逐步向基层和院外延伸，目前，中心已覆盖安宁市辖区所有医疗机构，管理住院患者125 215人次，纳入全院血糖管理44 707人次，累计血糖检测50 099次，远程管理社区患者473例。经过3年建设，门诊次均费用较2019年下降1/4，人均住院费用较2019年降低约30%，糖化血红蛋白达标率高于全国平均水平，低血糖风险逐年下降，成为云南省内慢性病下沉基层管理的标杆中心之一。

建立国家标准化代谢管理中心，推行慢性病管理同质化

为了实现同质化管理，2021年中心通过了国家标准化代谢管理中心（MMC）评审，建成集糖尿病、高脂血症、肥胖症等代谢性疾病的评估、并发症筛查、数据分析、患者宣教和随访于一体的医共体区域血糖中心，对代谢性疾病患者实行标准化管理，为患者提供一站式诊疗服务。同时，针对甲状腺疾病，联合超声医学科、普外科、肿瘤科等学科形成多学科协作团队（MDT），开展甲状腺结节消融、甲状腺癌精准化基因诊断、甲状腺肿瘤微创手术，吸引了大量甲状腺疾病患者留在本地随访、治疗，治疗效果也得到大多数患者的赞誉。2023年由内分泌科牵头成功创建成为中国甲状腺联盟医院（图6-5）。

亚专科协同发展，提升内分泌疾病诊治能力

提升疑难罕见病诊治能力是内分泌科拔高的重要途径。整合放射科、超声科、检验科、健康体检中心、泌尿外科、心血管内科等科室，将肾上腺疾病作为突破点之一，组成肾上腺MDT，利用"螳川人才"政策引进肾上腺领域高层次人才如内分泌科主任、泌尿外科主任等，并整合相关学科资源，从高血压的精准分型诊断入手，建立起一套完整的高血压分型诊断流程，并

金方院区 — 诊断、分型、制定初始方案、急重并发症

双向转诊

双向转诊

连然院区（门/住）
评估治疗效果、调整方案，慢性并发症

中医院院区（门/住）
评估治疗效果、调整方案，慢性并发症

院外管理　急危疑难

双向转诊

双向转诊

社区门诊/卫生院
评估治疗效果、随访、健康教育

社区门诊/卫生院
评估治疗效果、随访、健康教育

院内管理

慢性并发症

慢性并发症

院外管理

居家管理

社会资源
公益团体、企业单位
青年志愿者团体
爱心慈善等团体

国家资源
国家公共卫生院外管理资源
家庭医生
事业单位

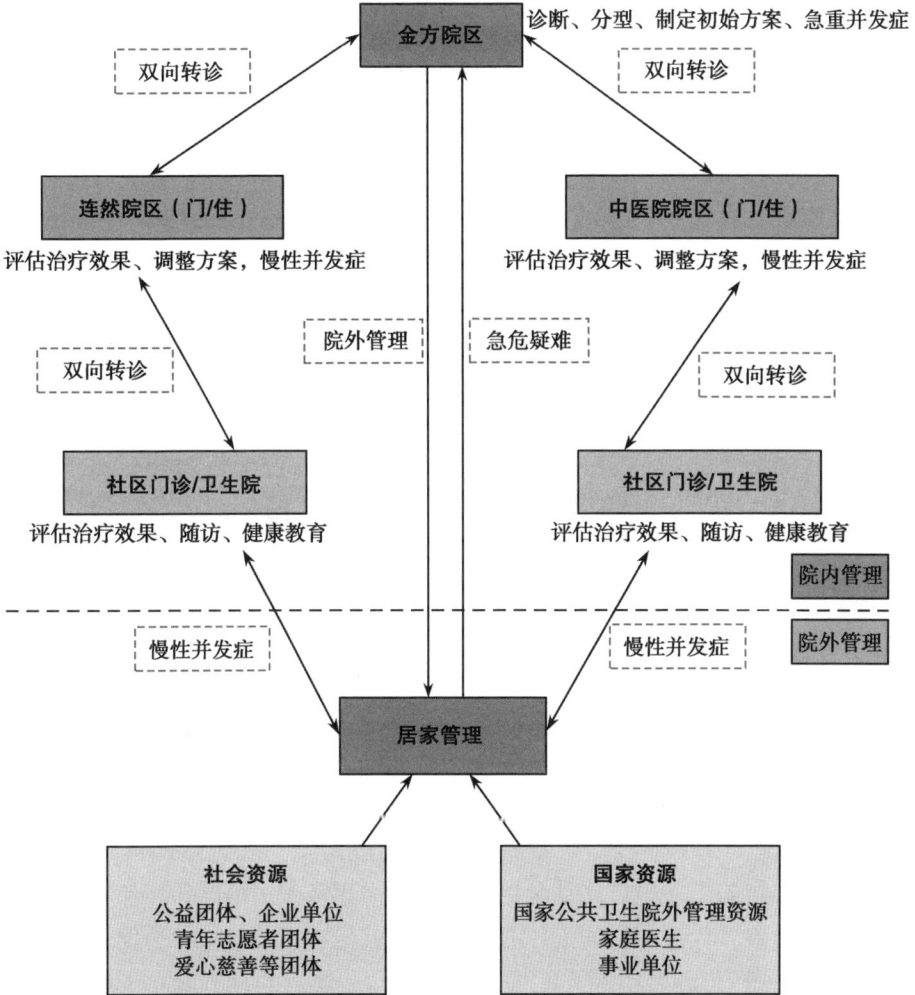

图 6-5　安宁市医共体全生命周期和院内外全程血糖管理体系建设流程图

在云南省县域范围内首先开展了内分泌领域的主要功能试验和双侧肾上腺静脉采血（adrenal venous sampling，AVS）等技术，实现对继发性高血压（特别是内分泌性高血压）科学规范的诊治。将继发性高血压（特别是内分泌性高血压）做到规范分型、合理诊治，让部分高血压患者燃起了治愈的希望。与儿科、妇产科等学科组成 MDT，针对多囊卵巢、矮身材、性早熟等交叉学科的疾病，依托多学科协作、团队联合诊疗，治疗诸多疑难罕见病例，2022 年加入中国罕见病联盟（图 6-6）。

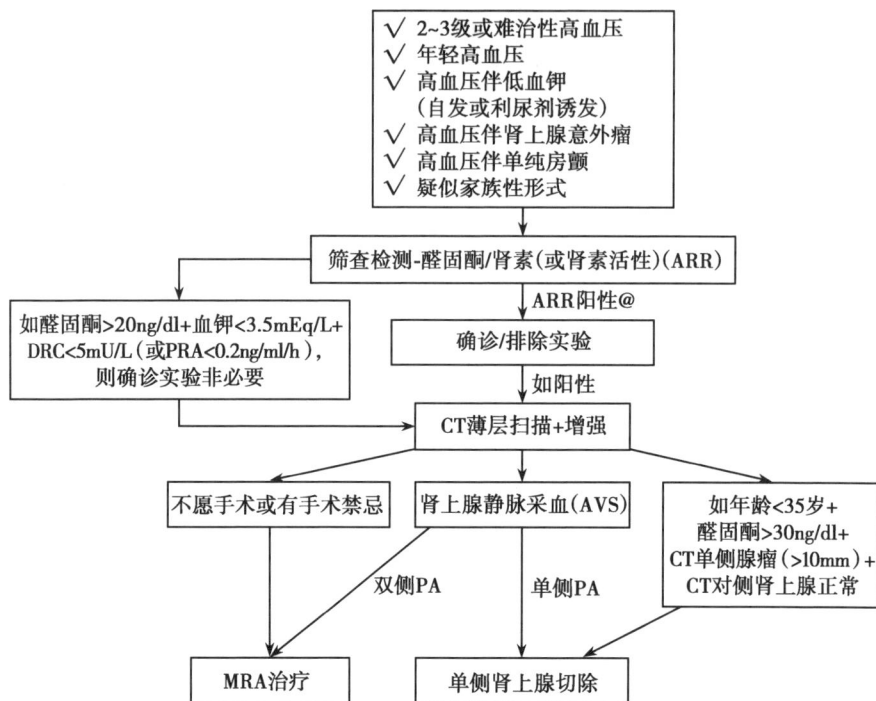

图 6-6　安宁市医共体高血压分型管理体系建设流程图

注重健康科普，构建全生命周期服务体系

内分泌科的工作重点就是慢性病管理，而作为安宁市医共体血糖管理中心的核心科室，内分泌科的工作亮点之一，就是利用"健康科普促进医防融合的双向奔赴"。在基层医疗机构，医患互信最薄弱的环节就在于患者对基层医生诊疗能力不信任，基层医生对自身业务能力也不自信，要破解这个问题，安宁市医共体多年来摸索到：健康科普是很好的突破口。通过加强健康科普工作，拉近医患的关系，锻炼医生口才、思维能力、应变能力，还能帮助健康人防病，达到医防融合的目的。血糖管理中心的科普工作覆盖面很广，中心主任也是省内知名的科普达人，2019 年经过全国 5 轮比赛斩获白求恩基金全国糖尿病教育演讲比赛"新星奖"。同时，内分泌科也协助基层培养科普人才，不断对基层医生开展糖尿病随访、糖尿病生活方式干预、规范的血糖检测等内容培训，并鼓励和帮助基层医生在慢性病随访过程中科普同质化血糖管理知识，并翻译、印刷、发放科普彩页、书刊达上万册。在科普工作的过程中，更多的患者尝到了身边有医生关心的甜头，也更愿意留在

基层医疗机构就医；更多的基层医生参与到科普工作后也发现，愿意相信和接受他们观点的患者越来越多，因为咨询专家和咨询家庭医生得到的是同样的答案，医生自信了，患者也信任了。

医教研协同发展，提升高质量发展内涵

作为大学直属附属医院，内分泌科也非常重视教学、科研工作，目前科室有教研教改项目立项 3 项，国家级规培导师 1 名，硕士研究生导师 1 名，多名带教老师受到学校、医院表彰，并在思政课程比赛等教学竞赛中获奖。内分泌科虽然仅成立 1 年余，目前已获得人才项目 1 项、市级科研项目 1 项，科室人员已经发表 SCI 文章 3 篇，北大核心期刊文章 1 篇，2 个案例报道被《中国临床成果案例数据库》收录。